U0591961

国家卫生健康委员会"十四五"规划教材

全国高等中医药教育教材

供护理学类专业用

护理心理学

第 3 版

護理

主　编　卜秀梅　卢根娣

副主编　曾艳丽　娄方丽

编　委　（按姓氏笔画排序）

卜秀梅（辽宁中医药大学）　　张钰群（南京中医药大学）

王　宪（浙江中医药大学）　　张淑萍（北京中医药大学）

卢根娣（上海中医药大学）　　娄方丽（贵州中医药大学）

史红健（湖南中医药大学）　　陶　莹（上海中医药大学）

毕立雄（云南中医药大学）　　符宁宁（辽宁中医药大学）

杨科华（浙江大学医学院）　　曾艳丽（成都中医药大学）

沈　玮（山东中医药大学）　　解　东（长春中医药大学）

秘　书　石亚男（辽宁中医药大学）　董春玲（上海中医药大学）

人民卫生出版社

·北　京·

图书在版编目（CIP）数据

护理心理学/卜秀梅，卢根娣主编. —3 版. —北京：人民卫生出版社，2021.11

ISBN 978-7-117-31577-7

Ⅰ.①护… Ⅱ.①卜…②卢… Ⅲ.①护理学-医学心理学-高等学校-教材 Ⅳ.①R471

中国版本图书馆 CIP 数据核字（2021）第 224982 号

人卫智网	www.ipmph.com	医学教育、学术、考试、健康，购书智慧智能综合服务平台
人卫官网	www.pmph.com	人卫官方资讯发布平台

护理心理学
Huli Xinlixue
第 3 版

主　　编：卜秀梅　卢根娣

出版发行：人民卫生出版社（中继线 010-59780011）

地　　址：北京市朝阳区潘家园南里 19 号

邮　　编：100021

E - mail：pmph @ pmph.com

购书热线：010-59787592　010-59787584　010-65264830

印　　刷：人卫印务（北京）有限公司

经　　销：新华书店

开　　本：850×1168　1/16　印张：16

字　　数：419 千字

版　　次：2012 年 6 月第 1 版　2021 年 11 月第 3 版

印　　次：2021 年 12 月第 1 次印刷

标准书号：ISBN 978-7-117-31577-7

定　　价：59.00 元

打击盗版举报电话：010-59787491　E-mail：WQ @ pmph.com
质量问题联系电话：010-59787234　E-mail：zhiliang @ pmph.com

◇◇◇ 修 订 说 明 ◇◇◇

为了更好地贯彻落实《中医药发展战略规划纲要(2016—2030年)》《中共中央国务院关于促进中医药传承创新发展的意见》《教育部 国家卫生健康委 国家中医药管理局关于深化医教协同进一步推动中医药教育改革与高质量发展的实施意见》《关于加快中医药特色发展的若干政策措施》和新时代全国高等学校本科教育工作会议精神,做好第四轮全国高等中医药教育教材建设工作,人民卫生出版社在教育部、国家卫生健康委员会、国家中医药管理局的领导下,在上一轮教材建设的基础上,组织和规划了全国高等中医药教育本科国家卫生健康委员会"十四五"规划教材的编写和修订工作。

为做好新一轮教材的出版工作,人民卫生出版社在教育部高等学校中医学类专业教学指导委员会、中药学类专业教学指导委员会和第三届全国高等中医药教育教材建设指导委员会的大力支持下,先后成立了第四届全国高等中医药教育教材建设指导委员会和相应的教材评审委员会,以指导和组织教材的遴选、评审和修订工作,确保教材编写质量。

根据"十四五"期间高等中医药教育教学改革和高等中医药人才培养目标,在上述工作的基础上,人民卫生出版社规划、确定了第一批中医学、针灸推拿学、中医骨伤科学、中药学、护理学5个专业100种国家卫生健康委员会"十四五"规划教材。教材主编、副主编和编委的遴选按照公开、公平、公正的原则进行。在全国50余所高等院校2 400余位专家和学者申报的基础上,2 000余位申报者经教材建设指导委员会、教材评审委员会审定批准,聘任为主编、副主编、编委。

本套教材的主要特色如下:

1. **立德树人,思政教育** 坚持以文化人,以文载道,以德育人,以德为先。将立德树人深化到各学科、各领域,加强学生理想信念教育,厚植爱国主义情怀,把社会主义核心价值观融入教育教学全过程。根据不同专业人才培养特点和专业能力素质要求,科学合理地设计思政教育内容。教材中有机融入中医药文化元素和思想政治教育元素,形成专业课教学与思政理论教育、课程思政与专业思政紧密结合的教材建设格局。

2. **准确定位,联系实际** 教材的深度和广度符合各专业教学大纲的要求和特定学制、特定对象、特定层次的培养目标,紧扣教学活动和知识结构。以解决目前各院校教材使用中的突出问题为出发点和落脚点,对人才培养体系、课程体系、教材体系进行充分调研和论证,使之更加符合教改实际、适应中医药人才培养要求和社会需求。

3. **夯实基础,整体优化** 以科学严谨的治学态度,对教材体系进行科学设计、整体优化,体现中医药基本理论、基本知识、基本思维、基本技能;教材编写综合考虑学科的分化、交叉,既充分体现不同学科自身特点,又注意各学科之间有机衔接;确保理论体系完善,知识点结合完备,内容精练、完整,概念准确,切合教学实际。

4. **注重衔接,合理区分** 严格界定本科教材与职业教育教材、研究生教材、毕业后教育教材的知识范畴,认真总结、详细讨论现阶段中医药本科各课程的知识和理论框架,使其在教材中得以凸显,既要相互联系,又要在编写思路、框架设计、内容取舍等方面有一定的区分度。

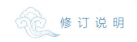

5. 体现传承,突出特色 本套教材是培养复合型、创新型中医药人才的重要工具,是中医药文明传承的重要载体。传统的中医药文化是国家软实力的重要体现。因此,教材必须遵循中医药传承发展规律,既要反映原汁原味的中医药知识,培养学生的中医思维,又要使学生中西医学融会贯通,既要传承经典,又要创新发挥,体现新版教材"传承精华、守正创新"的特点。

6. 与时俱进,纸数融合 本套教材新增中医抗疫知识,培养学生的探索精神、创新精神,强化中医药防疫人才培养。同时,教材编写充分体现与时代融合、与现代科技融合、与现代医学融合的特色和理念,将移动互联、网络增值、慕课、翻转课堂等新的教学理念和教学技术、学习方式融入教材建设之中。书中设有随文二维码,通过扫码,学生可对教材的数字增值服务内容进行自主学习。

7. 创新形式,提高效用 教材在形式上仍将传承上版模块化编写的设计思路,图文并茂、版式精美;内容方面注重提高效用,同时应用问题导入、案例教学、探究教学等教材编写理念,以提高学生的学习兴趣和学习效果。

8. 突出实用,注重技能 增设技能教材、实验实训内容及相关栏目,适当增加实践教学学时数,增强学生综合运用所学知识的能力和动手能力,体现医学生早临床、多临床、反复临床的特点,使学生好学、临床好用、教师好教。

9. 立足精品,树立标准 始终坚持具有中国特色的教材建设机制和模式,编委会精心编写,出版社精心审校,全程全员坚持质量控制体系,把打造精品教材作为崇高的历史使命,严把各个环节质量关,力保教材的精品属性,使精品和金课互相促进,通过教材建设推动和深化高等中医药教育教学改革,力争打造国内外高等中医药教育标准化教材。

10. 三点兼顾,有机结合 以基本知识点作为主体内容,适度增加新进展、新技术、新方法,并与相关部门制订的职业技能鉴定规范和国家执业医师(药师)资格考试有效衔接,使知识点、创新点、执业点三点结合;紧密联系临床和科研实际情况,避免理论与实践脱节、教学与临床脱节。

本轮教材的修订编写,教育部、国家卫生健康委员会、国家中医药管理局有关领导和教育部高等学校中医学类专业教学指导委员会、中药学类专业教学指导委员会等相关专家给予了大力支持和指导,得到了全国各医药卫生院校和部分医院、科研机构领导、专家和教师的积极支持和参与,在此,对有关单位和个人表示衷心的感谢!希望各院校在教学使用中,以及在探索课程体系、课程标准和教材建设与改革的进程中,及时提出宝贵意见或建议,以便不断修订和完善,为下一轮教材的修订工作奠定坚实的基础。

人民卫生出版社

2021 年 3 月

◈◈◈ 前　言 ◈◈◈

护理心理学是应用心理学的分支学科,在护理专业课程体系中具有举足轻重的地位。为了顺应高等学校本科护理学专业教育及全国护理事业改革和发展的需要,更好地贯彻落实《"健康中国2030"规划纲要》和《中医药发展战略规划纲要(2016—2030 年)》,根据全国高等中医药教育教材建设指导委员会的指示精神,以及人民卫生出版社对国家卫生健康委员会"十四五"规划教材编写和修订工作的基本要求,探索纸数融合、理论与实践紧密结合的护理心理学教材,以培养具有心理学专业知识及岗位胜任力的高素质护理人才,成为本次教材修订的愿景。

本教材为国家卫生健康委员会"十四五"规划教材,在继承前两版主要框架和经典内容基础上,坚持"三基五性"的基本原则,突出如下特点:①注重教材内容的思想性和启发性:全书结合"四史"教育,深入挖掘专业课程蕴含的"爱与关怀""职业观与生命观""科学精神"等元素,在学生培养过程中注重护理专业能力与人文精神的深度融合、相互渗透,使价值引领、知识传授、能力培养有机统一;结合章节内容增设了案例分析、课堂互动、复习思考题等内容,促进学生主动探究学习。②注重教材内容的科学性和先进性:适当更新了学科领域内的新理论、新技术,吸收了国内外护理心理学的最新内容,确保护理心理专业知识的科学性和先进性。③注重教材内容的实用性和操作性:从我国护理教育和临床实践需求出发,对临床心理评估的常用方法及心理测验工具进行梳理;系统地介绍了叙事疗法、正念减压疗法等多种心理干预技术。④注重教材内容的创新性和专业性:丰富了中医情志护理理论及实践内容,有助于学生树立中医整体观、提高中医辨证施护能力。以直观的图片、动画、视频等形式将抽象的护理心理学知识科学生动地呈现出来,使教材更加情景化、具象化、动态化,在护理心理学纸数融合教材建设上作出了初步探索。

全书共 13 章,编写分工如下:第一章绪论由卢根娣、陶莹编写,第二章心理过程由娄方丽、沈玮编写,第三章个性心理由史红健编写,第四章应激由卜秀梅、符宁宁编写,第五章心身疾病由卜秀梅、石亚男编写,第六章心理健康由陶莹编写,第七章患者心理的共性规律由卢根娣、董春玲编写,第八章临床心理评估由杨科华、张钰群编写,第九章心理干预由沈玮、王宪编写,第十章临床心理护理程序由卜秀梅编写,第十一章临床心理护理实践由解东、曾艳丽编写,第十二章中医情志护理由毕立雄编写,第十三章护士职业心理由张淑萍编写。

本教材主要供中西医高等院校护理学等专业本科学生使用。

参与本教材编写的人员都是长期从事护理心理学教学或临床一线的专家,有丰富的教学经验和实践经验。在此,由衷感谢编写团队成员的通力合作,真诚感谢教材编写组织机构和授权老师的信任;感谢参编院校领导和同仁给予本教材编写的支持和鼓励! 由于水平有限,书中难免有不妥和疏漏之处,我们诚挚邀请使用本教材的老师和同学提出宝贵意见。

编者
2021 年 3 月

◇◇◇ 目　　录 ◇◇◇

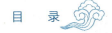

第一章

绪　论

01章PPT

PPT 课件

学习目标

识记：
1. 正确阐释护理心理学的概念。
2. 正确列举护理心理学常用研究方法。

理解：
1. 能够解释护理心理学与相关学科的关系。
2. 能够用自己的语言阐释护理心理学相关理论的主要内容。

运用：
依据护理心理学发展历史和趋势，主动探讨护理心理学未来发展方向。

思政元素

加强心理健康服务，提高全民健康水平

习近平总书记在2016年全国卫生与健康大会上发表重要讲话，他强调：没有全民健康，就没有全面小康。

习近平总书记提出：要倡导健康文明的生活方式，树立大卫生、大健康的观念，把以治病为中心转变为以人民健康为中心，建立健全健康教育体系，提升全民健康素养，推动全民健身和全民健康深度融合。要加大心理健康问题基础性研究，做好心理健康知识和心理疾病科普工作，规范发展心理治疗、心理咨询等心理健康服务。

一百多年前，南丁格尔（Florence Nightingale）就指出"护理是使千差万别的人达到治疗或康复所需的最佳心身状态"，这一概念至今仍然深刻地影响着护理学科的内涵建设。随着整体护理模式的不断推进，正确认识护理对象的心理反应以及变化规律，熟悉护理对象的心理需要，已经成为临床护理工作的重要内容；同时，关注护士职业心理素质的培养和心理健康的维护也成为提供优质护理的必要条件。未来的护士，不仅应具备精湛的专业知识与技能，还必须要有应对护理实践中各种心理问题的综合能力。因此，加强护理学生心理学知识的学习和心理护理能力的培养是护理专业教育发展的必然要求。

第一节　护理心理学概述

护理心理学是一门新兴的、逐渐走向成熟的交叉性边缘学科。明确护理心理学的学科

性质,清楚护理心理学的研究对象特征,将有益于深刻理解护理心理学与相关学科间的关系,认识护理心理学发展的现实意义,对探索与完善护理心理学学科理论,丰富临床心理护理实践内容具有建设性作用。

一、护理心理学的定义及特征

(一)护理心理学的定义

护理心理学(nursing psychology)是从护理情境与个体相互作用的观点出发,研究在护理情境这一特定社会生活条件下,个体心理活动发生、发展及其变化规律的学科。

定义中表述"护理情境"为"特定的社会生活条件",是所有护理活动涉及的环境与氛围,护理情境并不局限于医院。广义的护理情境,应包括所有能影响护理对象与护士心理活动规律的从宏观到微观的社会条件。例如,国家卫生保健事业发展政策,社区公共卫生保健体系,医患和护患关系,社会对护理工作以及护士形象的看法或观点等。

定义中表述的"个体",指护士和护理对象,护理心理学要探究和表明这两类人群在护理情境影响下的心理活动特点及变化规律。早期的研究者较多关注护理对象的心身变化,而忽视对心理护理执行者(护士)个体的心理变化探析,这在一定程度上影响了心理护理工作的实际效果。

(二)护理心理学定义特征

1. 注重护理情境与个体之间的相互作用 对护理对象个体心理活动规律的研究,既要分析护理对象的心理活动与护理情境以及他人或团体之间的相互影响,还要能解释影响作用的产生机制。对护士心理活动研究也是如此,不仅要关注在护理过程中护士个体心理变化的产生原因,同时又要研究护士的心理状态对护理情境,特别是对护理对象心理反应的影响作用。

2. 重视护理情境的探讨 探析护理情境这一外部条件对个体心理活动的影响,减少不良刺激导致的护理对象或护士的心理反应,这应该是本定义所能涵盖的范畴。在社会生活和医疗护理过程中,有时无法选择或逃避负面情形,然而,通过氛围和条件的改变,结果可能发生变化。例如,对护士服装的颜色选择的研究、手术室背景音乐的研究,其研究目的在于营造良性的护理情境,从而降低病痛或医护过程对个体产生的负性的影响。

3. 强调个体的内在心理因素 相同的护理情境下,个体心理因素(心境、性格、应对方式等)对心理反应结果有直接影响作用。以残障患者为例,乐观、开朗、坚强的个体与悲观、忧郁、软弱的个体相比较,对同一致残事件可能产生截然不同的心理活动,说明个体内在心理因素在特定情境中对自身心理活动具有决定性影响。同样,护士心理因素也是影响其能否完成护理工作以及保证护理质量的关键要素。近年来,对护士执业过程中的心理变化以及促进护士职业认同的研究即立意于此。

二、护理心理学的学科属性

(一)护理心理学是交叉学科

护理心理学既是护理学迅速发展的时代产物,也是心理学应用研究在护理领域渗透的结果,护理心理学是介于心理学和护理学之间的交叉学科。护理心理学并不是简单的二维交叉学科,因为,"心理是人脑对客观现实的主观能动性反映"这一命题本身就蕴含了自然和社会的统一。心理学既是一门自然科学,也是一门社会科学;护理学是用自然科学的方法,解决和处理社会条件下个体出现各种健康问题的学科。因此,两者结合形成的护理心理学是一个双重交叉学科。

护理心理学需要借助于心理学的理论和技术,阐明护理过程中护士与护理对象的心理反应过程及机制,揭示其心理活动以及变化的规律。同时,护理心理学必须紧随护理学以及相关学科发展步伐,广泛汲取其研究成果,构建与夯实本学科基础与内容,逐渐凸显"以人为本"的学科特质。

(二)护理心理学是新兴的独立学科

任何新兴学科的发展都需要内外因素推动,护理心理学的发展正是如此。随着人们的健康意识改变以及对健康服务的需求提高,对护理学科的作用定位逐渐发生了改变,不断显现出对临床护理问题性质认识以及处理问题方法上的变革需求。比如,仅以生物学观点无法解释个性特点对高血压治疗效果的影响作用,同类疾病患者的临床体征与治疗效果方面的差异等。诸如此类问题需要借助于相关学科理论与方法来解释或解决。人类健康观念变化、医学模式转变、护理体制的变革是促进护理心理学孕育成长的外部条件。

同时,护理学与心理学自身的发展更是推动护理心理学成长的内部条件。心理学的应用研究需要向更广泛的领域拓展,而临床护理工作也越来越多受到护士和护理对象心理因素的影响。由此,面对和解决这些问题时,相关学科的交叉作用逐渐形成了相对独立的理论体系和研究领域,通过"理论指导实践,实践再丰富和完善理论"的积累过程,使得护理心理学这一新生学科发展有序并趋向成熟。当然,大批拥有心理学知识的高层次护理人才积极探索护理心理学的应用研究,更加速了护理心理学迈向新兴独立学科的进程。

三、护理心理学与相关学科的关系

(一)护理心理学与护理学

1. 护理学(nursing science) 是一门在自然科学与社会科学理论指导下的综合性应用学科,是研究有关预防保健与疾病防治过程中护理理论与技术的科学。随着社会的进步,科学技术的迅猛发展,人民生活水平的提高以及健康需求的增加,护理学已经由简单的医学辅助学科逐渐发展成为健康科学中的一门独立学科。

2. 两学科是子学科与母学科的关系 从学科属性来看,护理心理学是护理学的分支学科。使"千差万别的人达到治疗或康复所需的最佳心身状态"是南丁格尔在创立护理学之初确立的学科建设目标,即指护理包含对服务对象心理的照护。但在传统生物医学模式背景下,快速发展的护理学科受其生物学特性的影响,护理工作的重点曾一度主要围绕疾病和患者的生理需要,以致南丁格尔为护理学描绘的理想目标始终未能充分实现。

随着医学模式转变,逐步更新和扩展了护理学科的研究视野,尤其当整体护理理念占据护理学科的主导地位时,护理学界意识到,这其实是对南丁格尔护理理念的回归。与此同时,在科学技术高速发展的现实背景下,护理学科所面临的新问题更需要以多元学科的知识进行认识与思考,护理心理学正是护理学在现代发展进程中满足社会需求的变革产物,也是当今学科精细化的结果。护理心理学是用心理学理论和方法解释或解决护理过程中出现的与个体心理活动相关的各类问题,它对母学科的贡献是探明心理因素对健康维护与促进的影响以及作用机制,这不仅丰富了护理学的理论体系,同时也加速了护理学的学科发展步伐。

(二)护理心理学与社会心理学

1. 社会心理学(social psychology) 是研究社会情境因素如何影响个人和群体的思想、情感及社会行为的一门科学。社会心理学研究人们互相交往过程中所产生的心理现象和规律,研究以社会条件为转移的心理变化,社会心理学关注社会人群的共性普遍规律。

2. 两学科是特殊与一般的关系 护理心理学分析和解决影响护理目标顺利实现的阻

笔记栏

碍因素时,需借助社会心理学的理论,认识和分析护理情境的性质以及对护理对象和护士心理影响作用及机制,进而寻找解释或解决问题的方法。疾病状态、医院环境、护理情境都不是一般的社会情境,疾病的医护过程对患者和护士产生的心理反应必然具有特殊情境性。故探求其反应的规律时,必须基于护理领域的观察与分析。因此,护理心理学对社会情境的分析与回答必然带有护理领域的特殊性。

(三)护理心理学与医学心理学

1. 医学心理学(medical psychology) 是研究心理现象与健康和疾病关系的学科,它既关注心理社会因素在健康和疾病中的作用,也重视解决医学领域中有关健康和疾病的心理或行为问题。

2. 两学科是平行共进的关系 两学科虽具有共同的研究领域,但各自有其独立的研究范围与侧重。曾经,医学心理学迅猛的发展过程对初具雏形的护理心理学起到极其重要的理论引导和技术支撑作用。但是,随着护理心理学发展的日渐成熟,两者已逐渐形成相对独立的研究空间。

我国著名心理学家李心天教授即对两个学科的研究任务归纳如下:医学心理学主要研究任务包括心理因素引起躯体疾病的中介机制;脑组织损伤、内分泌失调或躯体疾患造成心理变异的分析和心理诊断;心理治疗的合理安排和疗效评定等。护理心理学主要研究任务包括心理护理如何渗透于护理工作的全过程,融合在各项护理措施中;了解和掌握护理对象的一般心理状态和特殊心理表现;加强护士的心理品质修养。

近年来,两学科的研究取向与发展趋势被证实各有侧重。医学心理学更注重研究心理因素的致病机制,并借以指导疾病的诊治和预防;深入开展神经症、人格障碍等心理治疗的系统研究;运用心理学的理论和技术协同治疗精神障碍患者等。护理心理学则更多地围绕精神正常的患者和其他人群,结合非精神病医院的特点,探求患者心理的共性规律和个性特征并以相对的客观评价方法表征;研制一系列临床普遍适用、可操作性强以及规范化的心理护理范式,逐步实现帮助服务对象保持和增进身心健康的宗旨。因此,护理心理学并不隶属于医学心理学,两个学科呈平行而非从属关系。

四、课程性质与学习意义

(一)课程性质

1. 专业基础课程 护理心理学揭示个体行为的生物学和社会学基础,心理活动和生物活动的相互作用,以及它们对健康和疾病的发生、发展、转归、预防的作用规律,寻求人类战胜疾病、保持健康的基本心理学途径,为整个医学事业提出心身相关的整体观、系统论观点和科学方法。

2. 临床应用课程 护理心理学研究的终极目标是提升临床护理质量,因此,学科理论需要在临床护理工作中得到印证,并能为临床心理护理工作提供理论依据,帮助护士理解患者各种心理反应产生的原因和反应的过程及结果,同时,提供心理护理技术与方法支持。学科的发展内容源于临床,学科的发展结果需要在临床护理实践中得到巩固。

3. 多学科交叉课程 护理心理学与许多课程交叉关联,包括心理学、基础医学、临床医学和护理学、社会心理学、医学心理学、行为学等。如行为学的神经学基础和心身中介机制等内容来自医学心理学,并涉及生物学和神经科学等学科知识;护理心理学的许多基础概念来自普通心理学;护理心理学与临床护理中的内、外、妇、儿、皮肤、神经、精神等各科也均有密切联系。

(二)课程学习的意义

1. 学习心理学基础知识与技术 护理心理学系统阐释了心理学基础知识、心理应激,并对心理行为因素在人类健康与疾病及其相互转化过程中的作用规律及干预方法进行论述。这些心理学中最基本的理论和技术是提升护生对健康与疾病全面认识的先决条件,有助于护生逐渐形成整体健康的意识。

2. 认识职业人格自我构建过程 护理工作需要护-护之间、医-护之间以及护-患之间通力合作,以帮助患者恢复最佳的健康状态。护士既要给患者提供良好的生理支持,还要改善患者的心理状态。因此,护士具备健全的人格、良好的心理素质和团队协作能力是开展心理护理的前提。护生作为护士后备军,应及早接受心理素质培训。本课程专门就职业素养进行讨论,希望护生将心理学理论与技术主动运用于生活和工作中,有助于其职业人格的构建。

3. 理解患者的各种病患反应 护理是为生活在不同环境、具有不同文化背景的患者提供服务的专业。因此,护理领域所面临的人类心理健康问题纷繁复杂。临床护士在掌握扎实专业技能的同时,必须具有良好的心理护理能力。通过本课程的学习,指导护生与患者进行有效信息沟通,给予患者情感支持,进而提升临床护理质量。

4. 为患者提供高质量的护理 学习护理心理学的最终目的是以扎实的心理学知识更好地服务于临床、服务于患者。护理心理学作为护理专业的一门重要的基础课程,阐释了患者心理活动规律等相关知识。并对护理过程中的心理方法和技术以及护理程序提供较为详尽的理论和实践操作指导,为护生进入临床开展科学、规范的心理护理打下基础。

第二节 护理心理学研究

探析护理领域中各种复杂的心理现象及其规律是护理心理学的研究目的。清楚认识学科研究对象特点,结合护理心理学发展现状,慎重选择科学的研究方法,对促进护理心理学的健康发展至关重要。护士不仅需要熟知心理学及相关学科的研究方法,还应该立足于护理学专业领域的问题开展研究,并在研究实践中逐渐构建适合于本学科的研究策略。

一、护理心理学的研究对象

(一)护理对象

1. 患者 研究疾病对个体心理活动的影响作用,形成对患者心理活动共性规律的认识;探究疾病行为的心理学基础,以明确心理因素致病的内在关系;分析不同疾病、不同治疗方式以及不同年龄患者的心理反应特点,为心理护理方案提供理论依据;研究心理护理程序与干预措施的效果,建立规范有效的临床心理护理模式。

2. 社区居民 提高社区居民的心理健康水平是社区护理的工作目标,也是护理心理学的研究内容。社区居民可分为健康群体、亚健康群体、慢性病群体。对健康群体以维护心理健康的措施为主要内容;对亚健康群体以分析心理、社会因素对健康的影响、预防由心理和社会因素导致的疾病的发生为主要内容;对慢性病群体则应以减缓心理因素对疾病治疗和转归的负性影响、增强个体心理调节能力为主要内容。

(二)护士

1. 护理学生 关注护生的职业心理形成与发展的因素,包括护士角色人格要素特质形成与发展的研究、护士角色人格影响因素的研究、护士职业心理素质培养方式研究、优化护理职业教育途径的研究等。

2. 临床护士 关注其职业心理的维护与巩固的因素,包括护士职业自我概念以及护士职业获益感研究、积极职业心理要素的研究、护士职业心理对患者心理变化的影响研究、临床护理过程对护士产生职业压力的分析研究,以及护士的心理应对方式的研究等。

(三)护理情境

对护理情境的研究源于与社会心理学的交叉与结合,尤其是分析和解释患者心理反应影响因素的必然结果。

1. 宏观护理情境　包括国家卫生经济政策的发展纲要、国家对护理行业发展规划、国家医疗制度改革方案、社会公共健康体系构建计划、公众的健康保健意识以及对医疗护理服务的基本态度、患者权益的知情与执行度、护士职业受到尊重的程度、护理工作的社会价值。相关研究如护士职业认同影响因素分析、护士主观幸福感评价及促进策略、我国新媒体医患关系报道的受众研究等。

2. 微观护理情境　包括医院的等级以及对当地居民的医疗服务覆盖率、医院建筑环境与人文环境的布局和氛围、护患关系和医护关系、病室与病区的设施与病区管理方式。相关研究如护士服装款式和颜色、手术室背景音乐、监护室的灯光等对患者和护士的心境和情绪的影响。

二、护理心理学研究的一般问题

(一)科学研究对学科建设的重要性

1. 学科理论基础构建的需要　护理心理学是年轻学科,面临着构建学科理论基础的艰巨任务。因此,用科学研究方法分析护理实践中获得的经验或常识,并寻求其共同性与规律性,这是学科建设关键步骤。如果仅停留于临床护理心得或经验的呈现与分享,不重视用科学研究方法进行常识向知识转化,将影响护理心理学的长远发展。

2. 心理学研究的特定要求　客观化与数量化是科学研究中重要内容与指标,但是,心理学的研究与某些自然现象的观察分析不同,许多心理活动以一般的客观方法很难得出数量化结果,并且在研究过程中很容易受到主观因素的影响,这就需要根据心理学的特点,寻求适合有效的研究方法,将心理变化这类主观活动转化为标准可视化的数据,例如采用质性研究方法,或者采用量性和质性相结合的混合性研究方法。因此,开展心理学研究对方法学的要求较高,需要投入较大的精力和实践积累。

3. 学科多元化研究的特点　护理心理学的研究内容多涉及社会、心理、生物等多个学科,因此,要求研究者在研究设计时不仅要考虑研究内容的覆盖性,还要考虑相关因素及变量的特点;既要依据护理学科的属性思考研究过程中诸多因素,还必须考虑到各交叉学科特征与特点,确保研究设计与过程符合多学科研究要求。

(二)影响护理心理学研究结果的因素

1. 明确研究目标　研究目标对研究而言是影响方向和内容取舍的关键。如果一项研究的目标不够清楚,会导致在资料收集与假设确立方面漫无头绪,迷失方向,最终影响研究结果的科学价值。此亦是初涉护理心理学领域研究者比较常见的问题。

2. 选择研究方法　一般研究多要经过提出假说,通过实践来验证、修正或推翻这一假说的过程。在初步发现和掌握某一种或一类现象的基础上,首先要思考是什么性质的问题,可能具有什么规律,会出现什么样的结果,符合什么理论等,亦即假说。然后确定具体研究方案,进行有目的的研究分析,并对假说做出肯定或否定回答。正确选择研究方法的途径,应是选择自己能够掌握的同时又符合研究主要目标的方法,同时还要顾及相关理论基础对研究方法的要求。

3. 避免主观因素干扰　对心理因素的数量化本身就带有一定的主观性,同时,心理因素也很容易受到其他因素的影响。例如,研究者的态度、倾向性和期望、暗示等,不仅可以影响研究者本人对被试者某些心理行为现象的分析与判断,也会影响被试者对被问问题的回答。因此,在护理心理学研究中要特别注意避免研究者与被试者双方主观因素对研究结果的影响。

(三)护理心理学研究的原则

1. 客观性原则 指对客观事物采取实事求是的态度,既不歪曲事实,也不主观臆断。这是任何科学研究都必须遵循的原则。护理心理学研究中,研究者对研究假设的验证务必坚持客观性原则,不能以个人的价值倾向影响对研究结果的判断。此外,护理心理学尚处于发展之初,各种评价指标与观察尺度尚未标准化,更要求研究者具有高度责任感及认真严谨的态度,熟练掌握和运用各类研究方法。

2. 系统性原则 事物不可能孤立存在,彼此之间存在相互联系,以系统观点分析问题是研究应遵循的另一原则。护理心理学是研究在护理情境这一特定社会条件下,个体心理活动发生、发展及其变化规律的学科。护理情境与个体之间存在相互作用和影响,如果在分析患者或护士心理活动时离开护理情境,仅孤立看待心理反应和变化,就无法揭示其本质以及发展规律。

3. 理论联系实际原则 理论能指导正确的实践过程,实践又是理论的源泉。护理心理学的研究主要是借助于心理学或社会心理学的理论,分析护理领域中患者与护士的各类心理问题,研究护理情景对个体心理过程的影响作用,以及在心理学理论的指导之下,积极开展心理护理实践过程,并在此基础上逐渐形成本学科的理论体系。

4. 伦理性原则 心理学的应用研究很难以动物实验作为前期研究,也不能简单以动物研究结果类推人类心理活动过程,且很多动物研究结果无法直接解释人类的心理活动。护理心理学研究的样本是护理对象或护士,必须恪守以下伦理学原则:

(1)无损于被试者的身心健康:在研究过程中,不允许人为地对被试者施以惊恐、忧伤等不良刺激,避免使用易导致被试者不愉快或者疲劳的研究程序。

(2)尊重被试者的主观意愿:研究者应在取得被试者知情和同意的前提下,才能进行试验研究,不能强行要求被试者参加某项试验,如果被试者在研究试验过程中有意愿终止合作,研究者应该维护被试者的权利,尊重他们的选择。

(3)不泄露被试者的个人隐私:研究者有责任对被试者的个人信息实行严格的保密原则,未经被试者同意,不得将任何涉及被试者个人的信息资料公之于众,如需将有关资料反映在研究报告中,必须隐去被试者的真实姓名,或将其完整原始资料分解处理后使用。

三、护理心理学的研究类型

根据护理心理学研究的方式方法、对象、时间、场所等不同,可以将研究方法进行如下分类。研究方法的分类介绍,不仅能直观反映护理心理学研究的复杂性,同时也有益于学习和掌握这些方法。

(一)纵向研究与横向研究

1. 纵向研究(longitudinal study) 指对同一批研究对象的某些现象或因素进行定期随访,以探讨该类现象或因素的发展规律。该研究方式还可依据研究的启动时间分为以下两种。

(1)前瞻性研究(prospective study):指以当前为起点,综合采用多种研究方法追访未来的研究方式,其目的是预见。如针对当前列入研究对象的一批具有典型 A 型行为特征的个体实施行为矫正指导,并在日后相当长时间内追访接受过行为矫正的被试者行为特征改变

笔记栏

状况、某疾病发生情况等,以求证行为矫正对典型 A 型行为特征个体的长期实际效用。需要注意的是,前瞻性研究方案确定后,并无现存研究数据,需要依据研究设计进行数据收集。此外,在后续的追踪性研究中,研究方案预设的影响因素需要全部纳入最终的统计分析中,而不是只筛选有效数据进行分析。前瞻性研究虽然具有很高的科学研究价值,但因其难度较大,对研究者的知识结构、学术水平的要求较高,目前在护理心理学研究中的应用尚不普遍。

（2）回顾性研究(retrospective study):指以当前为终点,综合采用多种方法追溯既往的研究方式。此方式较多采用交谈、访问、查阅记录等方法收集资料和数据,分析和评价既往诸多因素对当前事件的影响。如研究原发性高血压与社会生活事件的相关性,即可通过调查原发性高血压患者所经历的各种生活事件获得相关研究结论。临床心理学领域使用该研究方式较为普遍,但其科学价值远不及前瞻性研究,且存在较大缺陷,所得研究结果易受被试者所报告资料的真实性、准确性等制约。如患者自认为当前病况与既往经历有关,而夸大生活事件及其影响程度,可能误导研究者报告"该患者的疾病状况与其所经历生活事件密切相关"的不真实结果。

课堂互动

有学者对甲状腺癌手术后患者的心理弹性变化开展了为期 1 年的研究。研究初始,研究人员纳入符合研究标准的甲状腺癌手术后患者 100 名。跟踪观察患者在手术后 1 个月、3 个月、6 个月、9 个月和 1 年的心理弹性状况,选用心理弹性量表进行测评。

请分析该研究采用的是前瞻性研究还是回顾性研究？并阐明理由。

---

2. 横向研究(cross-sectional study) 指在特定时间段内对某一人群事件的发生和影响因素等进行调查分析。如实施"癌症患者的家庭功能特点及常用应对方式的研究"时,研究者纳入一定数量的癌症患者进入研究,对其家庭组成、角色分配、应对方式等方面进行分析评价,以获得"癌症患者的家庭功能特点及常用的应对方式"的研究结论。横向研究根据研究对象的范围又可分为普查和抽样调查,研究者可在分析掌握两者优缺点的基础上确定范围。横向研究较易实施,科学性较强,但是难以得出确切的因果关系,且大规模调查需要投入大量的人力和物力。

（二）量性研究与质性研究

1. 量性研究(quantitative research) 又称定量研究,是按照预先设计的研究方案进行研究,通过观察指标获得数据资料,用科学方法来验证模式或理论,用数字资料来描述结果,是一种正式、客观、系统的过程,必须事先设计严密的方案,并严格按照这一方案进行每一个步骤,以保证研究的代表性和客观性。

量性研究属于实证主义研究范式,多先规定资料收集的方法,通过资料来研究现象的因果关系。量性研究一般只能解释所提出的研究问题变量之间的因果关系,验证理论或进一步发展某一理论和模式,在各学科中运用普遍,也是发展学科的一种常用研究方法,具有一定客观性和代表性。在护理心理学研究中也是常用的一种研究方法,例如"护理干预对肺癌化疗患者负性心理的影响""护理干预对乳腺增生复检患者心理状态的影响""心理干预对老年急性心肌梗死患者负性情绪及预后的影响""全髋关节置换高龄患者心理护理干预疗效观察""心理干预对甲状腺肿瘤手术前患者负性情绪的影响"等。

2. 质性研究(qualitative research) 又称定性研究,是一种以研究者本人为研究工具,在自然环境下,对个人的生活世界以及社会组织的日常运作进行观察、交流、体验、理解与解释的研究。质性研究注重对事物、现象或整体本质的深刻理解与诠释,最终完成意义建构。并提供解释性说明。

与量性研究遵循的实证主义范式不同,质性研究遵循诠释主义、建构主义和批判主义等科学范式,因而其结果能够比较充分地显示研究对象的生活经历、价值观、情境体验和感受等,而这些恰是量性研究难以展现的。因此,质性研究在护理心理学领域的运用日益受到关注,如"肾移植活体亲属患者心理体验的质性研究""白血病的护理心理学历程的质性研究""高等护理专业男生心理体验的质性研究""住院老年慢性病患者心目中优秀护士的质性研究"等。

知识链接

混合性研究

20 世纪 80 年代,混合性研究逐渐得到学界关注。混合性研究秉持实用主义哲学观点,综合使用定性和定量两种研究方法,以求最大化实现研究目的,目前已成为学术界公认的实证研究三大范式之一。

混合性研究具有如下特点:在一个研究中同时使用量性研究和质性研究,使得两者各展所长,形成交叉性优势;有助于克服量性研究中研究对象的被忽视,以及质性研究中对研究者的过分依赖,实现研究主体的自主性;有助于研究者获得更为全面的研究问题答案。

80 年代初,混合性研究程序基本确立,主要包括八个步骤:确定研究问题,明确是否适用混合性研究;确定研究目的,阐释采用混合性研究的理由;选择混合性研究策略,即顺序法、并行法、转换法;收集资料,筛选研究数据;分析研究资料;核查资料,赋予整合后数据以意义;合理解释研究数据,包括评估定性和定量两种资料及其解释的可信度;根据真实的结果撰写研究报告。

混合性研究是量性研究与质性研究的整合与发展,是在解决研究问题过程中的多元化方法尝试,能够为护理心理学研究提供更为广阔的视野。

四、护理心理学常用的研究方法

护理心理学常用研究方法主要包括观察法、调查法、测验法、实验法等。护理心理学研究往往需要综合使用几种方法。尽管临床护士在心理护理实践中已经自然地在运用这些研究方法,但如能归纳、区分和比较各类研究方法的特点,将有益于帮助研究者选择正确的研究方法,并确保研究结果的科学性。各类研究方法的深入讲解内容可参见本书第八章。

第三节 护理心理学的发展

护理心理学是一个非常年轻的学科,是将心理学原理和方法运用于现代护理领域所形

笔记栏

成的,是医学心理学在护理学中的分支。心理学的发展为护理心理学提供了理论指导与技术支持,现代护理学的成长也加速了护理心理学前行的脚步,促使护理心理学的学科定位与功能逐步清晰和明确。护理学科已成为一级学科,而护理心理学也承担了丰富和促进母学科发展的使命。了解护理心理学的发展历史与现状,是正确判断与展望学科未来的重要基础。

一、护理心理学的发展简史

（一）护理心理学的历史根基

在印度最古老的文献——古印度《吠陀经》中便有了心身辩证关系的思想萌芽,被研究者确认为是护理心理学的历史根基。随后据此编写的《阇逻迦集》中明确提出"护士必须心灵手巧,有纯洁心身","护士应该注意病家的需要,给患者以关心",护士应具有"良好的行为,忠于职务,仁慈和善,对患者有感情"等,这些文字无不体现了古代学者对患者心灵的密切关注。

《黄帝内经》是我国现存最早的医书,其中的情绪心理记载在医学上有重要的研究价值。关于情志致病,《黄帝内经》中不仅提出"先头重颊痛,烦心颜青"等生理疾病会引起情绪变化的观点,而且在《素问·阴阳应象大论》中提出"怒伤肝""喜伤心""思伤脾""忧伤肺""恐伤肾",指出情绪变化会对机体的生理功能产生影响,并运用了五行情绪变化规律,提出了"悲胜怒""喜胜忧""恐胜喜""思胜恐""怒胜思"的心理情绪论,为后代心理情绪调节提供了一种可行方法。

"西医之父"希波克拉底(Hippocrates)的"体液学说",把人的气质划分为多种类型,主张医治疾病应考虑患者个性特征等因素,这很大程度上影响了护理工作应根据患者的个性特征因人而异的理念。创立于4世纪的大教会医院,在宗教信仰的影响下,把"照顾伤残"与"拯救灵魂"视为同等重要,甚至认为"护理重于医疗,其主要目的在于帮助人们洗净灵魂,最高理想是爱和信心"。这些都可作为护理心理学的历史发展根基,同时印证了自有人类以来就有护理,护理应该是对人身心的全面照顾。

（二）新护理观对护理心理学的影响

19世纪60年代,南丁格尔的全新护理理念带领护理心理学走上科学发展的道路,使护理心理学作为专业内容得到了应有的重视。南丁格尔尖锐地指出了传统护理观念的弊端:"护理工作的对象,不是冰冷冷的石块、木片和纸张,而是具有热血和生命的人类。"她提出护士必须"区分护理患者与护理疾病之间的差别,着眼于整体的人"的观点,对护理工作的定位也为护理心理学奠定了学科的发展基础,进一步为护理心理学明确了学科的研究内容和发展方向。在南丁格尔护理思想的引导下,对患者心理的护理从最初的自发、模糊、粗浅的原始阶段,逐渐向比较自觉、清晰、精细的近科学阶段靠拢。继南丁格尔之后,随着护理学科内涵不断扩展,奥利维亚等学者先后提出护理相关的理念:护理包括"加强健康教育,包括患者及其环境、家庭、社会的保健""护理是对患者要加以保护、教导";护理是给需要的人们"提供解除压力的技术,使其恢复原有的自我平衡";护理就是"帮助"等。这些对护理工作内涵和价值的深入表述,更加明确了照护患者心理是护理工作的重要内容,有力推动了护理心理学的学科建设与实践过程。

（三）现代护理心理学的发展

20世纪50年代"护理程序"(nursing process)概念提出,责任制护理在美国明尼苏达大学医院付诸实践,促使护士的工作重心发生变化,即不仅要负责疾病本身,还必须掌握所有对患者健康恢复有影响作用的生物外因素,如患者的情绪心理变化、患者所处的社会环境与家庭等。由此原来仅以生物学知识作为工作基础,已不能满足护理程序对护士工作内容的要求。护理专业实现了革命性发展,加强专业护士的人文社会知识教育成为护理专业自身发展的必然趋势。

新医学模式更清晰地表明了心理因素与健康之间的关系,以及对治疗疾病过程的影响作用,从而更加明确了护理心理学的发展任务与方向。现代医学观的变革为护理心理学发展提供了良好的契机,护理心理学也以前所未有的速度进入快速发展阶段。护理心理学的理论研究和应用研究,随着学科发展宗旨更加清晰,并有了更明确和具体的着眼点和立足位,护理心理学已成为现代护理学的重要内容和支柱。心理学及护理心理学知识的普及教育,日渐受到护理管理与教育者高度重视,如在美国的高等护理教育课程设置中,心理学类的总学时达数百学时。近年来,我国对护理学生、护士的医学心理学、护理心理学相关知识的教育也逐步增加。

📖 知识链接

临床护士心理护理技能培训的需求与现状

国家卫生健康委办公厅在《进一步改善医疗服务行动计划(2018—2020 年)考核指标(医疗机构)》中,提出医务人员需开展心理疏导工作的要求。可见心理支持和心理干预临床需求迫切,但现今临床心理护理技能应用现状仍不容乐观,护士有较好的心理护理意识,但缺乏心理护理技能相关知识。因此必须加强临床护士心理护理技能的培训,使护士能够掌握心理护理具体的措施和方法,从而更好地开展临床心理护理工作。

研究显示,98.34%的护士一致认为开展心理护理培训有必要。但相当一部分护理人员对患者的心理护理仅体现为良好的服务态度或必要时关心安慰患者,可见加强护理人员护理心理学知识及技能的培训教育十分迫切。目前针对临床护士的心理护理培训主要有 4 种形式:学校教育、短期培训、岗位培训和人员自学心理学相关专业知识。除此之外,各类医疗机构应该有针对性地组建心理护理专业小组团队,开展规范化的心理护理技能培训,结合临床实际工作需要,寻求心理学专业人员的培训和帮助,注重提高临床护士心理护理实践能力,以满足临床患者的迫切需求。

二、护理心理学的发展现状

(一)国外护理心理学发展现状

1. 心理学内涵与护理实践变革的共同拓展 "以患者为中心"的理念引发了护理实践领域的一系列变化,包括:强调患者心理、精神、社会状况与其健康的关系;护士角色兼照顾者、教育者、研究者、管理者;医护是协作的伙伴关系,各有分工且协调合作;患者的感受、情绪、要求等得到护士重视,患者可参与其治疗、护理方案的决策,且主观能动性得以调动;重视患者的个体差异,许多护理常规、制度、流程均以患者为出发点;大量增加人的心理与行为、人际交往、环境等内容的课程教学,建立了以人的健康为中心的护理教育新模式。

2. 心理学理论与临床护理模式的融会贯通 发达国家普遍将"整体护理"作为护理临床及管理各个环节的应用模式,而护理程序作为整体护理的核心内容,强调护理过程是一个

笔记栏

持续的循环过程。认为只要生命存在,就有生理、心理和社会等活动需求;还认为人是一个开放系统,与环境不断地相互作用,因此健康问题就会层出不穷。

美国临床心理护理本质是注重精神护理、人本主义的护理,强调"将技术与护理艺术协调,才能促进护理工作"的理念,基本特征有三点:①显著的区别于医学模式,与心理治疗等医学心理学模式截然不同,与患者心理活动密切联系的心理护理诊断模式主要包括认知模式、自我感知-自我概念模式、角色-关系模式、应付压力的耐力模式、价值-信仰模式等;②极大的自主性与灵活性,任何医院、护理机构,均可根据服务对象需求和自身发展特点,选择适宜的临床模式,主要体现在护生及护士培养培训方面的自主性、患者心身状态评估的自主性以及实施患者危机干预的灵活性等方面;③突出强调实用与良效,包括潜移默化的现代理念、不拘一格的实用技术、因人而异的干预对策等,一切均围绕着患者心身状态的改善展开。临床心理护理中突出危机干预,强调全方位、最有效的心理援助。

3. 心理学知识与人才培养目标的紧密结合　根据现代护理人才的培养目标,人才知识结构发生变化,对课程设置进行了大幅度调整。如按照责任制护理对护士知识结构的全新要求,在课程设置中显著增加了心理学相关课程。又如美国四年制护理本科开设了诸多心理护理相关的课程,包括普通心理学、发展心理学、生理心理学、社会心理学、变态心理学、临床心理治疗学等。

(二)我国护理心理学发展现状

1. 开设护理心理学课程,完成各层次学历教育　在护理高等教育恢复招生前后,护理专业院校开始尝试和探索心理学课程的教学工作。1984年,王田福编著的《护理心理学》出版,推动了护理心理学作为学校教育中的护理专业课程的建设进程,护理心理学先后在本科、大专、中专等专业教育中全面展开,且逐渐由普及知识性讲座、选修课逐渐过渡到系统的专业必修课程。教学目标不断明确,教材质量不断提高,据相关统计表明,目前以《护理心理学》命名的正式出版教材和专著近50个版本,在国家和各省市精品课程的目录中不断出现《护理心理学》课程名称。

21世纪初,刘晓虹教授领衔的护理心理学团队,在全国率先招收护理心理学方向的硕士研究生,在2005年进一步开启护理心理学方向的博士研究生培养先河,就此护理心理学方向实现学历教育的全过程。学历教育平台的不断提升,培养一批又一批的学科人才,对护理心理学理论的研究及临床心理护理方法与效果探索的高质量课题不断涌现,极大地提升了护理心理学研究内容和结果的学术价值,促进了学科内涵建设与发展。

2. 建立护理心理学术机构,营造学术研究氛围　20世纪80年代初期,全国各省(市)、自治区的护理学会先后成立了护理心理学术的团体组织,如"护理心理学科委员会""心理护理研究会""临床心理护理学组"等。1995年11月,中国心理卫生协会护理心理专业委员会在北京宣告成立,这表明我国政府职能部门对发展护理心理学的高度重视和支持,也标志着我国护理心理学的学科建设进入新的历史时期。2015年1月,"中国心理学会护理心理学专业委员会"成立,这个覆盖全国20多个省市自治区、20多所院校及医院参与、由30多位国内护理领域著名专家学者组成的专业委员会,对我国的护理心理学发展具有重要的里程碑意义。国家政府的政策和举措,为护理心理学发展营造了良好的外部条件。

随着护理心理学知识的普及,心理护理的重要性日益被认识和认可,并在临床付诸实施。心理护理科研活动十分活跃,研究内容涉及面日渐广泛,学术论文质量不断提高,护理心理学的学术研究进一步得到全面、规范发展。

笔记栏

知识链接

中国心理学会护理心理专业委员会

中国心理学会护理心理专业委员会(Committee of Nursing Psychology of the Chinese Psychological Society)辖属中国心理学会,是中国护理心理学界的权威学术组织。学会宗旨是团结并带领广大护理工作者,致力于护理学与心理学相关理论和技术的深度融合,广泛开展学术活动,深入学术研究,不断完善本学科的理论体系,拓展非精神疾病护理对象的心理护理模式,增进护士职业心理健康的策略框架等。专委会首届主任委员是"中国心理学会的心理学家"刘晓虹教授,副主任委员是李小妹、周郁秋、张静平、叶旭春、曹枫林教授,委员为各省从事护理心理学研究的专家学者。

近几年工作主要是加快护理心理学新理论、知识的普及(基于国家级继续教育项目平台),举全国知名学者之合力,开展国内外高水平的学术交流和合作研究,促进护理心理学理论、工具性研究成果的转化应用。

三、护理心理学的发展趋势

(一)护理心理学发展支撑社会公共健康维护体系

现代社会的高速发展,生活节奏等变化较快,使心理压力对人类健康的困扰日渐突出,如精神疾病、心理压力等所致社会事件增多,与社会心理因素密切相关的心脑血管疾病、内分泌疾病、肿瘤等发病率大大增高且发病年龄显著提前,这些对个体心身健康造成直接威胁危害,均需要卫生保健事业的提前干预。

护理心理学的理论研究与实践探索,既突出专业特色,又与其他学科协同合作,更多地为维护人类身心健康提供服务,充分体现了其对人类健康事业不可或缺的支撑作用。"健康的一半是心理健康"的观念深入人心,护理心理学正与临床心理学、咨询心理学等学科一起,成为人类健康事业的重要支撑。

(二)护理心理学与护理学科共同发展

护理心理学作为护理学科的一个重要分支,学科的未来发展方向是其发展规划的基础。未来护理学发展的五大趋势:①学科地位更巩固,护理学是现代护理学体系中一门综合自然科学和社会科学知识,独立的、服务于人类健康的应用科学;②实践范围进一步扩展,护理学的实践领域不断扩大,将全球性地扩展至有人生存的每个角落,根据人群需要进入医院、社区、家庭;③工作对象更广泛,护理范畴从患者群扩展到健康人群、从疾病过程扩展到疾病预防、从个体健康扩展到群体健康;④工作方法更规范,以护理程序为核心的整体护理模式,更加科学、系统地规范了心理护理工作的基本方法;⑤职业职能更突出,为满足人类健康需求,护理心理学发挥更独特、更重要的社会职能,使每位护士展现健康守护神的职业魅力,使全社会认同护理是与医疗共同服务人类健康的独立专业的观念。

四、护理心理学的发展任务

(一)理论任务

1. 确立学科发展的指导思想

(1)学科发展方针:既符合我国宏观发展规划又凸显中国特色,勇于开拓创新是学科发

笔记栏

展的基本指导思想。护理心理学深受本土特定社会文化背景、医疗保健管理体制、现行护理体制、职业人才教育培养模式等因素的影响,与西方发达国家有明显差异。因此,学科的发展应该充分考虑国情,探索有特色的发展之路,以建立真正有实际价值的学科体系,使学科建设在赶超国际先进水平方面取得突破性进展。

（2）学科发展方向:符合专业要求,具有国际水准,瞄准学科前沿,突出专业特色是学科发展的主攻方向。强化学科理论对自身研究领域的预见、控制和理解;强化应用研究的超前意识,即通过研究对潜在问题的及早干预,提高预测功能和实用价值。强调着眼于护理领域实际问题的解决,学科发展思路要紧系护理专业特色。依据心理学原理和方法,结合护理专业特点提出假说,通过对护士、护理对象具体目标的客观量化、统计分析、系统研究、反复论证,尝试建立本学科的理论和研究方法。

（3）学科发展任务:学科发展任务的重中之重是完善理论体系与探索应用模式。完善理论体系必须围绕护理领域中的诸多亟待解决的心理学问题,吸取现代心理学的理论精髓和科学方法,建立适用于护理专业的心理学理论体系,探索护理情境中具有普遍意义的特点和规律,为实践领域的应用研究提供科学依据。探索应用模式须在科学理论体系的指导下,积极探索有实用价值、符合科学规律、便于广大护士掌握的可操作性应用模式。

2. 形成学科理论的完整体系

（1）理顺分支学科:随着护理学的发展,护理管理学、护理伦理学、护理教育学等相关学科分支迅速崛起,使护理学科专业内涵日趋丰富。但是,任何新兴学科在建立之初都须经历与其相关学科间的界限从模糊到清晰的过程,进而再明确地规划各自的理论体系。包括:属于护理心理学的理论,就不宜再纳入护理伦理学或护理管理学的范畴;针对同类命题的学说,应根据各学科性质选择不同角度。例如,针对"护士人才培养"这一研究内容,护理管理学注重"优化人才管理方式",护理伦理学关注"强化职业道德培养",而护理心理学则突出"优化职业心理素质"。因此,明确学科的内涵与外延是形成护理心理学完整学科体系的必要前提。

（2）澄清模糊概念:概念之差别,可导致观念及方法的差异,如不能澄清概念势必会影响学科的实践过程。如"护士职业心理素质"与"护士职业心理品质"虽然只是一字之差,但以学科范畴确认,前者为护理心理学概念,而后者则为护理伦理学概念,若将两者混淆,势必影响解决实际问题的思路及方法。例如,某护士虽具备良好的职业道德,却因缺乏人际技巧而与护理对象发生冲突,若将其归结于职业心理品质问题,用职业道德教育的方式解决问题,恐怕难以奏效,但若能认定为护士职业心理素质欠缺,针对其人际技巧予以培训或矫正,则可能行之有效。

（3）预见、控制与理解:任何科学理论都具有这三种彼此相互联系的能力。预见是指预言未来事件进程的能力;控制是指形成这些事件进程的能力;理解是指阐明这些事件的发生与变化的能力。护理心理学的研究,只有充分理解研究对象心理产生、发展与变化的主客观原因,才能真正建立起专业特点鲜明的理论体系,实现对研究对象心理规律的预见和控制。再以"护士职业心理素质"为例,只有全面理解护士职业心理素质产生、发展、变化的主客观原因,才能建立起与之相适应的"优化护士职业心理素质"的理论体系,进而较系统地加强对"护士职业心理素质"问题的理论预见,实现对"护士职业心理素质"的有效控制。

（二）实践任务

1. 提供护士人才培养的心理学指导与咨询　为教育管理部门提供指导和咨询,提高护士人才培养的成功率及优良率。如研制并建立护士人才选拔的心理学标准,研究并推广可促进护士职业心理素质优化的有效措施等。

2. 研究并提供临床心理护理科学方法的规范模式 用心理学的原理和方法,为广大临床护士提供可操作的规范化心理护理模式;为临床提供客观评定护理对象心理状态的工具;建立心理护理效果的科学评价体系;提供护理对象身心康复的有效对策;为护理对象的心理危机提供干预措施。

3. 研究并解决护理过程中的人际关系问题 提出护士主导护患关系的方法和技巧;帮助护士调控护理对象之间、护理对象与家属之间的关系;策划并提供有益护士职业心理的人际氛围等。

第四节 心理学的主要理论

心理学成为一门独立的科学后,由于研究对象、任务以及方法的不同,心理学界出现了学派林立的局面。20 世纪 50 年代以来,心理学的发展加快,各学派逐渐趋于融合,不再刻意寻求单一或独特的学术解释,而试图建立"小型理论"的格局。其中,以精神分析理论、行为主义理论、人本主义理论以及认知理论为代表,成为心理学中最重要的理论基础,为解释人类心理与行为提供重要理论依据,同时也促进了多学科交叉研究的进程。

ER-1-1

近代心理学发展主要事件

一、精神分析理论

精神分析理论是由奥地利精神病学家西格蒙德·弗洛伊德(Sigmund Freud)于 20 世纪初在精神疾病的治疗实践中所创立的,它包括一系列心理功能、发展及异常心理的概念和设想的心理学理论,也被称作心理动力理论。精神分析理论主要有:弗洛伊德的古典精神分析理论、荣格的分析心理学、阿德勒的个体心理学以及新精神分析学派的诸多理论。

(一)弗洛伊德的人格结构理论

1923 年,弗洛伊德发表《自我与本我》一书,进一步完善了潜意识理论。他将早期提出的"意识、前意识、潜意识"的心理结构,表述为"本我、自我、超我"的人格结构,并认为人的一切心理活动可以从本我、自我和超我三者之间的动力关系中得到解释,一个人精神状态就是三者的相互矛盾、冲突的结果,当三者关系协调,人格表现出健康状态,反之就会出现心理问题或心理疾病。

1. 本我 本我是人格的基本结构,是一个最原始的、与生俱来的动物式的结构部分。本我相当于潜意识,也是个体人格中最隐秘而鲜为人知的部分,它存在于心灵深处,代表着生物性的本能冲动,主要是性本能和破坏欲等。弗洛伊德称本我的基本需求为"生之本能",本我遵循"快乐原则"行事,对产生的需求追求直接、绝对和立即满足,毫无掩饰与约束、不看条件和时机地寻找直接的肉体快感,以满足原始的、基本的生理需要以及释放紧张和焦虑,而不考虑因果和逻辑关系。

2. 自我 是人格的意识结构部分,也是人格结构中最为重要的部分。个体出生后通过与现实外在环境的接触,通过后天的学习,自我由本我发展而来,代表着理性和谨慎,它的发育及功能决定着个体心理健康的水平。自我奉行"现实原则",是本我与外界关系的调节者,并在本我和超我间起着中介作用,它感知外界刺激,了解周围环境,并将经验消化、储存,它调节个体的行为,使之采取社会所容许的方式方法,最终满足各种本能的冲动和欲望而行动,又在超我的要求下,采取社会所允许的方式指导行为,保护个体的安全。一旦"本我"和"超我"之间的矛盾冲突达到"自我"不能调节的程度,就会以焦虑、恐惧等病理形式表现出来。

人格结构及理论

3. 超我 代表良心和道德力量的人格结构部分,是道德化了的自我,是在社会化过程中,将道德规范、社会要求内化为自身的良心、理性,使个体向理想努力,达到完善的人格。超我是人格的最高形式和最文明的部分,多属于意识,遵循"理想原则",包括自我理想和良心两个部分,主要是监督、批判及管束自己的行为。凡不符合超我要求的活动都会引起良心的不安、内疚甚至罪恶感。弗洛伊德认为,一旦超我形成,自我就要同时协调本我、超我和现实三方面的关系。

(二)荣格的集体无意识

1922年,瑞士心理学家卡尔·荣格(Carl Gustav Jung)在《论分析心理学与诗的关系》一文中首次提出"集体无意识"的观点。他认为,人的心理活动可分为意识和无意识两个层次,而无意识心理活动又可分为个体和非个体两个层次:第一个层次就是弗洛伊德所说的无意识,它是与个人生活经验相联系的、不被人所意识到的心理活动,如遗忘的某些记忆、潜在的愿望与动机等,这种无意识又可称为个体无意识;而与之相对应的集体无意识,是在人类的无意识中还有一部分超越了个人后天生活经验、不依赖于个人经验而存在、带有超越个体乃至民族与种族、具有全人类的普遍性与集体性的心理活动。

集体无意识是一种更深层次的无意识,是指人类个体从祖先那里通过遗传而继承下来的、共同的无意识心理要素,类似于本能。它对个体行为和社会文明起着制约和推动作用,即当一定的情景与祖先们所经历的大致相同时,这种心理要素便被激活,就会做出类似祖先的行为反应。例如,人们常常对黑暗、蛇等有一种天生的恐惧感,并不需要从后天经验中获得,这就是因为我们的祖先在长期生活经验中形成的对黑暗与蛇的恐惧遗传给了我们,这就是一种集体无意识的表现。它是人类祖先积累的经验,经过不断重复的积淀、浓缩,再积累,再浓缩,以痕迹的形式埋藏于大脑中的心理内容,从而成为大脑结构中的一部分,也成为人类心理结构的一部分。

在荣格之前,人们对无意识的认识一直只停留在第一层次上,荣格的这一发现才使得人们对无意识的认识又前进了一大步。集体无意识的发现是心理学发展史中又一里程碑式的贡献,它使人们认识到人类精神生活上具有某种一致性,这或许就是人类具有同情心的基础。集体无意识在人的一生中几乎从未被意识到,但它却深刻影响并可以用于解释个人乃至社会的各种行为。

二、行为主义理论

行为主义理论产生于20世纪,由美国心理学家约翰·华生(John B. Watson)在巴甫洛夫条件反射学说的基础上提出,其研究领域突破了以往的意识范围,将人的外在行为也纳入研究范围内,并提倡用实验观察来研究人的行为,促进了心理学客观研究的发展。行为主义理论主要有:早期华生的行为主义理论、托尔曼和斯金纳的新行为主义理论以及后期班杜拉的社会学习理论等。

(一)华生的行为主义理论

1913年,华生发表了《行为主义者心目中的心理学》一书,书中明确提出了行为主义的理论,是行为主义诞生的标志。他的理论观点包括:①心理学的对象不是意识而是行为。②心理学的任务在于预测和控制行为。③心理学的研究方法应该是客观的方法而不是内省法。④人和动物的行为没有根本上的差异,故研究动物的方法也可用于研究人类。

华生认为,行为是有机体适应环境的一切活动,具体的行为反应取决于具体的刺激强度,因此,把"刺激-反应(S-R)公式"作为解释人类行为的基本原则。同时,他认为学习就是以一种刺激替代另一种刺激建立条件反射的过程。在华生看来,人类出生时只有几个反射(如打喷嚏、膝跳反射)和情绪反应(如惧、爱、怒等),所有其他行为都是通过条件反射建立新的刺激-反应(S-R)联结而形成的,不论如何复杂的人类行为都是学习的结果。

行为主义学派在 20 世纪 20~50 年代的美国心理学研究中一直处于统治地位,它的一些基本观点和研究方法渗透到很多人文科学中去,从而出现了"行为科学"的名称。直至今天,行为主义涉及的领域仍很大。

经典条件反射的建立与消退

（二）斯金纳的强化理论

美国心理学家斯金纳(Burrhus Frederic Skinner)是现代行为主义心理学派的主要代表人物之一,他提出了一种"操作性条件反射"理论,认为人或动物为了达到某种目的,会采取一定的行为作用于环境。当这种行为的后果对他有利时,这种行为就会在以后重复出现,不利时这种行为就减弱或消失,即行为的后果直接影响该行为的增多或减少。为此,人们可以用正强化或负强化的办法来影响行为的后果,从而修正其行为,这就是操作性条件反射中的强化理论,也叫作"行为修正理论"。

根据强化的性质和目的可把强化分为正强化和负强化。在管理上,正强化就是奖励那些组织上需要的行为,从而加强这种行为。正强化的方法包括奖金、认可、表扬,改善工作条件和人际关系,提升、安排担任挑战性的工作,给予学习和成长的机会等。负强化是对某一行为给予否定或惩罚,使其不断减弱或消退的过程。负强化的方法包括撤销、批评、处分、降级等。影响行为强化的因素包括:①直接性:当刺激物与行为配合直接发生,强化刺激效果更大;②一致性:刺激与行为发生的一致性越大,强化效果越大;③已形成事件:在刺激发生之前环境与个体的实际状态具有直接的关系;④结果的特征:强化刺激因人而异。

斯金纳最初只将强化理论用于训练动物,如训练军犬和马戏团的动物。后又将强化理论进一步发展并用于人的学习,发明了斯金纳的程序教学法和教学机,强调在学习中应遵循小步子和及时反馈的原则,将大问题分成许多小问题,循序渐进,他还将教学程序放在机器里对人进行教学,收到了很好的效果。

强化理论主要讨论外部因素或环境刺激对行为的影响,不足之处是忽略人的内在因素和主观能动性对环境的反作用,过于简化、机械化。但是许多行为科学家认为,强化理论有助于对人们行为的理解和引导。

三、人本主义理论

人本主义思想于 20 世纪 50~60 年代在美国兴起,70~80 年代迅速发展,它既反对行为主义只研究人的行为,又批评弗洛伊德只研究神经症和精神病患者,因而被称之为心理学的"第三思潮"。人本学派强调人的尊严、价值、创造力和自我实现,主张心理学从人的本性出发,强调研究人的成长、潜能及自我实现倾向等人性。人本主义心理学在心理咨询与治疗、组织管理、教育改革等方面均有贡献,主要理论有:马斯洛的需要层次理论和罗杰斯的人格发展观。

（一）马斯洛的需要层次理论

1943 年,美国心理学家亚伯拉罕·马斯洛(Abraham H. Maslow)在《人类激励理论》论文中首次提出需要层次理论。他认为人类行为的心理驱力不是性本能,而是人的需要,人类的需求像金字塔一样分为五个层次,从低到高分别是生理需要、安全需要、爱与归属的需要、尊重的需要和自我实现的需要。人在满足高一层次的需要前,必须先全部或部分满足低一层次的需要。

马斯洛的需要层次论有一个从低级向高级发展的过程,这在某种程度上是符合人类需要发展规律的。该理论问世后产生了深远的影响,至今在人力资源行业、教育行业、流动人口管理、青年教师管理、水资源开发利用、管理心理学、企业薪酬制定等方面都有运用。

(二)罗杰斯的人格发展观

美国心理学家卡尔·罗杰斯(Carl Ransom Rogers)是人本主义心理学的理论家和发起者,被誉为"人本主义心理学之父"。罗杰斯的人格发展观主要来源于其25年的临床心理治疗实践经验,由于他强调人的主观经验和自我实现潜能,不再倚重外来的价值观念,因此该理论又被称为"人格的自我理论"。

罗杰斯认为每个人都有自己的主观世界,以自己独特的方式来看待世界,人们对自己和世界的知觉构成个人的现象场,所谓的现象场就是指一个人的主观意识状态和体验。因此在罗杰斯看来,人要领悟自己的本性,所有人都生活在自己的内心世界中,正是这种内心世界而非客观世界决定着个体的行为,且以此为出发点,将个体与环境长期交互作用中形成的"自我"分成两个子系统,即"自我"和"自我概念"。

"自我"是指个体的真实自我,即个体对自己知觉和意识无偏见的反映及自我的客观观察与评价,也就是个体的真实经验;而"自我概念"则是指个人现象场中与个人自身相联系的那部分知觉及其附着的意义,即个体关于自己各方面的印象。这两者始终处于相互联系、相互作用的关系中。例如,刚出生的婴儿没有自我的概念,"主体我"与"客体我"是混杂的,但随着与环境和他人的交往,逐渐分化出知觉的"自我概念"。一旦建立起自我结构的雏形,便开始发展实现自我的倾向,个体产生获得他人的温暖、关心、尊敬及认可等积极的关注需要,随后又形成了自我积极关注的需要。

罗杰斯还强调自我实现倾向是"个人奋力实现与保护自己的自我结构",是人格发展的主要动力。这种倾向是与生俱来的,以"性本善"为出发点和目标。

总的来说,罗杰斯既重视自我与自我概念的一致性,又强调自我实现倾向的动力作用。人本主义学派反对将人的心理低俗化、动物化的倾向,关心人的价值和尊严,主张研究对人类进步富有意义的问题。不足之处是忽视了时代条件和社会环境对人的影响,但深入了解该理论的哲学基础、自我观以及影响人格发展的诸多因素,对研究个体人格发展具有重要的启示作用。

四、认知理论

认知理论是20世纪60年代中期在西方兴起的一个心理学思潮。1967年,美国心理学家奈瑟尔(Ulric Neisser)出版了《认知心理学》一书,标志着认知心理学的开始。认知心理学家把人类所具有的概念、观念、表征等大脑的内部过程看作是物理符号过程。这一假设在人脑的思维活动和计算机的信息操作之间架起了一座桥梁,从而在信息加工学的基础上,用计算机程序来模拟人的心理过程,特别是思维、问题解决等高级心理活动。认知理论重点在于帮助有心理问题的患者改变看法和态度从而解决心理问题。著名的认知理论包括认知发展理论、信息加工论、情绪认知理论、社会文化观与生态观等。

（一）皮亚杰的认知发展理论

瑞士心理学家让·皮亚杰（Jean William Fritz Piaget）对心理学最重要的贡献，是他将弗洛伊德的随意、缺乏系统性的临床观察，变得更为科学化和系统化。认知发展理论被公认为20世纪心理学史上最权威的理论。

皮亚杰认为人类发展的本质是对环境的适应，这种适应是一个主动的过程。例如，不是环境塑造了儿童，而是儿童主动寻求了解环境，在与环境的相互作用过程中，通过同化、顺应和平衡的过程，使自己的认知逐渐成熟起来。

皮亚杰认为智力结构的基本单位是图式，它是有组织的思考或行动的模式，是用来了解周围世界的认知结构。同化是指个体将外界信息纳入已有的认知结构的过程。但有些信息与个体现存的认知结构不十分吻合，这时就要改变已有的认知结构，这个过程即是顺应。平衡则是一种心理状态，当个体已有的认知结构能够轻松地同化环境中的新经验时，就会感到平衡，否则就会感到失衡。心理状态的失衡会驱使个体采取行动调整或改变现有的认知结构以达到新的平衡。平衡是一个动态的过程，个体在平衡-失衡-新的平衡中实现了认知的发展。

皮亚杰认为个体从出生至儿童期结束，其认知发展会经过四个时期：①感知运动阶段（出生至2岁），个体主要通过探索感知觉与运动之间的关系获得动作经验；②前运算阶段（2至7岁），个体开始能够运用一些图式，用简单的语言符号从事思考，具有表象思维能力，但思维具有不可逆性；③具体运算阶段（7至11、12岁），认知结构发生了重组和改善，出现了逻辑思维和零散的可逆运算，但一般只能对具体事物或形象进行运算，不能进行抽象逻辑思维；④形式运算阶段（11、12至14、15岁），思维是以命题形式进行的，能在头脑中把形式和内容分开，使思维超出所感知的具体事物或形象，能进行抽象的逻辑思维和命题运算，思维发展已接近成年人。

皮亚杰在进行上述年龄阶段划分的同时，提出下列重要原理：①认知发展的过程是一个结构连续的组织和再组织过程，过程进行是连续的，但它造成的后果是不连续的，故发展具有阶段性。②发展阶段是按固定顺序出现的，出现的时间可因个人或社会变化而有所不同，但发展的先后次序不变。③发展阶段的划分是以认知方式差异而不是个体年龄为根据。因此，阶段的上升不代表个体知识量的增加，而是认知方式或思维过程品质上的改变。

（二）情绪认知理论

情绪认知理论是心理学中主张情绪产生于对刺激情境或对事物评价的理论。认为情绪的产生受到环境事件、生理状况和认知过程三种因素的影响，其中认知过程是决定情绪性质的关键因素。

1. 阿诺德和拉扎鲁斯的认知-评价理论 刺激情景并不直接决定情绪的性质，从刺激出现到情绪的产生，要经过对刺激的估量和评价，情绪产生的基本过程是刺激情景-评估-情绪。同一刺激情景，对它的评估不同会产生不同的情绪反应。

2. 沙赫特和辛格的情绪归因理论 由一系列情绪实验的结果推论出，情绪产生决定于生理唤醒和认知因素，认知因素又包括了对生理唤醒的认知解释和对环境刺激的认识。由此，影响情绪产生的因素就成为：生理唤醒+对生理唤醒的归因+对环境刺激的认识。

3. 西米诺夫的情绪认知-信息理论 如果个体因缺乏信息而不能适当地组织自己，那么神经机制就会使消极情绪开始行动。该理论提出情绪（E）等于必要信息（In）与可得信息

笔记栏

（Ia）之差与需要（N）的乘积，即 $E=N(In-Ia)$。

4. 扬和普里布拉姆的情绪不协调理论 情绪是一种神经中枢在感情上的"紊乱"反应，即一种对平衡状态的破坏，该理论强调情绪起源于对环境事件的知觉、记忆和经验。

情绪认知理论不仅继承了情绪的生物成分和进化价值的观点，而且重视社会文化环境、个体经验和人格结构等对情绪的制约作用，它强调情绪受主体认知功能的调节，是一种较全面的理论。该理论有着广泛的发展前景，但缺陷在于未能把产生情绪的对事物的"直觉"评价和理性认知过程统一起来。

学习心理学主要理论流派对人的行为与心理机制的认识观点，能够帮助更深刻地认识心理学科的理论范畴，加深对心理学与临床护理间联系意义的理解，以便于在临床护理实践中更好的认识和践行这些理论思想。

情绪理论及原理

📖 **学习小结**

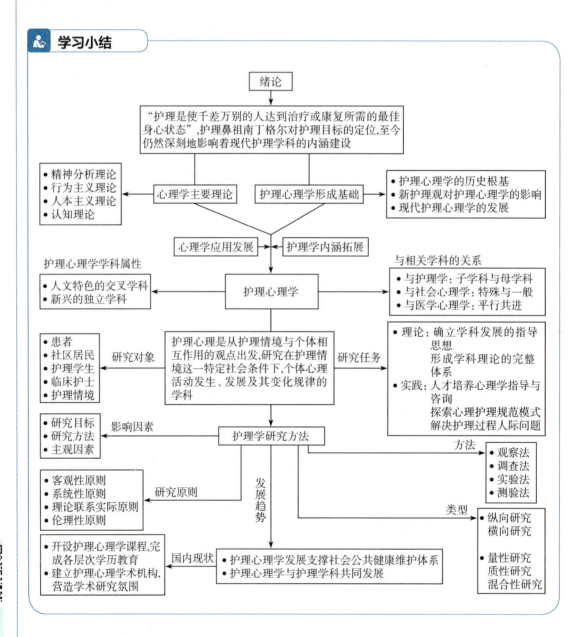

扫一扫
测一测

（卢根娣 陶 莹）

复习思考题

1. 简述护理心理学发展为独立学科的条件与基础。
2. 简述开展护理心理学研究对护理学发展的影响作用。
3. 如何理解心理学主要理论对护理心理学学科的指导意义?
4. 简述学习护理心理学课程与临床护理工作的关系。

PPT 课件

◇◇◇ 第二章 ◇◇◇

心 理 过 程

学习目标

识记:

1. 能准确阐述感知觉、注意、记忆、思维的概念及特征。

2. 能正确概述情绪情感过程的概念和分类。

理解:

1. 能举例说明心理的实质和内容。

2. 能用自己的语言解释认知过程、情绪过程、情感过程、意志过程的内容。

运用:

能查阅国内外资料,分析患者的心理过程及主要影响因素。

心理学(psychology)是研究心理现象活动规律的科学。它是一门从哲学中独立出来的学科,它既研究人的心理也研究动物的心理,而以人的心理为主要研究对象。人的心理现象可以分为心理过程和个性心理两个方面,它们之间是相互影响、相互作用的关系。个性心理是在心理过程的基础上逐渐形成和建立起来的,并总是在各种心理活动中表现出来;反之,个体已形成的个性心理又会使其心理过程具有个性化的色彩。

第一节　心理的实质

如何认识人的心理现象?历来是人类思考和探究的问题。现代心理学经过科学的研究,最终揭示了心理的实质:脑是产生心理的器官;心理是脑的功能,是对客观现实的主观反映;人的心理同时具有生物性和社会性。

一、心理的起源

(一)心理现象是物质进化的产物

心理现象(mental phenomenon)是物质世界长期进化所衍生出来的现象,是在低级阶段物质反应特性的基础上经过漫长的历史进化而产生的。例如,没有生命的无机物质,其反应只有机械、物理和化学的形式。植物和单细胞动物等有生命的物质出现后,产生了新的生物反应形式——感应性。单细胞动物发展到多细胞动物后,动物身体的各个部分为适应生活环境的变化而逐渐分化,有了专门接受某种刺激的特殊细胞。这些细胞逐渐集中,形成了专门的感觉器官和运动器官,同时出现了协调身体各部分功能的神经系统,这时生物体获得了新的反应形式——感觉。到脊椎动物管状神经的出现,为脑的形成创造了条件。而大脑皮质的出现是神经系统演化过程的新阶段，促使脑真正成为有机体活动的最高调节者和指挥者。最终，随着神经系统特别是脑的进一步发展，各种感觉器官和运动器官也相应完善起来，有机体开始对直接作用于感觉器官的复合刺激和事物整体做出反应，就此心理现象正式产生了。

在目前人类所掌握的世界里，物质反应特性经历了以下阶段：非生物的物态反应（物理的、化学的、机械的），低等生物（包括植物）的刺激感应性，高等动物的感知觉、表象，以及人类的想象（内含了记忆）与思维。由此可见，心理现象是物质世界长期进化所衍生出来的现象，是物质对外界刺激的一种高级反应形式。

（二）脑是产生心理的器官

人类对于心理与脑之间关系的认识，曾经历了漫长的探索时期。在远古时，人们认为心理现象是独立于身体而存在的"灵魂"，是灵魂控制着身体的活动，灵魂一离开，人就会死亡。随着社会的发展，生产力水平的提高，人们逐渐开始认识到心理现象和人的身体存在关系，心理活动是身体的一种功能。但是，产生心理活动的器官究竟是什么？这又经历了漫长的探索时期。在历史上，曾有相当长的一个时期，心脏被认为是产生心理活动的器官。因为人在清醒时可以感受到自己心脏的跳动，心情激动或平静状态下也可以感受到心脏活动的差异。于是西方有人就认为，心脏产生心理如同胆囊分泌胆汁。我国古代的人们也认为心脏是产生心理的器官，因而在汉语里，与精神现象有关的文字都由"心"字旁组成，如"思、想、怒"等，并把很多表达心理活动的词与"心"联系起来，如"心智、心愿、心烦"等。

随着人类认识能力的提高，尤其是医学科学技术的发展，人们逐渐认识到大脑才是产生心理的器官。人们在日常生活中发现，当人们或动物的头部受到损伤时，其精神活动也会受到影响，但真正用科学的方法鉴定出大脑是人的心理器官是在 1861 年。当时法国医生布洛卡在对一个 30 年不能清楚说话的患者进行了死后解剖，发现在患者大脑皮质左侧的额叶有明显病变，从而发现言语运动区在大脑皮质的位置，并将该病症称为"运动性失语"。后来，大量的临床医学研究发现，当人的大脑因外伤或疾病而遭受破坏时，其心理活动就会受到影响。例如，枕叶受损伤，就可能变盲；颞叶受损伤，就可能变聋；左半球额下回受损伤，患者便不能说话；脑部受到剧烈的震荡，也会导致心理活动的失常，如产生错觉、幻觉、失忆等。

二、心理的生物学基础

（一）反射是产生心理活动的主要方式

人脑是心理的器官，人脑能够产生心理活动，那么人脑是以怎样的活动产生心理现象的呢？现代科学研究表明，一切心理活动，无论简单还是复杂，就其产生的方式来说都是反射。

反射（reflex）是有机体借助神经系统对刺激所做的规律性反应。例如，火烫手时，手不自觉地缩回来；强光刺来，眼睛自动闭合等。反射是神经系统的基本活动方式，也是人和动物适应环境的基本方式。反射弧（reflex arc）是实现反射的神经通路或神经结构。反射弧包括感受器、传入神经、神经中枢、传出神经和效应器五个环节。其中，前三个环节是接受信息与分析的结构，被称为分析器；后两个环节是执行结构。其中，任何一个环节发生中断，反射活动都不能进行。

反射的具体程序是：感受器在接受一定的刺激后产生神经冲动，冲动由传入神经到达神经中枢，通过神经中枢的分析与综合，再由传出神经传向效应器，从而发生相应的反应。反射弧的反射活动不是单向的通路，效应器的活动会作为新的刺激再次产生神经刺激，传向神经中枢，再次由中枢做出分析评价。这一往返传递的过程称为反馈，正是反馈的作用，才使人们对刺激的反应更准确和完整。

（二）神经系统的主要结构与作用

人脑虽然是产生心理的器官，但人脑并不能独立地产生心理活动。人的心理活动还要

笔记栏

大脑是如何
产生心理现
象的?

依赖于整个神经系统的作用。

人的神经系统可分为中枢神经系统和周围神经系统。中枢神经系统的主要功能是传递、储存和加工信息,产生各种心理活动,调控人的行为。中枢神经系统包括脑和脊髓,脑又分为延髓、脑桥(背部为小脑)、中脑、间脑和大脑两半球五大部分。它们在结构和功能上是不可分割的整体,但各个部分又有特定的功能。脊髓的活动主要受脑的控制,将来自躯干、四肢的各种感觉信息,通过感觉神经传送至脑,进行高级的分析和综合,然后又将脑的活动指令通过运动神经传至效应器。

周围神经系统包括与脑相连的 12 对脑神经和与脊髓相连的 31 对脊神经。周围神经进一步可分为躯体神经系统和自主神经系统。它们从中枢神经系统发出,连接着人体各部分,担负着与身体各部分的联络工作,起着传入和传出信息的作用。通常认为,躯体神经系统是受意识调节控制的,而自主神经系统调节内脏活动,内脏活动一般不由意识直接控制。

(三) 脑的功能系统与心理活动

人脑是一个极其复杂的功能系统,我们的一切心理活动都是人脑的功能。对此,可以通过讨论人脑的三个主要功能系统来加以理解。

1. 脑的感觉功能系统　人脑通过感受器(如眼的视网膜、内耳的螺旋器等)接受内外环境的刺激,并发放神经冲动由感觉神经传入中枢神经系统,再分别经特异性传入系统和非特异性传入系统到达大脑皮质。大脑皮质对这些传入信息进行加工,便产生相应的感觉。

2. 脑的运动功能系统　人的一切随意活动,都是由大脑皮质调节的。大脑皮质运动区的功能特征是:①对侧支配,即一侧运动区主要支配对侧躯体肌肉活动;②精细的定位,一定的区域支配身体一定部位的肌肉;③身体不同部位在大脑皮质代表区的大小和运动的精细程度和复杂程度有关。

3. 大脑皮质的联络功能系统　在大脑皮质,除了感觉投射区和运动区之外,还有更广大的区域。这些区域一般称为联络区,主要有:

(1) 感觉联络区:各感觉投射区的神经元严格保持着模式特异性,其邻近区域有大量的短轴突联络神经元,它们与各感觉区的特异神经元有着广泛的联系,其功能是组织进入感觉区的神经冲动,以便获得更精确的信息。

(2) 运动联络区:运动的组织与意义,主要是运动前区赋予的。例如,写字时手指和手臂肌肉的运动是人们对这种运动方式和程序经过多次练习而习得的。这种经验包括手与臂运动的方式与文字意义的关系,而学习、保持及运用这种经验,与控制手指和手臂运动区有关的运动联络区直接相关。如果这一运动联络区受损,患者仍能握笔做出书写状运动,但不能写出他以前所熟悉的文字。

(3) 前额联络区:该区为规划、调节和监督复杂活动形式的联合区,位于大脑半球额叶的最前端。前额联络区在人形成意向、运筹规划、调节和监督自己的行动使之与目的、计划相适应的活动中起着决定作用。将前额区损坏后,此类能力即丧失。在临床病例中发现,前额区损伤者虽能表现出简单的智能活动,但却不能从事综合性与推理性的思考活动。

(四) 大脑两半球功能的分工和协作

大脑由对称的左右两个半球所组成,大脑两半球之间的神经纤维连合主要是胼胝体。胼胝体内神经纤维往返频繁地传递大量的信息。在正常情况下,一侧大脑半球任何皮质区进行的活动都能非常迅速而有效地传至同侧半球皮质区和对侧大脑半球,正常人的大脑两半球既有特定的功能又是协同工作的。

整个大脑作为统一的整体十分有效地进行活动,如果切断两半球之间的连合纤维,两个半球对各自关于对侧半球所进行的活动全无所知,称为分裂脑(split brain)。左、右半球都可独立地进行活动,各有其独自的感觉、知觉和意识,对于对侧半球的这些相应活动则是隔绝的,它们各有其自己的记忆和体验而不能为另一侧半球所利用。

三、心理的社会学基础

人类的心理活动是动物心理发展的继续,又与动物心理有着本质的区别。在各种社会因素作用之前,动物的心理已经发展到较高的阶段,表现出极为复杂的现象,但社会因素对人类心理的发展却是一个极为强大的刺激,是影响人类心理发展的一个重要转折。

(一)心理是对客观现实的反映

1. 客观现实是心理活动的内容和源泉　人脑为心理的产生提供了物质基础和可能性,但它本身并不能自发地产生心理,只有在与客观现实的相互作用中,才能产生心理。辩证唯物论指出,"物存在于我们之外,我们的知觉和表象是物的映像"。世界万事万物作用于人的感官,通过感知觉、注意、记忆、思维、情感、意志等心理过程反映在人脑中,并做出应答性的反应,如言语、动作等活动。人的心理现象是客观现实在头脑中的映像,心理依赖于客观现实而存在,客观现实是心理的源头活水。换句话说,正是由于客观现实中的事物作用于人脑,人才能产生各种心理活动,形成个性倾向性和稳定的心理特征。

2. 心理活动是在实践过程中发生发展的　有了人脑作为心理的器官,有了客观现实作为心理的源泉和内容,还不能保证人产生心理活动。因为如果两者不发生任何关系,心理还不能产生。也就是说人脑与客观现实必须有交互作用,而这种交互作用的中介,就是实践活动。只有通过实践活动,让大脑与客观现实中的事物在实践中发生联系,相互作用,才能实现心理反应。实践活动中最基本的实践是生产劳动,生产劳动使类人猿进化成人类,并使大脑发生变化,产生了语言中枢,使人类可以用语言沟通信息、交流思想和情感,进行高级的思维和想象等心理活动。

3. 心理活动是对客观现实的主观能动反应　人与动物在生物属性上的根本区别在于人具有高度发达的大脑,它具有意识的特点。正是人有意识这样的心理属性,人对客观现实的反应从消极、被动转变为积极、能动,人才能正确认识和运用自然规律和社会规律,才能做自然和社会的主人。另外,人的心理活动受到个体的生活经历、全部的知识经验以及个性心理特征等的影响和制约,这就必然使人的心理活动带有个性化色彩。例如,对于同种疾病,有着不同知识经验的人,其反应可能不一样。

知识链接

与世隔绝的王子

1828年,德国纽隆贝尔克城街头,人们发现一位衣着古怪、神情呆滞、摇摇晃晃的年轻人,他就是1812年在德国出生的当时巴登大公国的王子——卡斯巴·豪瑟。他出生时被争夺王位的宫廷阴谋家同普通人家的婴儿作了调换,3岁多时被关入地牢,每天由一个他看不见的人给他送面包和凉水,不能和任何人接触。直到17岁那年,他才被放出来。此时,他身高只有1.44米,走路摇晃,双腿甚至支撑不住自己的身体,如同刚学步的孩子,智力如同幼儿。当他看到镜子中自己的影像时,以为镜子后面还有一个人。他不能区分生物与非生物、自然物与人造物,语言能力相当有限,只能讲6个词,并且只能用第三人称讲几句简单的拉丁语。他走出地牢后进入正常人的生活世界,慢慢地智力和身体开始有所恢复。在他22岁时,遭遇暗杀死亡。死后科学家对其大脑进行检验,发现他的大脑体积比正常人的小,脑的沟回呈萎缩状,然而大脑皮质的视觉区却得到较充分的发展,这种情况与他长期的地牢生活直接相关。

笔记栏

（二）环境与人的心理

环境（environment）是指与有机体发生联系的外部世界。心理学上提到的环境有：自然环境和社会环境；物理环境和心理环境。自然环境包括有机物的组成因素和无机物的组成因素，例如，植物、动物、矿物、空气、噪声等。社会环境包括经济环境、政治环境、教育环境、伦理环境、文化环境等。物理环境除包括自然环境诸因素外，还包括人为的物理环境因素，如人际空间、建筑群等。心理环境是指人与人、人与物相互作用时所形成的环境。人和环境不断地相互作用，保持相对平衡，我们又称之为生态平衡。

个体生命的初期，以受精卵、胚胎和胎儿的形式置身于母体的特定环境。这种早期环境对有机体身体和出生后心理与行为的发展变化会产生深刻的影响。例如，怀孕前3个月内的母亲感染风疹常会使婴儿智力落后并且造成身体上的缺陷；又如，母亲长时间的情绪激动，也会影响出生后子女的情绪特征。

人类创造了自己的文化，又把自己置身于一定类型的社会文化环境中，这种环境也成为人类心理产生的重要条件。例如，一个身体健全的个体，虽然有继承人类文化财产的可能性，但是出生后不与人类文化环境接触，就不可能形成人的心理。又如，大众传播媒体通过书、报、杂志、广播、电视、网络等途径对人的心理和行为产生影响，它能使人受到教育，获得知识，陶冶情操；也能使人消极、堕落，甚至走上犯罪的道路。

（三）心理和行为的社会化

社会化（socialization）是指个体在社会环境的影响下掌握社会经验和行为规范成为社会人，同时又积极反作用于社会环境的双向过程。人类的生物遗传素质为个体发展成为一个社会人提供了可能性。真正的社会化开始于婴儿脱离母体，以后通过各种人际接触和社会影响，逐步学会了把自己看作独立存在的个体，并掌握了语言、知识和经验，学会了建立各种社会关系，形成了思想道德观念等；与此同时，个体对各种社会影响以其独特的方式做出种种反应，从而成为社会化的人。

另外，社会环境、社会关系对个体的影响可能是有意识、有目的、有步骤地进行的，也可能是无意识的、潜移默化地进行的。个体对社会影响的反应，可能是积极自觉地去认识、去掌握；也可能是被动地、不知不觉地受到影响。个体经过社会化之后，形成了自我观念，学到了社会所期待的社会规范、知识经验、理想信念、生活方式、社会态度和价值观念等，最后使个体的心理和行为朝着现实社会所期待的方向发展，成为与社会环境相适应的社会人。

第二节 认 知 过 程

心理过程（mental process）是心理活动发生、发展和完成的过程，它包括认知过程、情感过程与意志过程。这三个过程紧密联系、相辅相成。其中任何一个过程都不能离开其他过程而孤立进行。认知是最基本的心理过程，是情感和意志产生的基础，情感和意志则对认知具有反作用。

认知过程（cognitive process）是人们对事物特点的认识。认知过程主要包括感觉、知觉、注意、记忆、想象和思维等心理活动。

一、感知觉

在对事物进行认识的时候，由于事物的个别属性与整体属性一般不可分割，所以感觉和知觉通常是同时发生的,所以又合称为感知觉。

(一)感觉

1. 感觉的概念　感觉(sensation)是人脑对直接作用于感觉器官的事物的个别属性的反映。任何事物都有许多属性,这里所说的个别属性即事物单一的物理、化学属性及有机体的生理特性。例如,物体的颜色、形状、大小、硬度、气味,有机体的疼痛、舒适、凉、热、饥、渴、饱等。当这些个别属性直接作用于人的感觉器官,如眼、耳、鼻、舌、身时,就会在人脑中引起相应的视觉、听觉、嗅觉、味觉、运动觉等感觉。通过对事物的各种感觉,我们就可以认识事物的各种不同属性以及我们身体内发生的各种变化。

2. 感觉的分类　根据感觉器官在机体的部位不同和接受刺激的特点不同,一般把人的感觉分成两类,即外部感觉和内部感觉。

(1) 外部感觉:是指外界事物刺激体表感受器所产生的感觉,它所反映的是外界环境中的对象与现象的特征。主要包括视觉、听觉、皮肤觉、嗅觉和味觉。

视觉是可见光波刺激视觉分析器所产生的感觉,视觉在人类的感觉世界中占据主导地位。听觉是声波作用于听觉分析器所产生的感觉。皮肤感觉包括触压觉、温度觉和痛觉,这几种感觉常常混在一起,将它们严格地区分开来是非常困难的。嗅觉是对空气中散布的或挥发性的化学物质等刺激物的感觉。味觉是指辨别物体味道的感觉,它的适宜刺激是溶于水的化学元素物质。

(2) 内部感觉:是指感受内部刺激,反映机体内部变化的感觉。它主要包括机体觉、平衡觉和运动觉三类。

机体觉是机体内部变化作用于内脏感觉器官而产生的内部感觉,也叫内脏感觉,其感受器分布于各脏器壁内,将内脏的活动及变化的信息,经传入神经传向中枢。机体觉一般包括饥、饱、渴、痛、恶心、便意等。一般情况下,人的内脏活动不为人所意识,也不受人的随意支配。只有在生理节律发生超乎常态或处于病理状态下,才能产生明显的感觉。

平衡觉是有机体在做直线加速运动或旋转运动时,能保持身体平衡并知道其方位的一种感觉。

运动觉是反映身体运动和位置状态的感觉,也叫本体感觉,是人从事正常活动的保证。运动觉敏感性高低也是选拔运动员、杂技演员和舞蹈演员的重要条件。

📖 知识链接

感觉剥夺实验

1954 年,加拿大麦吉尔大学的心理学家贝克斯顿等人设计了一个特殊的实验。在实验中,要求被试者安静地躺在实验室舒适的床上,室内听不到任何声音,看不到任何物体;两只手也戴上了手套,以减少触摸到的刺激;室内温度是恒温的,感觉不到温度的变化。被试者在实验室里生活 4 天,便可得到一笔数目可观的奖金。实验开始的时候,被试者还能够安静地睡眠或思考一些问题,但几个小时后便开始出现焦虑、注意力分散、思维混乱等现象,后来甚至出现幻觉、情绪障碍等问题。该实验表明,个体通过感觉器官获得外界信息,并产生感知觉,对维护身心健康必不可缺。在现实生活中,感觉剥夺现象容易发生在一些特殊环境下的个体身上,如在沙漠探险的人、飘落孤岛的海上遇难者以及被困于地下的矿工等。

3. 感觉的特性　感觉的特性主要体现在感受性、感觉阈限与感受性的变化规律上。

感受性是指人们对外界刺激的感受能力。感觉阈限是指刚能引起感觉的刺激量。人们的感受性是用感觉阈限的大小来度量的。每一种感觉都有两种类型的感受性和感觉阈限（绝对感受性和绝对感觉阈限，差别感受性和差别感觉阈限），它们之间呈反比例关系。

人的感受性会随条件和机体状态的不同而发生变化。引起感受性发生变化的主要因素有：①感觉适应：由于刺激物的持续作用而使感受性发生变化的现象叫感觉适应。例如，人们初到医疗场所，感觉到处都是难闻的药味，但待得时间长了，也就习惯了，这是嗅觉的适应。②感觉对比：同一感受器接受不同的刺激而使感受性发生变化的现象叫作感觉对比。例如，吃过糖之后，接着喝白开水，觉得淡淡的；吃了苦药之后，再喝白开水，觉得甜甜的。③联觉：指一种感觉兼有另一种或多种感觉的现象，是感觉相互作用的一种特殊形式。例如，看见梅子，感觉到酸。④感觉的功能补偿作用：指个体某种感觉缺失后，可以由其他感觉来弥补。例如，大多数盲人有高度发达的听觉和触觉，可以通过自己的脚步声或拐杖击地时的回响声来判断附近的地形。

ER-2-2
人体感觉分类与特征

（二）知觉

1. 知觉的概念　知觉（perception）是人脑对直接作用于感觉器官的事物整体属性的反映。感觉是人脑对客观事物的某一方面属性的反映，知觉则是人脑对客观事物多种属性及其关系的反映，是对事物整体的反映。例如，对一个苹果的知觉，是人脑对其颜色、味道、形状等许多个别属性的综合反映，需要视觉、味觉、嗅觉等多种感觉的协同活动。通过对事物的知觉，我们可以获得这个事物的完整印象。

2. 感觉与知觉的关系

（1）感觉和知觉的联系：①感觉和知觉同属于认知过程的初级阶段，其源泉是客观事物信息。当客观事物直接作用于感觉器官时，感觉和知觉才会产生；当客观事物在人的感觉器官所及范围内消失，感觉和知觉也就消失了。②感觉是知觉形成的基础，知觉则是感觉的进一步深化，因此，两者在现实生活中密不可分。

（2）感觉和知觉的区别：①感觉是对事物个别属性的反映，而知觉则是对事物整体属性的反映。②感觉的产生依赖于客观刺激物的物理特性，相同刺激会引起相同感觉，而知觉不仅依赖于刺激物的物理特性，而且依赖于知觉者本身的一些心理特点，如知识经验、情绪状态、需要和态度等，其中知识经验的影响比较突出。人们在实践活动中积累的知识经验越丰富，知觉就会变得更加精确。③感觉是单个分析器活动的结果，知觉则是多个分析器协同作用的结果。

3. 知觉的分类　根据知觉对象的不同，可将知觉分为物体知觉和社会知觉。

（1）物体知觉：是以物质或物质现象为知觉对象的知觉。包括空间知觉、时间知觉和运动知觉。

空间知觉是物体的空间特性在人脑中的反映。空间知觉主要包括形状知觉、大小知觉、深度知觉、方位知觉等。实际生活中，空间知觉是各种感觉器官协同活动的结果，其中视觉起着重要的作用。

时间知觉是对客观现象的延续性和顺序性的反映。人们可以依靠时钟和日历来判断时间，也可以根据自然界的周期现象，如昼夜的循环交替、月亮的亏盈、季节的变化等来估计时间。但是，在没有上述条件的情况下，人也能大致地估计时间。这是因为人体内的一切物理变化和化学变化都是有节律的，这些节律性的变化就是"生物钟"的机制。

运动知觉是人脑对物体空间移动和移动速度的知觉。它依赖于对象运行的速度、对象与观察者的距离以及观察者本身所处的运动或静止的状态。

（2）社会知觉：是以社会生活中的人或人群为知觉对象的知觉。包括对别人的知觉、人际知觉和自我知觉。

对别人的知觉主要是指通过对别人外部特征的知觉,进而取得对他们的动机、感情、意图等的认识。俗话说,"听其言、观其行而知其人"。

人际知觉是对人与人之间关系的知觉。人际知觉的主要特点在于有明显的情感因素参与到知觉过程中。人们不仅相互感知,而且会彼此形成一定的态度。

自我知觉是指一个人通过对自己行为的观察而对自己心理状态的认识。人不仅在知觉别人时要通过其外部特征来认识其内部的心理状态,同样也要通过对自己行为的观察来认识自己的品行与修养等。

知识链接

痛 觉

痛觉(algesia)是有机体受到伤害性刺激所产生的感觉,它是有机体内部的警戒系统,能引起防御性反应,具有保护作用。但是强烈的疼痛会引起机体生理功能的紊乱,在临床上常常被认为是疾病的一种症状。

和其他感觉相比,痛觉总是伴随着其他一种或多种感觉,例如刺痛、灼痛、胀痛、撕裂痛、绞痛等。换句话说,痛觉是和其他感觉糅合在一起的一种复合感觉。其次,痛觉往往伴有强烈的情绪反应,如恐惧、紧张不安等。此外,痛觉还具有"经验"的属性,即同样一个伤害性刺激,对不同的人员可能产生在程度上甚至性质上差别很大的痛感觉。

目前,人类控制疼痛的方法主要有4种:外科手术(通常是切割与痛觉有关的神经通路)、药物镇痛、生理学方法镇痛(如针灸、按摩等)和心理学方法镇痛(如暗示、催眠、安慰剂等)。

4. 知觉的特性 知觉的特性主要体现在知觉的选择性、知觉的整体性、知觉的理解性与知觉的恒常性等四个方面。

(1) 知觉的选择性:是指人们能迅速地从知觉背景中选择出知觉对象。人的生活环境是丰富多彩的,每时每刻都会有大量信息作用于我们。由于信息通道的局限性等原因,人只能选择出对其有意义的刺激作为知觉对象,而把其余的刺激当作背景,从而使知觉对象能得到清晰的反映。例如,医疗机构的建筑上都要悬挂醒目的红十字标志;学校门前都要悬挂减速慢行的警示标牌。

(2) 知觉的整体性:是指人们根据以往的经验把零散的刺激知觉形成一个整体的心理现象。知觉对象是由许多部分组成的,各部分具有不同的特征,但是人们并不把对象知觉为许多个别的孤立部分,而总是把它知觉为一个整体。例如,中医医师诊断疾病时,往往要借助患者的个别体征进行整体的推理与判断。

(3) 知觉的理解性:是指根据已有的知识经验对感知的事物进行加工处理,并能用语言将它揭示出来的知觉特性。个体的知识经验不同,对同一知觉的理解性也就不同。例如,有经验的护士在给患儿输液时,能准确找到穿刺的血管。

(4) 知觉的恒常性:是指当知觉条件在一定范围内改变了的时候,知觉映像仍然保持相对不变。由于知识经验的参与,人的知觉并不因知觉的物理条件(如距离、亮度等)的变化而改变。例如,有诗云"横看成岭侧成峰,远近高低各不同",但山依旧是那座山,并没有发生变化。

知觉的选择性

知觉的整体性

知觉的理解性

知觉的恒常性

5. 错觉与幻觉　错觉（illusion）是个体在客观事物刺激作用下产生的对刺激物主观歪曲的知觉。错觉是一种普遍存在的知觉现象，常见的错觉有视错觉、形重错觉、时间错觉、大小错觉、方位错觉和运动错觉等。例如，患者高热时，将输液管看成是条蛇。错觉产生的原因一般有主、客观两个方面。客观上是由于客观环境的变化引起的；主观上往往与自身经验、习惯、定势、情绪等心理因素有关。

一些患者在病理状态下，特别在伴有程度不同的意识障碍时，会出现不同程度的错觉。错觉本身不一定是心理障碍，健康人也会出现错觉，只是健康人对错觉问题能很快判断与自行矫正。

幻觉（hallucination）是指个体在没有相应的客观事物刺激作用下所出现的知觉体验，即感知到客观事物中并不存在的事物，是一种虚幻的知觉。幻觉偶尔可见于健康个体，但严重的幻觉大多是病理性的。常见幻觉有幻听、幻视、幻嗅、幻味、幻触等本体幻觉。有的幻觉除感知现象外，还掺入了表象和思维成分。幻觉由于其主观感受逼真生动，大多个体可引起愤怒、忧伤、惊恐、攻击等情绪和行为。

二、注意

（一）注意的概念

注意（attention）是人的心理活动对一定对象的指向和集中。

所谓指向，是指在某一瞬间，人们的心理活动有选择地朝向一定的对象。在丰富多彩的世界中，信息瞬息万变，人们只能选择部分必要的信息做出反应，以保证认识的精确性和完整性。

所谓集中，是指心理活动保持在一定对象上的强度或紧张性。借助集中，心理活动可离开一切无关的事物，抑制多余的活动，从而保证当前活动的清晰、深刻和完善。例如，外科大夫做手术时，高度集中的注意力，有效提高了手术的成功率。

应当强调的是，注意不是一个独立的心理过程，而是各种心理活动的一种伴随性特性，各种具体的心理过程是注意的内容依托。当我们注意某个对象时，实际上就是在注意看、注意听、注意记、注意想。所以说，注意是伴随着认识、情绪和意志等心理过程发生的，它是各种心理活动的必要条件。

（二）注意的品质

注意的品质是衡量注意效率的基本尺度。

1. 注意的广度　是指在同一时间内人能清楚地把握注意对象的数量。注意的广度与人的知觉能力密切相关，人们知觉的对象越多，注意的广度就越大。注意的广度受多种因素影响，如注意对象呈现的集中程度、排列是否有规律、对象间能否形成相互联系的整体、当前活动的性质和任务的复杂程度以及个体知识经验的多寡等。

2. 注意的稳定性　也叫注意的持久性，是指注意在某一对象上所能保持时间的长短。人在稳定注意的情况下，会沉浸于他所注意的对象，而无法顾及周围发生的事情。高度的责任心、浓厚的兴趣和坚强的意志力能引起一个人稳定的注意，而疲劳、厌倦等身心状态则会大大削弱注意的稳定性。

3. 注意的分配　是指个体在同时进行多种活动时，注意能指向不同的对象。要实现良好的注意分配，必须满足以下条件：在同时进行的几种活动中，至少有一种活动达到自动化或部分自动化的程度；在同时进行的几种活动之间能建立一定的联系，形成一种相对固定的活动系统。注意分配有时很困难，例如"一手画圆，一手画方"。

4. 注意的转移　注意的转移是指根据活动任务的要求，主动及时地把注意从一个对象转移到另一个对象上。注意的转移不同于注意的分散。前者是根据任务的需要,有目的、主动地把注意转向新的对象,使一种活动合理地被另一种活动所代替;后者则是指由于某些刺激物的干扰或者刺激活动过于单调,使人的注意离开了需要注意的对象,离开了应当进行的活动,是消极被动的。

三、记忆

(一)记忆的概念

记忆(memory)是人脑对经历过的事物的反映。人们对感知过的事物形象、思考过的问题、体验过的情绪以及做过的动作等,并不会因时过境迁就失去所有的印象,而是或多或少、或深或浅地在头脑中留下一些痕迹。在以后的生活实践中,依据一定条件仍会以各种形式表现出这些痕迹,这就是记忆过程。从信息加工学的观点看,记忆就是对信息进行输入、加工、储存、提取和输出的过程。

记忆是人脑积累经验的功能表现。个体经验的积累和行为的复杂化是靠记忆实现的。离开记忆就不可能形成和积累经验,也不可能有心理行为的发展。例如,古人有"思而不学则殆""终日而思不如须臾之所学"的论述,即就此而言的。

(二)记忆的分类

1. 依据记忆的内容分类 根据记忆的内容,可将记忆分为形象记忆、情绪记忆、逻辑记忆与动作记忆。

(1)形象记忆:是以过去感知过的事物形象为内容的记忆。这种记忆所保持的是事物的具体形象,它是在各种感知觉基础上形成的。例如,医护人员对患者体征和疾病症状的记忆。

(2)情绪记忆:是以体验过的某种情绪或情感为内容的记忆。情绪记忆往往是一次形成的,而且印象深刻,经久难忘。例如,第一次抢救危重患者时紧张的情绪体验。

(3)逻辑记忆:是以概念、判断、推理为内容的记忆。这种记忆所保持的不是事物的具体形象,而是通过词语概念或符号信息来反映事物的本质和规律的记忆。例如,学生学习医用化学、烧伤补液量的计算公式等,很多时候都用到逻辑记忆。

(4)动作记忆:也称运动记忆,是以过去做过的动作或运动为内容的记忆。运动记忆一旦形成,保持时间较长。例如,很多基础护理操作如静脉输液、肌内注射等都用到动作记忆。

2. 依据信息在人脑中储存时间的长短分类 人脑作为一个信息加工系统,根据其信息编码加工方式不同和存贮时间的长短,记忆可分为感觉记忆、短时记忆和长时记忆。

(1)感觉记忆:又称瞬时记忆,是指当感觉刺激停止后头脑中仍能保持瞬间映像的记忆。瞬时记忆的保存时间极短,一般在几秒钟以内。如视觉的瞬时记忆在1秒以内,听觉的瞬时记忆在4~5秒以内。瞬时记忆的特点是:信息的保存形象生动,信息量大,但时间短暂。瞬时记忆中的信息受到特别注意就可转入短时记忆。

(2)短时记忆:是指信息保存在1分钟之内的记忆。例如,临时查询一个电话号码,并凭借记忆去拨话机,但拨完后很快就忘了。短时记忆的特点是:进入短时记忆的材料多为听觉编码,因而极易混淆。短时记忆的容量有限,一般认为其容量为7±2组块(组块是一种记忆单位,可以是1个字、1个词或短语,也可以是1个句子)。由于组块的容量不同,短时记忆的绝对容量也不同。短时记忆的内容经过复述、运用或进一步的加工,就可以进入长时记忆。

(3)长时记忆:是指信息的储存超过1分钟,并能在头脑中长久保留的记忆。与短时记

ER-2-8

工作记忆的
概念和理论
模型

笔记栏

忆相比,长时记忆的容量非常大,至今尚不能给它一个确定的范围。信息要进入长时记忆,一方面依靠对短时记忆的重复、应用或加工,即把新的材料纳入个体已有的知识系统中,对信息进行一定的分析与归类;另一方面则是因为有些信息由于印象深刻,一次就形成了长时记忆。

(三)记忆的过程

一般认为,记忆过程包括识记、保持、再认或回忆。识记是指个体反复感知,识别和记住事物的过程。保持是指对识记事物在大脑中积累、加工、储存和巩固的过程。再认或回忆是记忆的两种表现形式,都是以识记为前提,又是检验记忆保持的指标,从信息处理加工理论看,都是提取(检索)信息的过程。识记和保持是再认或回忆的前提,再认或回忆是识记与保持的表现和结果。

按照信息加工学说的观点,记忆的过程包括:①信息作用于感官,进行感觉记忆;②若加以注意可进入短时记忆;③经过进一步的复述和编码则转入长时记忆;④长时记忆对信息进行最高水平的加工并储存信息,在解决问题时又从长时记忆中提取有用信息。以上记忆过程也称作记忆的三级加工模型(图2-1)。

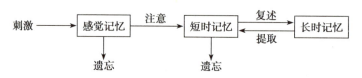

图2-1 记忆的三级加工模型

(四)遗忘

遗忘(forgetting)指记忆的内容不能保持或者提取时有困难。它是与保持相反的过程,是记忆内容的消失。遗忘是一种自然的、正常的心理现象。根据不同的标准可把遗忘分为不同的种类:根据遗忘时间的长短,可把遗忘分为暂时性遗忘和永久性遗忘;根据遗忘的内容,可把遗忘分为部分遗忘和整体遗忘。遗忘的原因既有生理方面的原因,如因疾病、疲劳等因素造成的遗忘;也有心理方面的原因,如记忆内容没有得到强化、学习材料间的相互干扰、主导性动机不明确等因素造成的遗忘。记忆有时需要线索的提示。老年记忆障碍中常会发生"提笔忘字"或"话到嘴边说不出来",但如有适当的线索来提示即可回忆起来。

德国心理学家艾宾浩斯最早对遗忘现象进行了研究。他用无意义音节做实验材料,以自己作为被试者。在识记一些材料后,每隔一段时间重新学习,以再学时所节省的时间和次数为指标,来测量遗忘的进程。他将实验结果绘制成一条曲线,这就是心理学上著名的艾宾浩斯遗忘曲线(图2-2)。该曲线反映了遗忘变量和时间变量的关系,揭

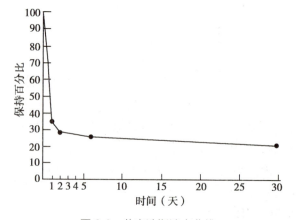

图2-2 艾宾浩斯遗忘曲线

示了遗忘的规律,即遗忘的进程是先快后慢。具体来说,遗忘的进程是不均衡的,在识记后的最初阶段遗忘速度很快,以后逐渐减慢。

四、思维

（一）思维的概念

思维（thinking）是人脑对客观事物概括的、间接的反映，是对事物的本质和规律的认识。在现实生活中，无论对语言的理解、对事物的判断、对问题的分析和解决等，都要伴随思维活动。

思维的概括性和间接性是人类思维过程的重要特征。思维的概括性主要体现在两方面，一是思维所反映的不是个别事物或其个别属性，而是一类事物共同的本质特征，二是思维体现对事物之间规律性的内在联系的认识。例如，护士通过对同种疾病多位患者的护理，概括总结出某种疾病的最佳护理措施。

思维的间接性是指思维能够对感官所不能直接把握的或不在眼前的事物，借助某些媒介物和信息加工来进行反映。例如，医护人员根据患者主诉"转移性右下腹痛"，推测患者是否患有阑尾炎。

（二）思维的分类

1. 根据思维的特点分类

（1）动作思维：是以实际操作来解决直观具体问题的思维活动。动作思维总是伴随实际动作而展开，是在操作过程中进行的，随着动作的结束而停止。例如，护士在进行静脉输液穿刺时、遇到输液故障等问题时，护士边思考、边观察，调整进针角度，检查输液装置和管路等，逐步排除故障。在个体心理发展中，此种思维方式是1~3岁幼儿的主要思维方式。

（2）形象思维：是运用已有表象进行的思维活动。例如，护士为缓解患儿对病房的恐惧和紧张情绪，布置病房环境时选用温馨可爱的装饰，在实施过程中及时观察调整，这些都离不开形象思维。它是3~6岁儿童的主要思维方式。

（3）抽象逻辑思维：是运用概念和理论知识进行判断和推理的思维活动。如医生应用检验数据诊断疾病，科学家推导假设的科学命题等。抽象逻辑思维是人类思维的典型形式，是与动物心理的根本区别之一。

2. 根据思维探索目标的方向分类

（1）发散思维：也称求异思维，是一种不囿于单一答案，沿着多个方向思考，求得多样性答案的思维。这种思维的主要特点是求异和创新，一般认为发散思维具有流畅、变通和独特3个特征。例如，在护理查房中，针对患者的病情，护士们集思广益，提出相关护理诊断，并预见性的找出护理问题，制定护理措施。

（2）聚合思维：也称求同思维，指解决问题时，用已掌握的知识和经验，遵循逻辑规则把问题所提供的各种信息聚合起来，进行比较与分析，从中选出解决问题的方法或答案。

3. 根据思维的创新程度分类

（1）常规思维：是指人们运用已获得的知识经验，按现成的方案和程序直接解决问题的思维，一般比较规范且耗时较少。例如，护士发现高热患者时，立即给予物理降温。这种思维的创造性水平低，不需要对原有知识明显改组，没有创造出新的思维成果，也称再造性思维。

（2）创造性思维：是指重新组织已有的知识经验，提出新的方案或程序，并创造出新的思维成果的思维活动。例如，胰岛素无针注射器的开发使用。创造性思维是人类思维的高级形式。许多心理学家认为，创造性思维是多种思维的综合表现。它既是发散思维与聚合思维的结合，也是直觉思维与分析思维的结合。

（三）解决问题的思维过程和影响因素

1. 解决问题的思维过程

（1）发现问题：指解决问题的开始阶段。善于发现问题是积极思维活动的重要前提和良好品质;善于发现问题的人一般均具备活动积极性高、求知欲强,对各种问题表现出追根究底的风格。

（2）分析问题:指抓住问题的关键,找出问题的症结,明确问题的实质。它需要对事物加以分析,从中找出主要矛盾和矛盾的主要方面。对问题分析得越透彻,越有利于问题的解决。

（3）提出假设:解决问题的关键是找出解决问题的方案,即找到解决问题的原则、途径和方法,而这常以假设方式出现,并经过验证逐步完善,有利于工作有条不紊地展开。

（4）检验假设:通过实践检验方式及智力活动,确定提出的假设是否符合实际情况,是否符合科学原理。

2. 影响思维活动的因素　影响思维活动的因素很多,如问题的性质、专业知识、经验、策略、动机等。单从经验方面看,影响思维活动的最常见心理因素有以下3种:

（1）定势:若屡屡采用同一方法去做一件事,久而久之则成为习惯,以后每遇到类似情境,会不假思索地以同样方式处理,这种做事的习惯性倾向,称为定势。定势使人解决问题时带有一种倾向性,既有积极作用,也有消极作用;有时有助于思维活动与问题的解决,有时却妨碍思维活动。

（2）功能固着:指解决问题时,只看到事物的通用功能,而看不到它的其他功能,从而干扰思维活动,影响新问题的顺利解决。研究认为,要想在一大堆信息中选择适合问题解决的方法,依赖于个体在所处环境中以新异方式再现事物的能力。否则,容易使思维产生一种惰性,"一叶障目,不见泰山",看不到事物的新异功能,而妨碍问题解决。

（3）认知联想:指个人在处理某事物时遇到困难,从而引起对处理其他事物的联想,并从中找到解决当前问题的新途径和新方法。

第三节　情绪与情感过程

人们在认识和改造世界的活动中,总是要与现实事物发生多种多样的联系,每个人对客观事物的认识不同,所引起的态度与体验也不同,这些态度与体验以特殊的形式表现出来,就是情绪和情感。在西方的心理学著作中常把情绪和情感合称为感情。

一、情绪与情感的概念

情绪(emotion)与情感(feeling)是人对客观事物是否符合其需要所产生的态度与体验。例如,顺利完成工作任务会使人轻松愉快,失去亲人令人悲痛,面对挑衅会引起愤怒,遭遇危机可能引起恐惧,美好的事物使人产生爱慕之情,丑恶的现象使人产生憎恶之感等。

情绪、情感作为人的态度与体验,是以个体的各种需要是否得到满足为中介产生的。依据需要是否获得满足,情绪、情感具有肯定或否定的性质。凡是能够满足已有需要或能促进这种需要得到满足的事物,则引起肯定的情绪或情感,如满意、愉快、喜爱等。相反,凡是不能满足这种需要或可能妨碍这种需要得到满足的事物,则引起否定的情绪或情感,如不满意、苦闷、哀伤等。

二、情绪与情感的关系

情绪和情感是两种难以分割,又有区别的主观体验,它们之间的关系表现为:

第一,情绪和情感都是需要是否得到满足的一种主观体验,情绪更多的是与人的物质或生理需要相联系的态度体验;情感则更多地与人的精神或社会需要相联系。

第二,情绪是人和动物共有的,尽管人的情绪由于需要的社会化而不同于动物的情绪,但在表现形式上还是带有原始性动力特征;而情感是人所特有的,带有显著的社会历史制约性,是个体社会化的重要组成部分。

第三,情绪带有一定的情境性,随情境的变迁或需要的满足而迅速增强或减弱,一般不具有稳定性;而情感虽然也会受一定情境的影响,但由于是对主客观事物的较为深入和一贯性的认识,所以往往具有稳定性、深刻性和长期性。

第四,与情感相比,情绪带有更为明显的外在表现形式,并且伴随着一定的机体行为与生理反应。例如,欣喜若狂的同时伴随着手舞足蹈,怒不可遏的同时伴随着肾上腺素的急剧上升。而情感则显得更加深沉,常常以内隐的形式或比较微弱的方式流露。

第五,情绪一旦爆发,往往一时难以控制,有时甚至带有破坏性;而情感不存在这种情况,它始终在意识控制的范围内,如荣誉感、责任感等。

综上所述,稳定的情感是在情绪的基础上形成与发展起来的,同时又通过情绪反应得以表达,因此离开情绪的情感是不存在的。换句话说,情绪的变化也往往反映了情感的深度,而且在情绪变化的过程中,常常饱含着情感。

三、情绪与情感的类型

(一)情绪的基本形式

人类的情绪复杂多样,描写情绪的词语极为丰富,分类也不统一。根据情绪与需要的关系,可以把情绪分为快乐、悲哀、愤怒与恐惧 4 种基本形式。

1. 快乐　指盼望的愿望实现后的情绪体验。其程度取决于愿望满足的程度,从满意、愉快到异常的欢乐、大喜、狂喜等。目的突然达到和紧张一旦解除都会引起巨大的快乐。

2. 悲哀　指所盼望、所追求的愿望没有实现时的情绪体验。其强度取决于失去事物的价值,从遗憾、失望、难过到悲伤、哀痛等。悲哀所带来的紧张一般会产生哭泣。

3. 愤怒　指目的和愿望一再地受阻,导致紧张加剧,由此产生的情绪体验。它可以从不满、生气、怒到大怒、暴怒等。特别是所遇到的挫折是不合理的或被人恶意地造成时,愤怒最容易发生。

4. 恐惧　是指面临或预感到某种危险,但又没有应对能力时出现的企图摆脱和逃避此种情境的情绪体验。个体胆小、不适应与害羞,情境刺激物强大等因素,都可能引起恐惧。

(二)情绪的基本状态

情绪的状态是指在某种事件或情境的影响下,个体情绪活动在强度、紧张度和持续时间上的综合表现。其中典型的情绪状态有心境、激情和应激 3 种。

1. 心境　是一种微弱、平静而持久的情绪状态。心境的典型特点是弥散性,即一种使人的所有体验和活动都染上特定情绪色彩的现象。古语"忧者见之而忧,喜者见之而喜"就表明在不同心境下,人们对相同事物会有不同看法。心境产生的原因是多种多样的。个人生活中的重大事件,例如事业的成败、工作的顺利与否、与周围人们相处的关系等,都是引起某种心境的重要原因。同时,机体的状况,如健康程度、睡眠情况等也会影响人的心境。

2. 激情　是一种强烈的、短暂的、爆发式的情绪状态。人产生激情时伴有明显的外部表现,例如,暴怒时,血压升高、肌肉紧张、身体颤抖等;狂喜时,眉开眼笑、手舞足蹈等;恐惧时,面如土色、一身冷汗等。处在激情状态下的个体,其认识活动范围往往缩小,理智分析能力减弱,且不能完全约束自己的行动,不能正确地评价自己的行为意义。

3. 应激　是在出乎意料的紧迫与危险情况下引起的急速而高度紧张的情绪状态,应激通常是由生活中的重大事件与冲突引起的,其引起的身心反应比较强烈。对应激的研究,是医学心理学、临床心理学、护理心理学等学科重点研究的问题(详见本教材第四章应激)。

（三）情感的分类

情感是与人的社会性需要相联系的主观体验，是人类特有的心理现象之一。人类高级的情感主要有道德感、理智感和美感。

1. 道德感 是人根据一定的道德需要和规范，评价自己和他人的言行时所产生的内心体验。道德感是人类所特有的一种高级情感，它是人们把自己或别人的行为和已经转化为道德信念的道德标准加以比较的结果。当自己的言行符合道德需要和规范时，就会产生自豪感、幸福感等肯定的情感；反之，则感到不安、自责和内疚。当他人言行符合道德需要和规范时，就会产生爱慕、尊敬、钦佩等体验；反之，则会产生厌恶、蔑视和愤怒等体验。

道德感在情感中占有特殊的地位，它对人的言行起着重要的控制与调节作用，它可以促使人按照道德准则去衡量别人的言行，同时也以此规范自己的言行，并促使自己成为一个道德高尚的人。

2. 理智感 是人在智力活动过程中认识、探求和维护真理的需要是否得到满足而产生的主观体验。例如，个体在认识事物或研究问题时，对于新的还未认识的东西表现出求知欲、新异感；对于不能理解或不能解决的问题，表现出惊奇和疑惑；如果努力思考与钻研，使问题得以解决，则会表现出无比的喜悦；对于自己有能力解决的问题，则会产生自信。

理智感与人的好奇心、求知欲等需要相联系。人的认识活动越深刻，求知欲越强，追求真理的兴趣越浓，则理智感越深厚。反过来，理智感对人的认识活动的深化及问题的解决起着重要的推动作用，是人们认识世界、追求真理的巨大动力。

3. 美感 是人们的审美需要是否得到满足而产生的主观体验，是对事物一种美的体验。美感的产生与人对美的标准的理解和掌握是分不开的，人们总是按照美的需要，根据个人所掌握的美的标准，对客观事物进行审美评价。例如，在护理工作中，护士外在的仪容、服饰、姿态美及内在的对患者的人文关怀，都是美的表现。

美感对人的生活具有重要意义，由于它是喜悦的体验，所以它会使人心旷神怡、精神焕发，能诱发人们蓬勃的朝气、充沛的精力和积极的生活乐趣，也会成为人追求美好生活和事业的强大动力。例如，医学院校在护生的培养过程中，加强专业护理美学教育，可以进一步激发学生的爱岗敬业精神。

四、情绪与情感的作用

健康心理学的研究证明，无论是消极的还是积极的情绪活动，都对人的身心健康具有十分显著的影响。因为在情绪活动发生的时候都会伴随一系列复杂的体内生理、生化变化，特别是自主神经系统功能的改变。

（一）正性情绪的影响

愉快、喜悦等情绪对人体的生命活动起到一定影响作用。主要表现为：①正性情绪活动能提高大脑及整个神经系统活动的张力，促使机体各系统的活动协调一致，从而充分发挥机体的潜能，提高劳动的效率和耐久力；②在正性情绪下，肾上腺素分泌适量，整个内分泌系统和体内化学物质处于稳定平衡状态，给身心健康创造了良好的内环境；③保持乐观和愉快的情绪状态，还能使人增强对疾病的抵抗力和对环境的适应能力。例如，那些善于控制自己的情绪，并能保持乐观情绪的患者，其康复期一般比负性情绪患者要短。

（二）负性情绪的影响

焦虑、抑郁等情绪对人体的生命活动起到一定影响作用。主要表现为：①负性情绪能造成身体各器官组织及生理、生化的变化，如出现脸色苍白、瞳孔缩小、心率加快、呼吸加快、血压上升、血糖增高、血液中化学成分的改变等变化。例如，在持久的负性情绪下，胃肠蠕动减慢,胃液分泌减少,纵有佳肴珍馐,吃起来也味同嚼蜡。②负性情绪会引起整体心理活动失衡,如在愤怒、恐惧等情绪活动下,会出现意识范围狭窄,判断力减弱,失去理智和自制力,出现异常行为等。例如,在强烈、持久的消极情绪状态下,神经系统的功能会受到扰乱,严重者可引起精神错乱、行为失常;轻者也可以造成各种心理障碍或神经症问题。

第四节　意　志　过　程

个体成就的取得并非全部取决于他们的聪明才智,而是与他们的意志有紧密的联系。它是人类心理过程的重要组成部分。

一、意志的概念

意志(volition)是人自觉地确定目的,并根据目的调节支配自己的行动,克服各种困难,以实现预定目标的心理过程。

意志是意识的能动性与积极性的集中表现。人脑的构成方式,使得人不仅能够通过感觉、知觉、记忆、思维等心理过程认识客观规律,而且还能够制订各种行动计划,积极地控制自己的行为。例如,刚参加工作的护士操作技能不佳,为了改变这种情况,便需要制定努力的目标,并克服学习中的各种困难,最后达到提高成绩的目的。这个心理过程就叫意志。

二、意志行动的特征

意志与个体行为是密不可分的,意志通过行动表现出来,并且调节支配行动;离开了行动,意志也就无从表现。受意志支配的行动称为意志行动,主要有以下特征:

(一)意志行动是具有自觉目的性的行动

人的意志行动是以自觉目的性为特征的活动,是经过深思熟虑对行动目的有了充分认识之后所采取的行动。人之所以不同于动物,是因为人具有根据自觉的目的去行动的能力,意志是在这种有目的的行动中表现出来的。人在行动之前就能预见到行动的结果,那些无意识的、盲目的、冲动的行动都不是意志行动。人的行动目的的确定不是主观臆断的,而是受客观现实制约的,行动的目的具有一定的社会价值。

(二)意志行动是以随意动作为基础的行动

人的行动是由简单的动作组成的。动作可分为不随意动作和随意动作。不随意动作是指那些不由自主的动作,如无条件反射动作、睡眠状态的动作等。随意动作是指由意识控制的、后天学会的、有目的的动作,如学生上课认真听讲、积极思考等。有了随意动作,人就可以根据目的去组织、支配、调节一系列的动作,组成复杂的行动,从而实现预定目的。由于随意动作是克服困难、实现目的的基础,因此一系列随意动作的统一就组成了人的意志行动。

(三)意志行动是与克服困难相联系的行动

意志行动是具有自觉目的性的行动,但在目的确立与实现的过程中,往往会遇到种种困难。因此,意志行动是与克服困难相联系的行动,而那些没有困难的行动并非意志行动。意志行动中需要克服的困难有两类:一类是外部困难,它是在实现目标的过程中遇到的客观阻力,如物质条件不足、社会环境恶劣、自然条件很差等;另一类是内部困难,它是指主体在心理和生理方面的障碍,如经验不足、能力较差、思想矛盾、情绪干扰、健康欠佳等。一般来说,外部困难必须通过内部困难而起作用。有无意志努力的一个标志就在于能否发挥意识的能动作用,想尽一切办法去克服内外困难,排除前进道路上的阻力。因此,一个人意志的坚强水平,是以行动中所遇到的困难的大小、性质以及克服困难的难易程度来衡量的。

笔记栏

🔍 **知识链接**

青蒿素的发现和研究过程

胡椒与青蒿的 PK

在接到任务后,屠呦呦首先翻阅了大量历代文献资料,并向许多中医请教,从中积累探索。在此基础上筛选了几百种药物,最终确定了几种中药作为研究对象。除了青蒿外,当时另一个发现是,胡椒对疟原虫的抑制率接近90%,但随后的临床试验结果并不理想。青蒿虽然曾经出现过60%的抑制率,但在接下来的试验中也没有得到进一步的重复。一年以后,屠呦呦团队把之前做过的药物又重新筛选,青蒿作为重新筛选的对象,也只得到抑制率10%~40%的试验结果。鉴于此前反复试验的结果均不理想,屠呦呦查阅古籍,从东晋葛洪《肘后备急方》"绞汁"记载中得到启示,开始考虑试验结果可能与温度有关,于是改变温度,用低沸点的溶剂去提取青蒿素,于是,青蒿的抑制率几乎达到100%。当时其他单位也在做关于青蒿的研究,但都最后放弃了。在青蒿素的发现上,屠呦呦做出了关键性贡献。

从片剂到胶囊的探索

1972 年 11 月,团队提取到青蒿素结晶。但在海南进行临床实验时,5 个病例效果并不理想。屠呦呦执着地探索"为什么青蒿素在动物身上效果好,应用于人体却并不理想呢?"团队深入分析原因,并确定一开始采用片剂,崩解度不好,影响了药物的吸收,于是屠呦呦改用胶囊进行临床实验,治疗 3 例全部有效。

三、意志的品质

意志的品质是个体在意志行动中形成的比较稳定的意志特征。它包括自觉性、果断性、自制性和坚持性 4 个方面,它是衡量个体心理素质高低的重要标准。

(一)自觉性

是指一个人对行动的目的和意义有充分的、自觉的认识,并随时监控自己的行动,使之合乎正确目的的心理品质。这种品质反映了坚定的立场和信念,是人意志行动的力量源泉,贯穿于意志行动的始终。自觉性品质强的人,能按照客观规律提出自己的行动目的,并能积极主动地去完成具有社会价值的目的和任务。既不轻易受外界的影响,也不拒绝有益的意见和建议;既有原则性,又有灵活性。

与自觉性相反的品质是盲目性和独断性。盲目性是指易受外界影响,盲目地听信别人的意见,轻易改变行动目的,缺乏原则性;而独断性则表现为不听别人的忠告,一意孤行,盲目地做出决定。

(二)果断性

是指一个人根据实际情况,迅速地明辨是非,适时采取和执行决定的心理品质。果断性是以自觉性为前提的,绝非草率行事。果断性强的人,在紧急情况下能够审时度势,以大胆勇敢和深思熟虑为条件,不失时机地做出决定并加以执行,甚至能预见事情发展的结果。

与果断性相反的品质是优柔寡断。优柔寡断者的显著特点是无休止的动机冲突。在采取决定时,迟疑不决,三心二意;到了紧急关头,只好不假思索,仓促决定,做出决定后又后悔,甚至开始行动之后,还怀疑自己的决定是否正确。

(三)自制性

是指一个人善于控制自己的冲动,并有意识地调节和支配自己的情感和行动的心理品

笔记栏

质。自制性表现了意志的抑制功能。自制性强的人,在采取决定时,能够冷静分析,全面考虑,做出合理决策;在执行决定时,则善于克服内外干扰,坚决执行决定,而且胜利时不骄傲自满,失败时不悲观失望。

与自制性相反的品质是任性。任性的人表现为放纵自己,肆无忌惮,不能约束自己的言行。任性者在顺利的情况下为所欲为,在不顺利的情况下易受激情所支配,常因冲动而说错话、办错事。

(四)坚持性

是指一个人在行动中能够长期地保持旺盛的精力,百折不挠地克服困难,坚持到底实现预定目的的心理品质。坚持性强的人,表现为有顽强的毅力,充满必胜的信念,不怕任何困难和失败,始终坚持不渝,具有不达目的绝不罢休的顽强精神。所谓"富贵不能淫,贫贱不能移,威武不能屈"就是意志的坚持性的表现。

与坚持性相反的品质是动摇性和顽固性。动摇性指遇到困难便怀疑预定目的,不加分析便放弃对预定目的的追求。具有这种品质的人不善于迫使自己去达到预定目的,偶遇挫折便望而却步,做事见异思迁,虎头蛇尾,不时地改变自己行动的方向。顽固性指对自己的行动不作理智的评价,总是我行我素,固执到底。这种人不能客观地认识形势,尽管事实证明他的行为是错的,但仍一意孤行,自以为是。动摇性和顽固性尽管表面上不同,但都是对待困难的消极意志品质。

综上所述,意志品质有其具体内容,不能离开具体内容抽象地加以评价。另外,上述各种意志品质都是相互联系的,如果缺少其中任何一种品质,就必然会在性格上表现出某种不足或缺陷。

📖 学习小结

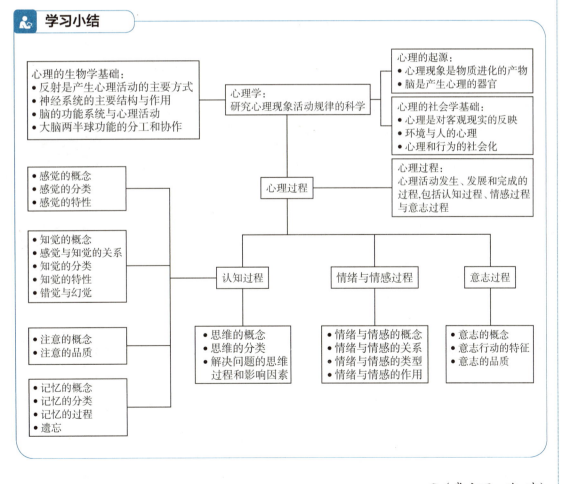

（娄方丽　沈玮）

复习思考题

1. 如何理解心理的实质？
2. 分析认知、情绪与意志过程之间的关系。
3. 记忆的一般过程是什么？如何提高自己的记忆效率？
4. 分析解决问题的思维过程和影响因素。
5. 如何发挥情绪与情感的积极作用？

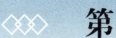

第三章

个 性 心 理

PPT 课件

学习目标

识记：
1. 能准确说出个性心理的结构。
2. 能正确概括影响个性形成的因素。

理解：
1. 能用自己的语言解释需要、动机、能力、气质、性格的内涵。
2. 能举例说明能力发展的个体差异、气质与性格的关系。

运用：
能运用相关知识理论对患者进行个性化的心理护理。

认知、情感和意志等各种心理活动体现在特定的个体身上时，总是呈现出一种独特的结合方式，并在其行为上带有强烈的个人特点。这些独特的心理行为特征的总和，即是人的个性心理，简称个性。个性心理是心理学中最基本的概念，也是护理心理学研究的重要内容。

第一节 个 性 概 述

个性（personality）一词源于拉丁语，其原意是指舞台演员所戴的面具。心理学将这个词引申为个性，用来说明每个人在人生舞台上各自扮演的不同角色。

一、个性的概念

人的个性极其复杂，心理学发展史上，不同的学派都提出了各自的理论，且同一学派的心理学家观点也不尽相同，因此，个性的概念迄今尚无统一的说法。目前，国内多数学者把个性概括为：一个人的精神面貌，即具有不同遗传素质的个体在不尽相同的社会环境中形成的，带有一定倾向的、比较稳定的心理特征的总和。

在心理学中，个性也常常被称作人格。但严格讲，个性与人格在其含义及使用上是有区别的。个性主要强调人的独特性和差异性（如个性特征），而人格则侧重人的整体性和社会性（如人格理论）；个性的内涵更为宽泛，不仅包括与人格相对应的气质与性格，还包括需要、动机、能力等心理活动。

二、个性的一般特征

（一）独特性与共同性

个性是在遗传、教育、环境等因素的交互作用下形成的。不同的遗传、教育与环境因素，

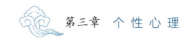

笔记栏

形成了各自独特的心理特点。所谓"人心不同,各如其面",就是指个性的独特性。但是,个性的独特性并不意味着人与人之间毫无相同之处。心理学研究发现,一个群体或一个民族常具有共同的、典型的个性特征。例如,中华民族是一个勤劳的民族,这里的"勤劳"品质,就是共同的个性特征。

（二）稳定性与可塑性

个性是人在长期社会实践中比较稳定地表现出来的心理特征,个体在行为中偶然表现出来的心理倾向和心理特征并不能代表他的个性。所谓"江山易改,秉性难移",这里的"秉性"主要就是指人的个性。然而,强调个性的稳定性并不意味着它在人的一生中是一成不变的。随着生理的成熟和复杂环境的变化,个体在与环境的交互作用中,个性也可能发生或多或少的变化,这是个性可塑性的表现。

（三）生物性与社会性

人的生物属性是个性形成的基础,它影响着个性发展的道路和方式,也影响着个体行为形成的难易。同时,个性又反映出一个人生活环境中的社会文化特点,体现出个人的社会化程度和其角色行为。如果只有人的生物属性而脱离人类社会实践活动,就无法形成人的个性。

（四）整体性与系统性

个性具有多层次性、多维度性和多侧面性,并有低级与高级、主要与次要、主导与从属之分,是由多种成分构成的一个有机整体,具有内在统一的一致性和系统性,主要受自我意识的调控。当一个人的个性结构在各方面彼此和谐统一时,他的个性就是健康的。

三、个性心理的结构

个性心理是个体特殊的、个别的心理活动特征,主要包括个性倾向性、个性心理特征和自我意识三部分。

（一）个性倾向性

个性倾向性（personality inclination）是个性中的动力结构,是个性结构中最活跃的因素,以积极性和选择性为特征,它决定个体对客观事物的态度和行为对象的选择,制约着人的全部心理活动。个性倾向性主要包括需要、动机、兴趣、理想、信念和世界观等心理活动;这些心理活动并不是孤立的,而是相互联系、相互影响和相互制约的。

（二）个性心理特征

个性心理特征（personality characteristics）是个性中的特征结构,指在心理过程中表现出来的比较稳定的心理活动。个性心理特征主要包括能力、气质和性格。气质和性格两种心理特征的结合,就形成了西方心理学界强调的不同人格。

（三）自我意识

自我意识（self-consciousness）是指一个人对自己的认识和评价,包括对自己个性倾向性、个性心理特征和整个心理过程的认识与评价。自我意识在个体发展中具有十分重要的作用,正是由于人具有自我意识,才能使人对自己的思想和行为进行自我调节和控制,并使自己形成完整的个性。

四、影响个性形成的因素

个性是在个体先天遗传素质的基础上,在后天环境和社会实践中逐渐形成和发展起来的。因此,个性是遗传与环境因素交互作用的产物。

（一）生物遗传因素

遗传是指父母的形态特征、生理特征、心理特征和行为特征通过遗传基因传给子代的生物学过程。个体的身体特征，例如身高、骨骼结构、皮肤颜色和瞳孔颜色等，主要是从父母那里遗传下来的。

心理学家通过对比研究发现，同卵双生子因为遗传基础完全相同，即使不在同一社会环境中成长，其智力、情绪、气质、性格等方面依然有许多相近的表现，而异卵双生子次之，同胞再次之，堂兄弟姐妹相关更小。此外，心理学家还发现与养父母比较，寄养儿童在许多方面更像自己的亲生父母。这说明生物遗传因素是个性形成和发展的自然基础，如气质类型就较多地取决于生物学因素。

（二）家庭环境因素

家庭是个体在成长过程中最早接触的环境。心理学家研究发现，从出生到5、6岁是个性形成的最主要阶段。在该阶段，父母的爱抚、教养方式和家庭氛围等因素对个体个性形成和发展具有重要而深远的影响。

1. 父母的爱抚　许多研究表明，父母的爱抚，尤其是母爱，是儿童个性正常发展的必要条件。缺乏母爱的儿童容易形成孤僻、情绪反应迟钝、不易合群等不良个性特征。而父亲对儿童的性别角色发展则具有特别重要的作用，如父亲既可为男孩提供模仿的榜样，也可为女孩提供与异性成人交往的机会。

2. 教养方式　父母的教养方式对儿童个性的形成也有重要影响。在权威型教养方式下，子女的一切由父母掌控，孩子容易形成消极、被动、依赖、服从、懦弱的个性特征；在放纵型教养方式下，父母对子女过于溺爱，孩子多表现为任性、自私、无礼、依赖、蛮横等性格特征；而成长在民主型教养方式下，父母尊重孩子，孩子则容易形成一些积极的个性品质，如活泼、乐观、自立、有礼、善于交往、富于合作等。

3. 家庭氛围　家庭氛围指一个家庭中占主导地位的一般态度和感受，可分为融洽和对抗两种。研究表明，宁静愉快家庭的孩子有安全感，能放松心情，并能顺利完成学习任务；气氛紧张及冲突家庭的孩子缺乏安全感，经常担心受到惩罚，所以容易紧张、焦虑，并发生情绪性行为问题。

（三）学校教育因素

学校和教师对学生个性的发展具有指导和定向作用。通过学习，个体不仅在智力上得到发展，还能通过学校的集体生活，发展其人际交往能力，培养个体的组织性、纪律性、坚毅、主动等心理特征。学校的风气、教学的内容、班集体氛围、师生关系和教师管理风格等教育因素，可以对学生的个性发展产生较大影响。一般来说，学生的年龄越小，受学校教育影响越大，随着生理和心理的成熟，个体主观因素对其个性的作用则日益增强。

（四）社会文化因素

人一出生便置身于社会文化之中并受其熏陶与影响，文化对个性的影响伴随人的终生。社会文化塑造了社会成员的个性特征，使其成员的个性结构朝着相似性的方向发展，而这种相似性又具有维系一个社会稳定的功能。如果一个人极端偏离其社会文化所要求的个性特征，就不能融入社会文化环境之中，可能会被视为行为偏差或心理疾病。

此外，职业要求对个性发展也具有重要影响，个体长期从事某种特定职业，就会逐渐形成与职业特点相适应的个性特征。例如医护人员的耐心细致、军人的勇敢坚毅等个性特征，都与长期的职业训练有关。

第二节 个性倾向性

一、需要

（一）需要的概念

需要（need）是有机体内部由于生理或心理上的某种匮乏而产生的不平衡状态。人的需要一般分为生理性需要和社会性需要。生理上的需要是人类所有需要中最基本的,如体内缺少水分会产生喝水的需要,血糖下降会产生进食的需要等。心理上的需要主要包括对人际交往、爱、尊重、成就的需要等。例如,文艺作品的创作、科技的发明与应用、追求自尊和别人的赞许等,都是在心理需要的基础上产生的。人类的需要主要包括以下几点内涵:

1. 需要是个体对某种客观事物的要求引起的　这种要求可能来自个体内部,也可能来自周围环境。例如,渴了需要喝水,这是由机体内部的要求引起的。父母"望子成龙"的期盼促使孩子积极向上,这是由外部要求引起的。当人们感受到这些要求,并引起个体内在的不平衡状态时,要求就转换为某种需要。

2. 需要是个体活动的基本动力,是个体行为动力的重要源泉　当个体的需要不能满足时,就会引发个体的行为,朝着满足这种需要而努力。人类的各种活动或行为,从"饥则食、渴则饮"到从事物质生产、文学艺术创作、科学技术发明等,都是在需要的推动下进行的。

3. 人类的需要和动物的需要有着本质的区别　需要为人和动物共有,但动物主要以先天生理需求为条件,直接以周围自然物体作为满足需要的对象,而人类不仅有先天的生理需要,还在社会实践中形成和发展了多种社会需要。此外,人类的需要会受到意识的调节和控制。

（二）需要的分类

人类的需要复杂多样,因此其分类方法也各不相同。

1. 根据需要的起源,可以将需要分为自然需要和社会需要　自然需要又称生物需要,包括饮食、排泄、睡眠、性交、生育等。自然需要由个体内部生理上的不平衡引起,对个体安全和延续生命具有极为重要的意义和价值。社会需要是人类所特有的需要,如交往的需要、社会赞许的需要、成就的需要等。社会需要反映了人类社会的要求,对维系人类社会生活和推动社会进步具有重要作用。

人类和动物都有自然需要,但其内容不同,满足需要的手段也不一样。人生活在社会中,其自然需要不仅可以通过自然界的物质得到满足,还可以通过社会性的产品得到满足。如人类可以使用空调达到对适宜温度的需求,还可以使用各种交通工具到达想去的目的地,而动物却做不到。同时,人的生理需要也受到社会生活条件和道德规范的制约。

2. 根据需要对象的性质,可以将需要分为物质需要和精神需要　物质需要指人类对衣食住行等方面物质产品的需要,如对食物的需要、对生活日用品的需要、对住宅条件的需要等。精神需要指人类对精神生活及其产品的需要,例如对知识的需要、对艺术作品的需要、对伦理道德的需要等。

物质需要和精神需要紧密联系,个体在对某些物质产品表现出需要的同时,也表现出精神上的需要。同样,精神需要的满足大多又离不开物质产品。

马斯洛需要
层次理论

二、动机

（一）动机的概念

动机（motivation）是激发和维持个体活动,并促使该活动朝向一定目标的内在动力。动机是一种内部心理过程,是构成人类大部分行为的基础。动机不能直接进行观察,但可以通过任务选择、努力程度、活动坚持和言语表达等外部行为进行推断。动机必须有目标,目标引导着个体行为的方向。

　　动机与需要有着密切联系,需要是动机产生的基础。当某种需要没有得到满足时,它就会推动人们去寻找满足需要的对象,从而产生活动的动机。例如,正常个体需要一个稳定的内环境,保持正常体温、维持细胞内的水盐平衡,当这些平衡发生破坏或变异时,人体内的一些调节机制会自动地进行校正,但它还不是行为的动机。动机是推动人们活动的直接原因,但只有当需要推动人们去活动,并把活动引向某一目标时,需要才能转化为动机。

🔍 知识链接

耶基斯-多德森定律

　　人们一般认为动机强度越高对行为的影响越大,工作效率也越高;反之,动机强度越低则工作效率越低。但事实并非如此,美国心理学家耶基斯(R M Yerkes)和多德森(J D Dodson)的研究表明,各种活动都存在一个最佳的动机水平。动机不足或过分强烈,都会使工作效率下降。研究还发现,动机的最佳水平随任务性质的不同而不同。在比较容易的任务中,工作效率随动机的提高而上升;随着任务难度的增大,动机的最佳水平有逐渐下降的趋势。也就是说,在难度较大的任务中,适中的动机水平反而有利于任务的完成,即随唤醒或工作动机与任务难度水平的增加,呈现出与工作绩效之间倒U形曲线关系(图3-1)。

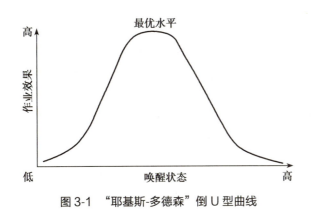

图 3-1　"耶基斯-多德森"倒 U 型曲线

(二)动机的类型

　　根据动机的性质,可以将其分为生理性动机(physiological motivation)和社会性动机(social motivation)。

　　1. 生理性动机　由生理需要所驱动的动机称为生理性动机。例如饥饿、排泄、睡眠等均属于生理性动机。生理性动机推动个体行为,从而满足生理需要。但是,由于人生活在社会中,满足生理需要的方式要符合社会要求。因此,纯粹的生理性动机实际上很少。

　　2. 社会性动机　源于人类的社会文化需要的动机称为社会性动机。例如成就的需要产生成就动机,权利的需要产生权力动机等。社会动机是人类社会行为的直接原因,推动个体追求权力、追求美的享受、学习科学文化等。由于社会性动机是后天习得的,所以人与人之间存在个体差异,满足社会性需要的方式和手段也各有不同。

（三）心理冲突

心理冲突（mental conflict）又称动机冲突，是指个体在心理上同时存在两个或两个以上的动机而无法同时满足时，发生冲突并出现相应挫折感和负性情绪的一种状态。在现实生活中，由于人们有多种需要，会形成多种动机，而任何时候，个体行为的驱动都是由动机结构中最强的主导动机决定的。但有时主导动机常因动机结构中同时存在与其性质和强度非常相似或相互矛盾的动机，而使人难以确立目标行为，从而形成了心理冲突。

心理冲突有四种基本形式：

1. 双趋冲突 两个目标对个人具有相同的吸引力，并引起相同强度的动机，但由于受环境和条件限制，只能在两者之中选一个，即造成了"鱼与熊掌不可兼得"的矛盾心理状态。

2. 双避冲突 两个事物同时对个人造成威胁或厌恶，产生同等强度的逃避动机，但迫于环境和条件限制，必须接受其中一个，即造成了"前怕狼，后怕虎"的心理矛盾状态。

3. 趋避冲突 对一个事物同时产生两种动机，一方面是好而趋之，一方面又恶而避之，即造成"想吃鱼又怕腥"的心理矛盾状态。例如患者既希望通过手术治好自己的疾病，又害怕手术带来的伤害和风险。

4. 双重趋避冲突 个体同时面对两个事物，存在两种选择，但两者各有利弊，反复权衡拿不定主意所产生的心理冲突。例如，临床上对某一疾病有两种治疗方案，一种疗效好但风险高，另一种风险低但疗效不显著，患者及家属在选择方案时往往拿不定主意。

心理冲突对个体来说，既有积极的意义，又有消极的作用。个体经过对冲突的选择，最后做出符合现实和自身动机的决定来解决问题，这是心理冲突的积极意义。其消极作用则表现为会给人带来焦虑和不安，不利于问题解决，若持续时间较长还会引起个体的心理障碍，影响人的身心健康。

（四）挫折

挫折（frustration）是指人们在某种动机的推动下，为实现目标而采取的行为遭遇无法逾越的困难时，所产生的一种紧张、消极的情绪反应与情感体验。例如，一位学习成绩优秀、才华出众的学生，平时刻苦学习，积极努力，但在考试前，一场大病却将他送进医院，使他无法考入盼望已久的学校，这使他产生痛苦的情绪反应。

挫折包含三个方面的含义：一是挫折情境，指导致动机性行为不能实现的内外部因素，包括客观环境因素和社会境遇，也包括个体的心理和生理因素；二是挫折认知，指个体对挫折情境的知觉、认识和评价；三是挫折反应，指个体在挫折情境下所产生的烦恼、困惑、焦虑、愤怒等负面情绪反应，即挫折感。其中，挫折认知是核心因素，挫折反应的性质及程度，主要取决于挫折认知。

ER-3-2

案例分析

第三节 个性心理特征

一、能力

（一）能力的概念

能力（ability）是直接影响人的活动效率，使活动得以顺利完成的个性心理特征，它是人们顺利完成某种活动的必要条件。

能力与活动密切相关，一方面，能力是在活动中形成和发展起来，并在活动中表现出来的，人们从事某种活动，才能形成相应的能力；另一方面，从事某种活动又必须有一定的能力作为条件和基础。例如,护士要先经过专业的学习和培养,取得执业资格之后,才能进入临床从事护理工作。当然,能力与活动之间,并非完全一一对应的关系。一种能力可能会对多种活动起作用,一种活动也会需要多种能力。

需要注意的是,在活动中表现出来的所有心理特征并不都是能力。如活泼、沉静、谦虚、骄傲等心理特征,它们虽然与活动能否顺利进行存在一定的关系,但并不直接影响活动的效率,也不直接决定活动的顺利完成,因而不能称之为能力。只有那些直接影响活动效率,使活动任务得以顺利完成的心理特征才能称为能力。

(二)能力的分类

根据不同的划分标准,能力通常有以下三种分类方法:

1. 一般能力与特殊能力 根据能力的倾向性,能力分为一般能力与特殊能力。

一般能力是指在许多基本活动中都表现出来的,完成各种活动都必须具备的能力,主要有观察力、记忆力、注意力、想象力和思维能力等。我们通常所说的智力(intelligence)就是一般能力的统称。

特殊能力是指在某项专业和特殊活动中所表现出来的能力。例如音乐能力、绘画能力、体育能力、数学能力等。每一种特殊能力都由该活动性质所制约的几种心理品质共同构成。例如画家的色彩鉴别力、形象记忆力;文学家的创造想象能力、精确的文字表达能力等。

2. 模仿能力与创造能力 根据创造性程度,能力分为模仿能力与创造能力。

模仿能力是指观察别人的行为、活动,然后做出与之相似反应的能力。例如书法练习时的临摹、儿童模仿父母的说话和表情等。模仿是动物和人类的一种重要的学习能力。

创造能力是指按照预先设定的目标,利用一切已知的信息,创造出具有社会价值或个人价值的、独特的新产品和新事物的能力。例如,作家构思新的人物形象和作品;科学家在研究中提出新的理论;发明家发明新技术、新工艺、新产品等,都是创造能力的具体表现。

3. 流体智力和晶体智力 美国心理学家卡特尔根据能力在人的一生中的不同发展趋势,以及能力与先天禀赋和后天社会文化因素的关系,于20世纪60年代提出流体智力和晶体智力。

流体智力受先天遗传因素影响较大,受后天文化教育和知识经验影响较小,主要包括对新奇事物的快速辨认、理解、记忆等能力,属于人类的基本能力。研究发现,流体智力的水平不是固定不变的。流体智力的发展与年龄有密切关系,一般人在20岁以后,流体智力的发展达到顶峰,30岁以后则随着年龄的增长而逐渐降低。

晶体智力受后天文化教育和知识经验影响较大,主要表现在运用已有的知识和技能去学习新的知识或解决问题的能力。在现实生活中,晶体智力与教育和环境有密切的关系,但与年龄变化的关系不大。与流体智力不同的是,晶体智力与个体的知识水平有关。晶体智力在人的一生中一直在发展,到大约25岁前后发展速度才逐渐趋于平缓,并保持至个体的晚年。

(三)能力发展的个体差异

研究表明,能力发展的个体差异可以从质和量两个方面来分析。质的差异表现在能力结构等方面,量的差异主要表现在能力的发展水平上。

1. 能力结构的差异 能力由各种不同的成分或因素构成,它们可以按不同的方式结合起来,从而构成结构上的差异。能力结构的差异,并不表明一个人能力的高低,只体现一个人能力的倾向。

能力结构的差异主要表现在知觉、记忆、表象、思维等认知能力方面。例如在感知方面，有的人属于分析型,善于分析,对细节感知清晰,但整体性不够;有的人属于综合型,善于概括和把握整体,但分析性较差;还有的人属于分析-综合型,兼有上述两种类型的特点。在记忆方面,则可分为视觉记忆型、听觉记忆型、运动记忆型和混合记忆型。在思维方面,有的人善于直观形象思维,有的人则善于抽象逻辑思维。

2. 能力发展水平的差异　能力发展水平的差异主要指一般能力,即智力的差异。研究表明,智力的发展水平在人口中呈常态分布,"两头小,中间大",即智力特别高或特别低的人数量很少,而智力中等的人则占大多数。为此,心理学家根据智力发展水平的差异,一般将智力分为超常、中常和低常三级水平。

智力超常,是指智力发展显著地超过同年龄常态人的水平,或智商高于140,或具有某方面突出发展的特殊才能,能创造性地完成活动。智力超常者的心理特征主要表现为:感知敏锐、观察仔细;思维敏捷、理解力强、有独创性;注意力集中、记忆力强;有浓厚的兴趣、旺盛的求知欲;自信、好强、坚韧。

智力低常,是指智力明显地落后于同年龄人的平均水平或智商低于70。智力低常者不仅智力水平远远落后于同年龄人,而且社会适应不良。智力低常者的心理特征主要表现为:感知速度慢;思维迟钝,不能理解抽象的事物;言语发展迟缓,表达模糊或失真;缺乏自信,社会适应能力差,不能较好地处理人际关系。

此外,能力的发展有早有晚。有的人在童年时期就表现出某方面的优异能力,被称为"神童";有些人的才能则表现得较晚,常称"大器晚成"。但中年时期是大多数人成才和有所成就的常见年龄。

知识链接

多元智力理论

多元智力理论由美国哈佛大学心理学家霍华德·加德纳(Howard Gardner)在1983年提出,并在以后的时间多次加以发展。该理论认为,智力是在某种社会或文化环境的价值标准下,个体用以解决自己遇到的难题或生产创造出有效产品所需要的能力。就其基本结构来说,智力是多元的,人的智力至少可以分为八个范畴:语言智力、数理逻辑智力、音乐智力、空间智力、身体运动智力、人际交往智力、自省智力和自然探索智力。

二、气质

(一)气质的概念

气质(temperament)是指表现在心理活动的强度、速度和灵活性方面的典型的、稳定的动力方面的心理特征。与人们通常所说的"秉性""脾气"相近似。

气质的内涵包括:

1. 气质使人的心理活动具有某种稳定的动力特征　心理活动的动力特征是指心理过程的强度(如情绪体验的强度)、速度和稳定性(如注意力集中时间的长短)以及心理活动的指向性(倾向于外部事物或内部体验)等方面在行为上的表现。

2. 气质具有遗传性 气质是个性结构中受先天生物学因素影响较大的部分,使人的活动具有个人色彩。例如刚出生的婴儿,有的好动,喜吵闹,反应灵活;有的则安静、少动,反应缓慢。这就是气质最早、最真实的流露。

气质是人脑的功能,与高级神经活动的类型有着密切的联系。因此,与能力和性格相比,气质更具有稳定性,但在生活环境和教育的影响下,气质也能在某种程度上发生变化。因为气质的心理活动不依赖于活动的时间、条件、目的和内容,所以它不具有社会评价的意义。另外,气质能影响智力活动的方式,但并不影响智力发展的水平。

(二)气质学说

关于人们在气质类型方面存在的差异,学者们提出了不同的学说,其中影响较大的有以下两种:

1. 体液学说 古希腊著名医生希波克拉底在长期的医学实践中观察到人有不同的气质,他认为人有血液、黄胆汁、黏液、黑胆汁四种体液,人的"气质差异"正是由这四种体液不同的配合比例形成的。该学说认为,按四种体液在人体中的不同比例分配组合,气质分为多血质、胆汁质、黏液质、抑郁质四种类型。人体内血液成分多的为多血质,黄胆汁多的为胆汁质,黏液多的为黏液质,黑胆汁多的为抑郁质。公元 2 世纪,古罗马医生盖伦继承和发展了体液学说,首次使用了气质这个概念。近代生理学研究证明,用体液学说来解释气质类型是缺乏科学依据的,但由于该学说对气质类型的四分法具有较好的代表性,故一直沿用至今。

2. 高级神经活动类型学说 俄国生理学家巴甫洛夫通过动物实验发现,不同动物的高级神经活动在兴奋和抑制过程中有独特的、稳定的结合方式,提出高级神经活动类型学说。

高级神经活动有三个基本特性:兴奋和抑制的强度、兴奋和抑制过程的平衡性和灵活性。巴甫洛夫根据这三种特性的独特结合,把高级神经活动划分为四种类型(表3-1)。

表3-1 高级神经活动类型与气质类型对照表

神经活动特点			神经活动类型	气质类型
强度	平衡型	灵活型		
强	不平衡		兴奋型	胆汁质
	平衡	灵活性高	活泼型	多血质
		灵活性低	安静型	黏液质
弱			弱型	抑郁质

(1)兴奋型(胆汁质):强而不平衡的类型,兴奋过程强于抑制过程,具有容易激动、奔放不羁的特点,又称"不可遏止型"。

(2)活泼型(多血质):强、平衡、灵活型,兴奋和抑制过程都比较强,两种神经活动过程易转化,具有反应灵活、外表活泼的特点。

(3)安静型(黏液质):强、平衡、不灵活型,兴奋和抑制过程都比较强,两种神经活动过程不易转化,具有坚毅、迟缓的行为特点。

(4)弱型(抑郁质):兴奋和抑制过程都比较弱,具有胆小、经不起打击、消极防御的特征。

巴甫洛夫认为,从动物身上所确定的四种神经类型与人类神经活动类型相吻合,而且这

笔记栏

种一般类型的外部表现恰恰与古希腊和古罗马学者对气质的分类相对应。因此,巴甫洛夫认为,高级神经活动类型是气质类型的生理基础。他还指出,属于这四种典型类型的人在人群中并不多,大多数人属于两种或三种类型结合的中间型。

(三)气质类型

气质类型是指人类共同具有的各种气质特征的有规律的结合,不同的气质类型有其典型的心理特征。关于气质类型,不同的观点提出了不同的划分方式,其中希波克拉底的气质体液学说影响最大,一直被研究完善并沿用至今。根据该学说划分的四种气质类型及行为特征如下:

1. 胆汁质 具有这种气质的人主要表现为精力旺盛,热情直率,反应迅速,情绪反应强烈,外倾性明显,能以极大的热情投入到工作和学习中去,但缺乏持久的耐心,脾气暴躁,好冲动。在正确的教育之下,他们也能具备坚强的毅力、主动性和独创性等良好的心理品质。

2. 多血质 具有这种气质的人主要表现为活泼好动,反应迅速,行动敏捷,有高度的可塑性、灵活性,容易适应新环境,善于结交新朋友。情绪易于发生也易于改变,表情生动,言语表达能力强。在良好的教育之下,多血质的人可以培养出高度的集体主义情感,易于对学习、劳动形成积极主动的态度。

3. 黏液质 具有这种气质的人主要表现为反应速度慢,动作迟缓,态度稳重,沉默寡言,善于克制、忍耐,具有实干精神,情绪不易产生,也不易外露。具有这种气质的人可塑性差,表现不够灵活,行为和情绪表现为内倾性。在良好的教育之下,黏液质的人容易形成勤勉、实事求是、坚毅等心理特性。

4. 抑郁质 这种气质类型的人具有较高的感受性,情绪体验深刻、细腻,多愁善感,行为孤僻,不善交际。这种气质的人往往富于想象,能在力所能及的工作中表现出负责的精神。在友好的集体中,多表现出温顺、委婉、耐心的心理品质;但在危险、紧张等氛围中,常表现出怯懦、畏缩、优柔寡断的心理特点。

气质类型没有好坏之分,也不决定一个人社会活动的价值及其成就的高低。例如,有学者对俄国的几位著名文学家进行比较研究,结果发现赫尔岑是多血质,普希金是胆汁质,克雷洛夫为黏液质,果戈理则是抑郁质。他们虽然气质类型不同,但都在文学创作上取得了很高的成就。

(四)气质与护理职业的关系

不同的职业对人的心理活动及其动力特征有着不同的要求,选择职业时考虑个人的气质类型及特点,这样既有利于用人单位的工作需要,也有利于个人的职业发展。护理工作不仅需要处理好与患者及其家属的关系,也需要处理好具体而繁重的护理任务,从事护理职业的人员应该更倾向于混合性的气质类型。一般来说,胆汁质、多血质的人活泼好动,为人热情、开朗大方,富有朝气,语言富于表现力,比较适合做宣传鼓动和交际工作。黏液质和抑郁质的人,则因为沉着、冷静、稳重细致等特点,比较适合做按部就班、细致而持久的工作。

三、性格

(一)性格的概念

性格(character)是指个体在社会实践过程中形成的,对现实典型的、稳定的态度和行为方式等方面的心理特征。性格是个性心理中比较稳定的、独特的心理特征,反映了一个人的本质属性。性格的内涵包括:

ER-3-3

气质的分类及特征

笔记栏

1. 性格是个体在社会实践中逐渐形成的对现实的态度 外界客观事物通过认识、情感和意志活动等在个体的心理反应机制中保存、固定下来,构成态度体系,并以一定的方式表现在个体的行为之中,形成个体所特有的行为方式。例如,有的人待人热情忠厚、与人为善,有的人待人尖酸刻薄、冷嘲热讽;有的领导者勤政廉洁、大公无私,有的领导者碌碌无为、以权谋私等。同时,性格是一个人道德观和人生观的集中体现,是一种最能表征个性差异的心理特征,具有直接的社会评价意义。

2. 性格是一种典型的、稳定的心理特征 性格是一个人与众不同的心理特征,因此,文学家总是对人物的最本质、最具有代表性的性格特征加以描绘,刻画出许多鲜明生动、活灵活现的人物形象,让读者感到栩栩如生。性格是稳定的心理特征,人在特殊情境中偶然表现出的态度和行为方式不能称其为性格。例如,一个人偶尔表现出胆怯,我们不能据此认为他就是一个胆小怕事的人。换句话说,构成性格的态度和行为方式,必须是经常出现的、稳定的态度和行为方式。

3. 性格与气质之间关系紧密,但有区别 气质是性格形成和发展的基础,影响性格的情绪性与表现速度。例如,同样是勤劳的性格特征,多血质的人在工作中容易表现为情绪饱满、精力充沛;而黏液质的人则可能表现为踏实肯干、操作精细。个体的气质在童年期表现得比较明显,但随着年龄的增长,生活经验的积累,性格可以掩盖或改造气质。此外,同一气质类型中可形成不同性格特征,不同气质类型也可形成相同的性格特征。两者的区别主要在于,气质代表人格的生理层面,受先天因素影响较大,变化较慢、较难;性格代表人格的社会层面,更多地受后天因素影响,可塑性比气质大,偏重于一个人有关道德、伦理和社会价值取向的心理倾向和行为整合系统,反映一个人的社会精神面貌。

（二）性格的类型

性格的类型,是指一类人身上所共同具有的性格特征的独特结合。由于分类标准不同,对性格类型的标准和原则尚未形成统一的认识。在此,介绍几种主要的性格类型学说。

1. 心理技能类型说 英国心理学家培因等人根据智力、情绪、意志三种心理功能在性格结构中所占优势不同来划分性格类型。理智占优势的属理智型,这种人通常用理智来衡量一切并支配自己的行动,很少受情绪、情感的影响;情绪占优势的属情绪型,这种人的内心体验比较深刻,情绪不稳定,受情绪影响大,缺乏理智感,凭感情办事;意志占优势的属意志型,这种人行动目标明确,富有主动性和自制力,不易受外界因素干扰,果断、坚定,有时也表现得固执、任性。在现实生活中,大多数人的性格属于三者的混合类型。

2. 社会-文化类型说 德国心理学家斯普兰格通过对人类社会生活价值观的研究,提出了六种性格类型:①经济型:以经济观点看待一切事物,强调事物的经济价值和利用程度,如实业家。②理论型:客观冷静地观察事物,根据自己的知识体系来判断事物的价值,如哲学家、理论家。③审美型:对现实不够关心,根据美的标准来判断事物的价值,如艺术家。④宗教型:相信有超自然的力量,坚信永存的生命,总是感到圣人的拯救或恩惠,如宗教人士。⑤权力型或政治型:这种人特别看重权力,总是竭尽全力地获得权力,有强烈的支配和控制他人的欲望,如政客。⑥社会型:以爱他人为生活目标和最高价值,如社会志愿者。

3. 独立-顺从说 美国心理学家魏特金等人根据场的理论,将人的性格分成场依存型和场独立型两种类型。场依存型(亦称顺从型)性格的人倾向于以外界参照物作为认识事物的依据,容易受外界事物的影响,遇事缺乏主见,容易受他人暗示和其他因素的干扰,常常不加分析地接受别人的意见或屈从于权威。场独立型(亦称独立型)性格的人则具有坚定的个人信念,习惯于更多地利用内在参照,善于独立地对事物做出分析和判断,自信心比较强,不容易受他人的暗示和其他因素的干扰,在紧急和困难的情况下也不易出现动摇或慌张,但有时会失之于主观武断,喜欢把自己的意志强加于人。

(三)性格与护理职业的关系

由于护理社会职能的变化,护士不仅要掌握丰富的理论知识、精湛的技术,还必须具备积极稳定的性格特征。护士的性格特征应包括以下几点:①忠于职守并富于爱心;②良好的情绪调节与自控能力;③擅长人际交往的能力;④较健全的社会适应性;⑤较适宜的气质类型。一般认为,稳定外向型和稳定内向型的性格类型,具有谨慎、深思、平静、约束、随和等特征,与现代护理职业较为吻合。

第四节　自　我　意　识

人与动物在种系发展上具有连续性,但人的心理与动物的心理有着本质差别,因为人的心理具有动物所没有的意识和自我意识。

一、意识

(一)意识的内涵

迄今为止,人们对意识(consciousness)的概念尚未达成统一的认识。就心理状态而言,"意识"意味着清醒、警觉、觉察、注意等状态;就心理内容而言,"意识"包括可用语言表达出的一些事物。例如,对幸福的体验、对周围环境的知觉、对往事的回忆等;在行为水平上,"意识"又意味着受主观意愿支配的动作或行为,与自动化的行为相反。例如,早晨起床后,选择穿哪一件衣服是受意识支配的,而穿衣服的动作通常是不受意识控制的自动化行为;在更高的哲学认识水平上,"意识"是一种与物质相对立的精神实体。

现代心理学对意识的认识,主要体现在以下几点:

1. 意识是一种觉察和关注　"意识"代表着"观察者"觉察到了某种"现象"或"事物"。例如评价某个文学作品,欣赏音乐剧或演出等。人们觉察到这些外部事物的存在,说明已经意识到了它们。另外,人也能觉察到自身的某些内部状态,如饥饿、疲劳、眩晕、焦虑等,还能觉察到时间的延续性和空间的广延性等较为抽象的存在。

2. 意识是一种高级的心理功能　意识能对个体的生理和心理系统起到统合、管理和调控的作用。例如在机器人的设计中,关键环节是需要一些特定的人工智能程序对复杂的系统进行整体调节和控制。因此,意识不只是对信息的被动觉察和感知,它还具有能动性,起到统合和调节的作用。

3. 意识有一定的局限性　有许多作用于感觉器官的事物或刺激,人体是意识不到的。例如,人看不见波长超过一定范围的光,也听不见频率低于特定范围的声音。另一方面,当人专注于一件事情时,通常对其他事情会"视而不见"。换句话说,在同一时间内可以进入意识的信息量是有限的,导致意识很难在同一时间内容纳过多的东西。

(二)睡眠与梦

意识的形态可以分为不同的层次和水平,从无意识到意识是一个连续体,而一种意识形态也会转化为其他的形态。以下介绍两种特殊的意识状态。

1. 睡眠　人的一生大约有1/3的时间是在睡眠中度过的,睡眠可以帮助机体恢复功能。几十年来,科学家用脑电波的变化作为观察大脑活动的客观指标,取得了重要的成果。研究发现,在大脑处于清醒和警觉状态时,脑电波频率多为 14~30 赫兹、波幅较小的 β 波;在大脑处于安静和休息的状态时,脑电波多为频率 8~13 赫兹、波幅稍大的 α 波;在睡眠状态下,脑电波主要为频率更低、波幅更大的 θ 波和 δ 波。

根据脑电波的这种变化,可以将睡眠分为四个阶段:

第一阶段的脑电波频率较低、波幅较小,个体表现为身体放松,呼吸变慢,很容易被外界刺激惊醒,这一阶段大约持续 10 分钟。

第二阶段偶尔出现短暂爆发的、频率高、波幅大的脑电波,称睡眠锭。这一阶段大约持续 20 分钟,个体很难被叫醒。

第三阶段的脑电波频率继续降低,波幅更大,出现 δ 波,有时会出现睡眠锭。这一阶段大约持续 40 分钟。

第四阶段的脑电波大多呈现为 δ 波。在此阶段,个体肌肉进一步放松,身体各项功能指标变慢,称为深度睡眠阶段。这一阶段约持续 20 分钟,且前半夜长,后半夜短。

前述四个阶段需要 90 分钟左右,此后进入快速眼动睡眠阶段。这一阶段 δ 波消失,出现类似于清醒状态下的高频、低幅脑电波,眼球开始快速上下左右移动,梦境开始出现。这一阶段大约持续 5~10 分钟。

在快速眼动睡眠阶段之后,又会重复上述睡眠的四个阶段,接着再出现一次快速眼动睡眠阶段,而且时间会比第一次长,直至最后一次可长达 1 小时。像这样的睡眠周期不断循环,直到醒来。

2. 梦 研究发现,在快速眼动睡眠阶段,大多数人都在做梦,只是醒来以后,有的人能记得自己做过的梦,有人记不起来。梦的内容可由做梦时的外界刺激物引起,例如凉风吹来引起跳降落伞的梦,蚊虫叮咬引起被刺伤的梦境等,还可以是"日有所思,夜有所梦"等。

梦有很多特点,如梦境的不连续性、不协调性和不确定性等。梦中的情节前后多无联系,甚至前后矛盾;梦中的人物既像谁,又不像谁;梦中的情景既熟悉又生疏。

弗洛伊德认为,梦是有意识看无意识的一扇窗子,梦是潜意识欲望的满足,当人进入睡眠状态时,有些欲望就会避开意识的检查作用,偷偷地浮出意识层面,以各种各样的形象表现出来。梦是一种正常的生理现象和心理现象,做梦不会妨碍人的休息,梦的内容也不是别人给自己带来的某种信息,更不是吉凶祸福的预兆。

二、自我意识

(一)自我意识的内涵

自我意识(self-consciousness)是个体对自己身心活动的觉察。从内容上看,自我意识包括认识自己的生理状况(如身高、体重、体态等)、心理特征(如兴趣、能力、气质、性格等)以及自己与他人的关系(如自己在集体中的位置与作用等)。自我意识是一个人对自己的认识和评价,包括对自己的心理倾向、个性心理特征和心理过程的认识与评价。正是由于人具有自我意识,才能使人对自己的思想和行为进行自我控制和调节,逐渐形成完整的个性。

在个体发展中,自我意识的作用主要体现在以下三方面:

首先,自我意识是认识外界客观事物的基础。一个人如果还意识不到自己,也无法把自己与周围的客观事物相区别时,就不可能认识外界的客观事物。

其次,自我意识是自觉性和自控力的前提。个体在正确认识自我的基础上,能够对自己的行为、情感等加以控制,以实现自己的目标。一个人意识到自己的长处和不足,就有助于他发扬优点,克服缺点,取得自我教育的积极效果。

笔记栏

最后,自我意识是改造自身主观因素的途径,对自我教育有推动作用。它使人能不断地自我监督、自我修养、自我完善。自我意识影响着人的道德判断和个性的形成,尤其对个性倾向性的形成更为重要。

（二）自我意识的特性

人的发展离不开周围环境的制约和影响,所以自我意识不仅是人脑对自身的意识与反映,也反映了人与周围现实之间的关系。总的来说,自我意识具有以下活动特性:

1. 意识性　是指个体对自己以及自己与周围世界的关系有着清晰、明确的理解和自觉的态度,而不是无意识或潜意识。从马克思主义哲学的角度看,这种自我意识是主体我对客体我主观能动的反映。

2. 社会性　自我意识是在社会实践中产生的,是个体长期社会化的产物,它的主要内容是个体社会属性的反映。意识到个体的社会特性、社会角色,以及个体在一定的社会关系和人际关系中的地位和作用,是自我意识发展成熟的重要标志。

3. 能动性　表现在个体能根据社会或他人的评价、态度和自己实践所反馈的信息来形成自我意识,并能根据当前的自我意识水平调控自己的心理和行为。

4. 同一性　指社会化的进程中,自我意识的连续性、不变性和独立性。研究表明,自我意识一般需要经过20多年的发展,直到青年中后期才能形成比较稳定、成熟的自我意识。因为自我意识的同一性,个体表现出的心理面貌前后一致,从而使自己与其他人的个性区别开来。

（三）自我调控系统

自我调控系统,即自我意识的结构,它对构成个性心理的各种成分进行整体调控,以保证个性的完整与统一。自我调控系统由自我认知、自我体验和自我调节(或自我控制)三个子系统构成。

1. 自我认知　自我认知是对自己的洞察和评价,包括自我观察和自我评价两个方面。自我观察是对自己的感知、思想和意向等方面的觉察;自我评价是对自己的想法、期望、行为及人格特征的判断与评估。正确地认识自己,实事求是地评价自己,是自我意识调节和人格完善的重要条件。如果一个人只看到自己的不足,觉得处处不如别人,就会产生自卑心理,丧失信心,做事畏缩不前;相反,如果一个人过高地估计自己,则会骄傲自大、盲目乐观,导致工作的失误。

2. 自我体验　自我体验是伴随自我认识而产生的内心体验,是自我意识在情感上的表现。当一个人对自己作积极的评价时,会产生自尊感,而作消极的评价时,则会产生自卑感。自我体验可以使自我认识转化为信念,进而指导一个人的言行。自我体验还能伴随自我评价,激励适当的行为,抑制不适当的行为。如一个人在认识到自己不适当的行为后果时,就会产生内疚、羞愧的情绪体验,进而制止这种行为的再次发生。

3. 自我控制　自我控制是自我意识在行为上的表现,也是自我意识中直接作用于个体行为的环节,包括自我监控、自我激励、自我教育等。自我控制是一个人自我教育、自我发展的重要机制,自我调节的实现是自我意识的能动性质的表现。

第五节 人 格 理 论

西方心理学界常用人格这个概念,强调人的整体性和社会性,包括人的思想、态度、兴趣、气质、性格等。在西方心理科学发展的过程中,人格成为不同心理学派研究的重点,并最终形成了丰富多彩的人格理论。在此,主要介绍人格特质理论与类型理论。

一、特质理论

人格特质理论(theory of trait)起源于 20 世纪 40 年代的美国。主要代表人物是美国心理学家奥尔波特和卡特尔。特质理论认为,特质(trait)是指一种可表现于许多环境的、相对持久的、一致而稳定的思想、情感和动作的特点,它决定个体行为的基本特性,是组成人格的有效元素,也是测评人格常用的基本单位。

(一)奥尔波特的特质理论

美国心理学家奥尔波特于 1937 年首次提出人格特质理论(图 3-2)。他把人格特质分为共同特质和个人特质两类:共同特质指在某一社会文化形态下,大多数人或某个群体所共有的、相同的特质;个人特质指个体身上所独具的特质。个人特质根据其在生活中的作用又可分为三种:①首要特质:这是一个人最典型、最有概括性的特质,它影响到一个

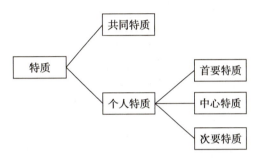

图 3-2 奥尔波特的人格特质结构图

人的行为。例如,多愁善感是林黛玉的首要特质。②中心特质:这是构成个体独特性的几个重要的特质,每个人有 5~10 个。例如,林黛玉的清高、率直、聪慧、孤僻、内向、抑郁、敏感等。③次要特质:这是个体一些不太重要的特质,只在特殊的情况下才会表现出来,除了亲近的人外,其他人很少知道。例如,一个人在外面很粗鲁,而在自己的母亲面前很顺从。

(二)卡特尔的人格特质理论

美国心理学家卡特尔用因素分析的方法对人格特质进行了分析,提出了人格特质的结构网络模型(图 3-3)。该模型将人格特质分为四层:个别特质和共同特质;表面特质和根源特质;体质特质和环境特质;动力特质、能力特质和气质特质。各层之间的连线表示它们存在的关系。

1. 个别特质和共同特质 个别特质是指一个人相对稳定的思想和情绪,是其内部的和外部的可以测量的特质。共同特质是指在某一社会文化形态下,大多数人或某个群体所共有的、相同的特质。

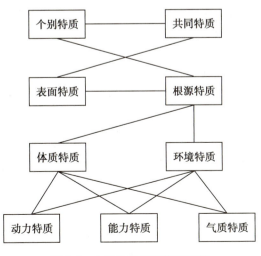

图 3-3 卡特尔的特质结构网络

2. 表面特质和根源特质 表面特质是指从外部行为能直接观察到的特质。表面相似的特征或行为,实际上却有不同的原因。例如,同样都是干家务活,却可能有着不同的原因,有的小孩是为了让妈妈得到更多的休息,还有的则为了得到零花钱。根源特质是指那些相互联系并以相同原因为基础的行为特质。例如,"焦虑"是害怕考试和比赛时双腿发抖的同一原因。表面特质和根源特质既可能是个别的特质,也可能是共同的特质,它们是人格层次中最重要的一层。

3. 体质特质和环境特质　根源特质又可分为体质特质和环境特质两类。体质特质由先天的生物性因素决定,而环境特质由后天的环境因素所决定。

4. 动力特质、能力特质和气质特质　动力特质是指具有动力特征的特质,它使人趋向某一目标,包括生理驱力、态度和情操。能力特质是表现在知觉和运动方面的差异特质,包括流体智力和晶体智力。气质特质是决定一个人情绪反应的速度与强度的特质。动力特质、能力特质和气质特质位于模型的最下层,它们同时受到遗传与环境两方面的影响。

基于该人格特质理论,卡特尔用因素分析方法提出了 16 种相互独立的根源特质,进而编制了"卡特尔 16 种人格因素调查问卷"(16PF)。卡特尔认为,每个人身上都有 16 种特质,只是在不同个体身上的表现有程度上的差异。因此,人格差异主要表现在量的差异上,可以对人格进行量化分析。

(三)人格五因素模型

美国心理学家塔佩斯等人对卡特尔的特质变量进行再分析,提出了人格五因素模型(FFM),又称大五模型。这五个因素包含的主要人格特质分别是:①外倾性:热情、社交、果断、活跃、冒险、乐观;②宜人性:信任、直率、利他、依从、谦虚、移情;③责任心:胜任、公正、条理、尽职、成就、自律、谨慎、克制;④神经质或情绪稳定性:焦虑、敌对、压抑、自我意识、冲动、脆弱;⑤开放性:想象、审美、情感丰富、求异、创造、智能。

在人格五因素模型的基础上,1989 年美国心理学家麦克雷和可斯塔编制了"大五人格因素测定量表"(NEO-PI-R),广泛应用于临床心理、医学心理、职业心理和组织行为学等领域。有研究发现,外倾性、神经质、宜人性等均与心理健康有关;外倾性和开放性是职业心理与组织行为学的两个重要相关因素;责任心与人事选拔密切相关。还有研究发现,高开放性和高责任心的青少年具有优秀的学习成绩,低责任心和低宜人性的青少年有较多的违法行为。

二、类型理论

人格分类论的思想由来已久,主要用来描述一类人与另一类人的心理差异,即人格类型(personality type)的差异。

(一)单一类型理论

单一类型理论认为,人格类型是依据一群人是否具有某一特殊人格特征来确定的。美国心理学佛兰克·法利提出的 T 型人格,就是单一类型理论的代表。

法利认为,T 型人格是一种好冒险、爱刺激的人格特征。T 代表的是激动体验追求者,他们热衷于追求一切激动人心的事件和刺激。依据冒险行为的积极性质与消极性质,T 型人格又可分为 T^+ 型和 T^- 型两种。T^+ 型人格的冒险行为朝向健康、积极、创造性和建设性的方向发展,这种人格的个体喜爱漂流、赛车等极限运动项目。当冒险行为具有破坏性质时,就是 T^- 型人格,这种人格的个体有酗酒、吸毒、暴力犯罪等反社会行为。在 T^+ 型人格中,可依据活动特点进一步分为体格 T^+ 型和智力 T^+ 型。极限运动员代表了体格 T^+ 型,这种运动员通过身体运动来实现追求新奇、不断刷新纪录的动机;而科学家或思想家代表了智力 T^+ 型,他们的冒险精神主要表现在科学技术的研究上。

(二)对立类型理论

对立类型理论认为,人格类型包含了某一人格维度的两个相反方向。

1. A-B 型人格　福利曼和罗斯曼描述了 A-B 型人格类型,人们在研究人格和工作压力的关系时,常使用这种人格类型。

A 型人格的主要特点是:性情急躁,缺乏耐性,成就欲高,上进心强,做事认真负责,时间紧迫感强,常处于紧张状态,但办事匆忙、社会适应性差,属不安定型人格。B 型人格的特点是:从容随和,举止稳当,对工作和生活的满足感强,喜欢慢步调的生活节奏,在需要审慎思考和耐心的工作中,B 型个体往往比 A 型个体表现更好。对冠心病患者的调查研究表明,B 型人格所占比例不到患者的 1/3,而 A 型人格的人数是 B 型人格人数的两倍多。

2. 内-外倾人格 瑞士心理学家荣格依据"心理倾向"来划分人格类型,最先提出了内-外倾人格类型学说。当一个人的兴趣和关注点指向外部客体时,就是外倾人格;而当一个人的兴趣和关注点指向主体时,就是内倾人格。任何人都具有外倾和内倾这两种特征,其中一种可能占优势。外倾人格的特点是:注重外部世界、情感表露在外、热情奔放、当机立断、独立自主、善于交往、行动快捷,但有时轻率盲动。内倾人格的特点是:善于自我剖析、做事谨慎、深思熟虑,但有时疑虑困惑、交往面窄、适应较为困难。

荣格认为,人的心理活动有思维、感情、感觉和直觉这四种基本功能。结合两种心理倾向可以构成 8 种人格类型:①外倾思维型:这种人尊重客观规律和伦理法则,不感情用事。②外倾感情型:这种人对事物的评价往往感情用事,容易凭借主观判断来衡量外界事物的价值。③外倾感觉型:这种人以具体事物为出发点,容易凭借感觉来估量生活的价值,遇事不假思索,随波逐流,但善于应付现实。④外倾直觉型:这种人以主观态度探求各种现象,不接受过去的经验,只憧憬未来,容易悲观失望。⑤内倾思维型:这种人不关心外部价值,以主观观念决定自己的思想,感情冷淡,好独断,偏执,易被人误解。⑥内倾感情型:这种人情绪稳定,不露声色。⑦内倾感觉型:这种人不能深入到事物的内部,在自己与事物之间常插入自己的感觉。⑧内倾直觉型:这种人不关心外界事物,脱离实际,好幻想。

学习小结

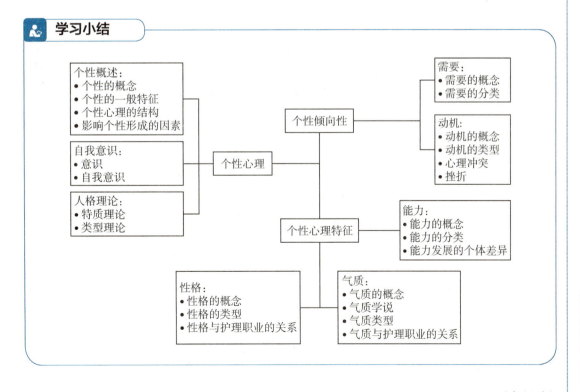

扫一扫
测一测

(史红健)

复习思考题

1. 个性心理由哪几部分构成？
2. 影响个性形成的因素有哪些？
3. 动机的概念是什么？动机与需要之间有什么联系？
4. 气质与性格有何联系和区别？
5. 分析自我意识的调控系统及其在个体发展中的作用。

笔记栏

PPT 课件

第四章

应　激

学习目标

识记：
1. 能准确说出应激和应激源的概念。
2. 能正确复述应激的过程。

理解：
1. 能用自己的语言解释应激的不同中介机制。
2. 能举例说明常见心理防御机制各种类型的特点。

运用：
能尝试运用应激的理论知识实施应激管理。

应激广泛存在于人类赖以生存的自然环境和社会环境中。个体成长发展的过程中不可避免地遇到各种类型的应激，并产生相应的应激反应。适度的应激可以提高人们的适应能力，促进心身健康；而强烈、持久的应激可导致机体内环境的紊乱，降低机体对致病因素的抵抗能力，使心理健康受到威胁。因此，护士需密切关注应激对患者心身健康的影响，帮助其更好地适应环境。

第一节　应激概述

应激是一个比较复杂和不断发展的概念，随着时代发展和研究重点的不同，不同学科领域的学者们给出不同的解释。近年来，对应激研究的关注点已由生理病理方面扩展到生理、心理、社会和文化等多因素相互作用的关系，人们对于应激的研究越来越深入而广泛。

一、应激的概念

应激

应激（stress）亦称"压力"或"紧张"。现代应激理论将其定义为：应激是个体面临或察觉环境变化对机体有威胁或挑战时做出适时性和反应性的过程。

应激的研究起源于生理学领域，1857 年伯纳德（Claude Bernard）提出"内环境"的概念，认为"维持生命的关键是保持内部环境的稳定"。20 世纪初美国生理学家坎农（Walter B. Cannon）发现动物在面对威胁性的紧张环境或强烈躯体刺激时，会出现"应激反应"，即"战斗-逃跑"反应，这种反应是机体通过神经内分泌系统的自动调节实现内环境稳定的表现。1936 年加拿大学者塞里（Hans Selye）首次使用"应激"概念纳入生物医学领域，描述严

59

重威胁有机体内稳态的任何刺激,并认为应激反应是个体生存和适应所必需的非特异性反应。

20世纪60年代,美国心理学家拉扎勒斯(Lazarus)强调认知评价在应激反应中的中介作用,给应激概念注入新的心理内涵,即心理应激是个体在察觉需求与满足需求的能力不平衡时,倾向于通过整体的生理和心理反应表现出来的适应过程。

应激系统的模型及应激过程的模型

二、应激理论模式

塞里提出应激学说后,许多专家学者开始关注应激并展开研究,促进应激概念的不断发展和完善。在生理学和心理学两大理论背景下,形成"应激反应模型""应激刺激模型""应激认知评价模型"和"应激过程模型"等。

（一）以生理学为背景的应激理论

应激的研究起源于生理学对有机体生命现象的关注和研究。法国实验生理学家伯纳德、美国生理学家坎农、加拿大生理学家塞里,进行大量有机体在复杂环境刺激里生存的研究,从而形成以生理学为背景的应激理论。塞里发现罹患不同疾病者的很多症状和体征非常相似,如发热、呕吐、出血、感染;晚期癌症患者都出现食欲减退、体重下降、乏力等表现;他通过动物实验亦得到相同的结果。他将这些反应称为"一般适应综合征"(general adaptation syndrome,GAS),这是一种非特异性的反应。塞里认为一般适应综合征经历警戒期、阻抗期和衰竭期3个阶段。

1. 警戒期　当机体遭遇有害刺激后,警报系统被激活,通过"交感神经-肾上腺髓质"兴奋,迅速调动机体防御并作出自我保护性调节,使其处于"战斗-逃跑"的最佳状态。如果应激源特别严重,可直接引起机体死亡;若机体处于持续有害刺激的状态下,且能度过警戒期,则会进入下一阶段。

2. 阻抗期　如果一定强度的刺激持续存在,机体通过使垂体促肾上腺皮质激素和肾上腺皮质激素分泌增加,继续增强机体功能以加强防御。此时,机体的适应性处于最高水平。如果机体继续处于有害刺激状态下或刺激加剧,机体则会丧失抵抗力而进入下一阶段。

3. 衰竭期　进入衰竭期后,机体肾上腺皮质激素继续升高,但体内激素受体敏感度下降,内环境明显失衡,机体就会耗尽内在资源,表现为抑郁、疾病甚至丧失抵抗能力而衰竭或死亡。

塞里的一般适应综合征学说为应激理论研究奠定一定的理论基础,此后许多研究都以此为基础不断修正和发展,但塞里的学说也被证明存在一定不足,主要在于只强调应激的生理因素,忽视心理、社会因素在应激中的作用。

（二）以心理学为背景的应激理论

早期心理学界对应激的关注集中在引起应激的心理社会因素方面。1968年美国心理学家拉扎勒斯及其同事提出了应激的交互作用模型,认为应激是需求与理性应对之间的联系。相同的环境刺激能对部分个体产生应激而对其他个体不产生应激,即便是同一个体在情境不同时面对相同刺激,产生应激或应激的强度也不同。因此拉扎勒斯和他的同事认为,个体的认知评价在环境刺激与个体的互动应激过程中起关键性作用。目前认为,至少有3种认知评价类型影响应激和应对的过程(图4-1)。

1. 初级评价　是个体通过判断确认应激源与自身的关系。初级评价结果可能是:没有关系、积极关系、消极关系。一旦确认利害关系,则进入次级评价阶段。

2. 次级评价　主要是评估个体应对能力。当应激事件对个体产生严重利害关系且应对能力薄弱时,个体就会产生强烈应激体验。当个体认为自身应对能力充足时,即便是严重的应激事件也会表现得沉着冷静。

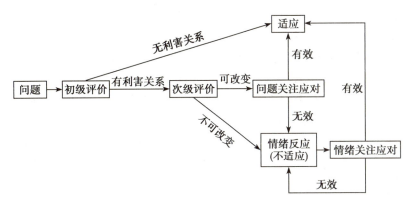

图 4-1　认知、应对与应激过程

3. 再评价　个体面对环境事件,经过初级评价和次级评价,会尝试作出一定应对反应,应对过程中又会出现新的信息,如应激事件出现新的发展变化、个体的应对成功或无效等。个体会根据新情境的信息进行再评价,重新评估事件的意义以及调整应对方式等。再评价可能降低也可能提升应激的强度。

我国学者近年来提出应激的"系统"理论模式,认为应激是一个多因素的心理压力系统,各因素之间存在交互的影响并以动态平衡的方式维持和影响机体的健康状态,这种多因素的数学模型正引导专家学者对心理应激的认识逐步深入。

第二节　应　激　过　程

应激是多种因素综合作用的过程。应激过程包含应激源、中介机制、应激反应和应激结果四个环节。不同的应激源在中介机制的作用下产生不同的应激反应,进而导致机体出现不同的应激结果。

一、应激源

(一)应激源的定义

应激源(stressor)也称为应激因素,是指能够引起个体产生应激的各种因素,包括客观刺激和个体的主观评价。

(二)应激源的分类

应激源的分类目前尚未统一,本书介绍两种常见的分类方法。

1. 按应激源的性质分类

(1)躯体性应激源:指对机体直接产生应激反应的刺激物,包括生物、化学和物理的刺激物。例如微生物、酸碱溶液、电击、高低温、辐射和噪声等。这类应激源通常先引起生理反应,个体对生理反应进行认知评价,意识到其可以造成的损伤或威胁后,才产生应激反应。

(2)心理性应激源:指来自个体头脑中的一些紧张性信息,包括各种挫折与心理冲突、不祥预感、过高期望、工作压力以及人际冲突等。一般认为,与客观现实不相符的认知评价是导致心理应激的主要因素。

(3)社会性应激源:指个体在社会中遇到突发事件或强烈的生活状况改变,包括重大的经济和社会变革、战争、自然灾害、意外事件、家庭危机、失业等。

(4)文化性应激源:指个体因遭遇不同的语言、生活方式、风俗习惯和宗教信仰等引起应激的刺激或情境,如迁居或留学异国他乡,由于语言、生活习惯的不同而出现应激反应。

2. 按事件对个体的影响分类

(1) 正性生活事件:指个体认为对自己具有积极作用的愉快事件。在日常生活中,许多事情都具有明显的积极意义,比如保送研究生、工作晋升、获奖等。需要注意的是,一些事件在一般人看来是积极的事情,但在某些个体身上却出现负性的反应。如结婚对个别个体来说会产生应激,出现恐婚、逃婚的现象。

(2) 负性生活事件:指个体认为对自己具有消极作用的事件。人际关系紧张、学习压力大、工作受到惩罚、丧失亲人等都是负性的生活事件。有研究显示,负性生活事件与抑郁、自杀等密切相关。

在人类生活中最为普遍的是社会性应激源。1967 年美国华盛顿大学医学院的医学家霍尔姆斯(Holmes)和瑞赫(Rahe)通过对 5 000 多人进行社会调查,编制了"社会再适应评定量表"(Social Readjustment Rating Scale,SRRS),对生活事件(life events)进行了量化(表 4-1),该量表共列出 43 种生活事件,每种生活事件标以不同的生活变化单位(life change units,LCU),用以检测事件对个体的心理刺激强度。霍尔姆斯发现,LCU 一年累计超过 300,第二年有 86% 的人将会患病;若一年 LCU 为 150~300,则有 50% 的人可能在第二年患病;若一年 LCU 小于 150,第二年则可能身体健康。

表 4-1 社会再适应评定量表

生活事件	LCU	生活事件	LCU
1. 配偶的死亡	100	23. 儿女离家	29
2. 离婚	73	24. 姻亲纠纷	29
3. 夫妻分居	65	25. 杰出的个人成就	28
4. 坐牢	63	26. 妻子开始或停止工作	26
5. 家庭成员死亡	63	27. 上学或毕业	26
6. 个人受伤或患病	53	28. 生活条件的变化	25
7. 结婚	50	29. 个人习惯的改变	24
8. 被解雇	47	30. 与上司的矛盾	23
9. 复婚	45	31. 工作时数或条件变化	20
10. 退休	45	32. 搬迁	20
11. 家庭成员健康变化	44	33. 转学	20
12. 妊娠	40	34. 娱乐改变	19
13. 性的困难	39	35. 宗教活动变化	19
14. 家庭增加新成员	39	36. 社会活动变化	18
15. 业务上的再调整	39	37. 抵押或贷款少于万元	17
16. 经济状况的变化	38	38. 睡眠习惯上的变化	16
17. 好友死亡	37	39. 一起生活的家庭成员数目变化	15
18. 工作性质变化	36	40. 饮食习惯改变	15
19. 夫妻不睦	35	41. 休假	13
20. 抵押超万元	31	42. 圣诞节	12
21. 抵押品赎回权被取消	30	43. 轻微违法行为	11
22. 工作职责上的变化	29		

二、应激中介机制

应激中介机制指机体将传入的信息(应激源、环境的需求)转变为输出信息(应激反应)的内在加工过程,是应激源到应激反应的中间过程。在这个过程中,个体的认知评价、应对方式、社会支持、人格等因素能够直接或间接地起到中介作用。它们彼此之间或与应激源之间的相互作用能影响机体对应激的承受力和心理应激反应强度,从而影响个体的健康状态。

(一)认知评价

认知评价是个体从自己的角度对所面临生活事件的性质、重要性、危险性以及对自身能力等作出的估计。不同的认知评价可以引起不同的反应,如个体的认知应对特点不同,对相同应激源作出的评价也可能不同。认知评价结果主要分为积极的评价和消极的评价。积极的评价可以适度提高大脑皮质的唤醒水平,集中注意,振奋精神,有助于应对能力的发挥;消极的评价则引起焦虑、抑郁、恐惧,甚至听天由命,无所作为。

(二)应对方式

应对方式指个体解决生活事件或减轻事件对自身影响的各种策略。在面对应激时不同人格特征的人会采用不同的应对方式。当然,不同的应对方式必定会产生不同的应对结果,从而对应激的强度产生促进或减弱的作用(具体应对方式见本章第三节)。

(三)社会支持

社会支持指个体从亲属、朋友、同事、医护人员以及家庭、单位、党团工会等社会各方面获得的物质和精神支持。社会支持在应激中主要有提高应对能力、改进心理防御机制、解决事件后果的作用。然而,社会支持有时候也能起到消极作用。如应激发生时,一些个体会出现注意狭窄、思维混乱、情绪巨大波动等,这时他并未意识到社会支持的存在;或一些个体获得的社会支持并不是自己真正需要的,此时社会支持也起到消极的作用。

(四)人格

在一定程度上,人格特质能够决定应对方式的倾向性,即应对风格。应对风格影响人们对应激事件的反应类型和反应强度,也调节个体对情境的适应过程和适应结果。同时,人格能够间接影响客观社会支持的形成,也能直接影响主观社会支持和社会支持的利用度。此外,个体的气质不同,生理、情绪、行为的反应速度与强度也存在差异。反应速度快、强度高的个体,更容易发生心理问题。

三、应激反应

应激反应(stress response)指应激源导致个体产生一系列的生理活动和心理行为变化,两者常同时发生并相互影响,几乎所有的应激反应都是综合性的反应。

(一)应激的心理反应

1. 认知反应 应激引起的认知反应包括积极和消极两方面。适当的应激水平可引起积极的认知反应,如警觉性提高、注意力更集中、思维更敏捷、观察更仔细、记忆效果更强等;但如果应激水平太高或处于应激状态的时间过长,就会引起消极的认知反应,包括警觉性降低、注意力更易分散、记忆范围缩小、组织能力和规划能力减退、客观公平的评判能力降低、错觉和思维混乱增加等。

2. 情绪反应 认知引起的情绪反应也包括积极和消极两方面。适当的应激水平会使个体保持适度的紧张和焦虑,从而有助于完成任务。当应激水平过高时,身体和心理的紧张程度也会随之增加,个体就会变得异常焦虑、抑郁和恐惧;个体变得多疑、过分敏感,甚至出现性格特征的改变,如由热心转变为冷漠,由民主转变为独裁,感情冲突的次数增多,自我评价降低,无能力、无价值感增强等。

3. 行为反应　高强度应激所导致的行为反应有很多不同的表现。如工作热情减少,迟到和旷工次数增加,工作出现问题时将责任归结于他人;对任何事情兴趣降低,甚至原来喜欢的兴趣爱好也感到索然无味;容易忽视一些新信息,难以注意细节问题;睡眠质量下降甚至出现失眠;吸烟、酗酒、滥用药物现象出现或增加;表现出离奇古怪的行为,如经常独自发呆或者自言自语等;严重者还会出现自杀倾向。

> ### 知识链接
>
> #### 习得性无助
>
> 　　美国心理学家塞利格曼 1967 年研究动物时提出了"习得性无助",随后研究人员在人类的观察实验中也得到与习得性无助类似的结果,如大学生英语学习习得性无助感,可以理解为大学生在英语学习中经过努力仍然无法摆脱失败和挫折,由此产生的对英语学习的无助感以及对英语学习丧失信心的心理状态。学生在英语学习方面产生的习得性无助感,也会迁移到别的学科甚至生活中,长此以往,学生会在做事情时倍感压力、缺乏自信,身心健康受到影响,应引起社会、学校和家庭的重视。

(二)应激的生理反应

应激源刺激机体时,人的感觉器官产生神经冲动并通过感觉传导通路到达中枢神经系统的下丘脑、大脑皮质、边缘系统等部位,机体的神经系统、内分泌系统和免疫系统均产生相应的生理反应。

1. 神经-神经中介机制　主要通过交感神经-肾上腺髓质系统进行调节。外界刺激产生的神经冲动经中枢神经系统加工、处理后下传,激活交感神经,进而兴奋肾上腺髓质系统,释放大量的肾上腺素和去甲肾上腺素,机体发生心率增快、心肌收缩力增强、心排血量增加、血压升高,同时还能引起胃肠蠕动减慢、消化腺分泌减少、呼吸加快、出汗、肝糖原和脂类分解加速。当机体适应应激情境后,这些生理反应逐渐消失。

2. 神经-内分泌中介机制　主要通过下丘脑-垂体-靶腺轴系统进行调节。持久而强烈的应激刺激传入中枢神经系统,在激活交感神经-肾上腺髓质系统的基础上,进一步促进下丘脑合成促肾上腺皮质激素释放因子,刺激垂体前叶释放促肾上腺皮质激素。糖皮质激素分泌增多产生抗炎、升高血糖、促进脂肪和蛋白质的分解、增强机体对内毒素抵抗力的作用;盐皮质激素分泌增多则引起水钠潴留和排钾增多。胰腺和甲状腺等内分泌腺在应激反应中也起一定作用。

3. 神经-免疫系统中介机制　心理应激还可以影响免疫系统功能,包括大脑皮质、边缘系统、下丘脑及众多神经核团在内的中枢神经系统广泛参与免疫功能的调节,如导致胸腺和淋巴组织退化或萎缩、抗体反应抑制、巨噬细胞活动能力下降、嗜酸性粒细胞减少和中性粒细胞向炎症部位移动受抑等。一般认为,轻微的应激不影响免疫应答,中等强度的应激可增强免疫应答,强烈而持久的应激则显著抑制免疫应答。短暂且微弱的应激一般对机体免疫功能不构成损害,只有当应激过于强烈或虽不强烈但持续几周甚至几个月以上,才会减弱免疫系统的功能,使机体易患各种类型的心身疾病。因此,长期处于应激状态下可增加机体的患病机会。

四、应激结果

应激的本质是适应,包括适应、不适应和亚适应。良好的适应状态可以促进人的心身健康,被称为"良性应激"。过于强烈、持久的心理应激则损害健康,导致心身疾病,影响个体的正常应对、适应及能力的发挥,被称为"病理性应激"。亚适应则介于"良性应激"和"病理性应激"之间。

(一)适应

适应指应激源作用于机体时,机体为保持内环境稳态而改变的过程。适应是所有的生物应对行为的最终目标,机体通过保持内环境稳态,并调整个体的认知、情绪、行为,使之最终适应社会的生存。生理层面表现为个体能够积极应对,免疫力短暂增强;心理层面表现为承受力、自信心、应对能力增强;人际层面表现为人际关系改善及获得更多的社会支持等。

(二)不适应

不适应指机体在应激源刺激下出现一系列功能、代谢紊乱以及结构损伤,并可出现心身疾病和精神障碍,严重时甚至出现危险或破坏性行为,如自杀、自伤、杀人、毁物、走失等意外情况。

(三)亚适应

亚适应指应激源刺激后,机体的生理及心理水平表现为亚健康状态,它也称为"慢性疲劳综合征",可伴随一系列躯体和神经精神症状。亚健康状态可分为认知亚健康状态和情绪亚健康状态,认知亚健康状态表现为绝对化思维,非黑即白等,常会影响个体思考问题的态度;情绪亚健康状态表现为情绪容易波动,有焦虑及抑郁体验,但尚达不到情感障碍及焦虑症诊断标准。随着亚健康状态的持续发展,可进入"潜临床阶段",此时个体容易发展为某些疾病的高危倾向,可能会出现慢性疲劳或持续的心身失调。

第三节　应激的应对与管理

心理防御与应对方式是机体处于应激状态时所表现出的改变,心理防御机制主要是潜意识运用的心理保护机制,而应对方式则是机体在意识控制下的认知与行为措施,心理防御机制可以通过有意识的训练成为习惯性的应对行为。

一、心理防御机制

(一)概念

心理防御机制(mental defense mechanism)是人们在潜意识中以某种心理活动方式调整机体与现实的关系,使之在心理上更加容易接受,不至于引起太大的痛苦和不安,以保护心理安宁的方法。1894 年,弗洛伊德在《防御性神经精神病》中第一次提出心理防御机制的概念,他认为心理防御机制是"个体在潜意识中,为减弱、回避或克服本我、超我和自我的冲突带来的挫折、焦虑、紧张、恐惧等而采取的一种主动防御手段,借以保护自己"。简言之,心理防御机制指个体在应对挫折、压力或适应环境时无意识采用的心理策略。

(二)主要的心理防御机制

人们在面对挫折或应激时会不自觉地运用各种心理防御机制,如果运用得当,可在一定程度上缓解痛苦,帮助其渡过心理难关;如果过度运用则会表现出焦虑、抑郁等情绪反应。

下面介绍几种主要心理防御机制。

1. 潜抑（repression） 也称"压抑"，是一种最常用的心理防御机制。潜抑指个体将一些自我所不能接受或具有威胁性、痛苦的经验及冲动，在不知不觉中从个体的意识中排除，抑制到潜意识里，但它们并没有消失，在某些场合下，这种潜意识会自动出现，如"触景生情"、梦境、笔误、口误、失态等。潜抑对正常个体的人格发展是必要的，能够有效地缓解痛苦和压力，但是如果过度地依赖潜抑来处理压力，将来可能会出现神经症状，甚至导致其他心身疾病的发生，如消化性溃疡、关节炎、支气管炎、癔症及阳痿等。

2. 否认（denial） 是一种比较原始而简单的防御机制，其方法是对某些客观现实不承认，特别是对已发生的不愉快、不幸的事加以否定，认为它根本就没发生过，从而减轻心理上承受的压力和痛苦。这种现象在日常生活中十分常见，如癌症患者知道自己罹患癌症，会否认目前的诊断结果，认为医院误诊。此种心态又称"鸵鸟心态"，类似的说法还有"掩耳盗铃""眼不见为净"。

3. 外投射（projection） 是一种不成熟、幼稚的防御机制。外投射指个体在潜意识中，将内心某些不能被自己良心或社会规范所接受的态度、动机、欲望及行为等转移到别人身上，以减轻或逃避内心的焦虑与痛苦。人们常说的"以小人之心，度君子之腹""五十步笑百步"就是典型的外投射表现。外投射严重时，即发展为病态的精神病性妄想，如有被害妄想的患者总是认为别人要谋害他，以掩盖其自身仇恨施暴的冲动。

4. 反向作用（reaction） 当欲望和动机不为社会所接受，如果表现出来可能会导致不良后果或受到处罚，因此个体压抑自己的欲望或冲动，并使其表现出相反的行为，以掩盖其本意。如有人内心凶狠，但表面上表现得很和善、友爱。一位继母根本不喜欢丈夫前妻所生之子，但恐遭人非议，乃以过分溺爱、放纵方式来表示自己很爱他。

5. 转移（displacement） 指个体由于受理智、社会规范或伦理道德的制约，将自己对某对象的欲望、情感或态度转移到另一替代者身上，以减轻自己心理上的焦虑。日常生活中迁怒于"替罪羊"的行为就属于转移机制。心理治疗中的正负移情作用也属于转移。

6. 合理化（rationalization） 又称文饰作用，是人们日常生活中使用最多的防御机制。它是指个体无意识地采用貌似合理的解释来为其难以接受的情感、行为、动机进行辩护，以使其可以接受，摆脱焦虑或痛苦的心理和维持自尊。如丢钱包时，人们常说破财免灾。合理化常有两种表现：一是"酸葡萄心理"，即当所追求的东西因能力不够而无法获得时，就加以贬抑和打击。二是"甜柠檬心理"，即企图说服自己和别人，执着地认为自己所做成或拥有的是最佳的抉择。

7. 抵消（counteraction） 指以象征性的语言和行为，来抵消所发生的不愉快事件，从而减轻或弥补内心的愧疚、不适与不安。生活中，人们运用抵消机制的例子屡见不鲜，如过年时打碎东西要说"岁岁平安"。

8. 退行（regression） 又称倒退，指个体在遭遇挫折时，表现出与其年龄不匹配的幼稚行为反应。如果个体常常使用较原始而幼稚的方法来应付困难，利用自己的退化、幼稚的行为来争取他人的同情与照顾，避免面对现实中的问题与痛苦，那么此种退化就不仅是一种现象，而是一种心理症状。

9. 幻想（fantasy） 指一个人遇到困难时，利用幻想方式，使自己脱离现实，从幻想境界中获得内心满足，"白日梦"即为一种幻想。儿童心存幻想大多是正常现象，如一名体弱儿童受到年长孩子的欺负时，就幻想自己变成大力士，让所有人都害怕，但若成年人常出现类似幻想，则多属病态。

10. 代偿（compensation） 又称"补偿"，指为了减轻生理或心理上的缺陷所引起的痛苦和自卑感,不自觉地努力发展自身其他方面的才能,选择其他能获得成功的活动来代替,借以弥补因自身原有缺陷而丧失的自尊与自信。代偿是一种较为成熟的防御机制,如果使用恰当,不仅可弥补缺陷,而且会转化出巨大的动力,如盲人虽然看不见,但通过发达的听觉、触觉等能力识别各种物体,但若过度补偿,也会导致病态。

11. 幽默(humor)　当个体处于不利或尴尬的境地时,采用奇特、讽喻、含蓄等方式自我解嘲,从而摆脱困难或难堪的局面。这是一种积极的、成熟的防御机制,有益于身心健康。

12. 升华(sublimation)　指个体把社会不能接受而被压抑的动机或欲望转向较高尚的目标和方向加以表达,以保持其内心的平衡与宁静。如攻击欲望特别强烈的人,如不升华可能会损害他人的生命安全;将其加以升华后,使其成为一名出色的警察或拳击运动员。运用升华机制,一方面可以使个体的原始冲动得到化解,减轻烦躁和不安;另一方面还能使个体得到满足感和成就感。

二、应对方式

(一)应对方式的概念

应对方式(coping style)又称应对策略,是指个体解决生活事件或减轻事件对自身影响的各种策略。它代表着个体在现实生活中形成的一种较为稳定的应对倾向,并成为人格特征的一部分。在应激条件下,大多数个体会依据所面对的问题或情境要求采用不同类型的应对方式(图4-2)。

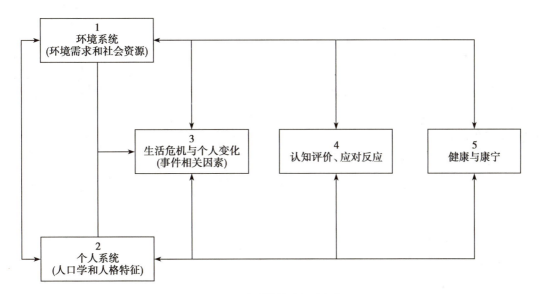

图 4-2　应对的综合概念框架

(二)应对方式的分类

应对方式的分类方法尚不统一,本书重点阐述两种应对方式的分类。

1. 按应对指向对象的不同　它是目前普遍采用的分类方法,由拉扎勒斯和福克曼(Folkman)提出,即:

(1)注重问题的应对:它是直接处理问题的应对方式,指当事人将注意力集中到他所面临的问题或应激源上,考察分析、设法改变或解决应激的情境。值得注意的是问题并不都能解决,执着于不能解决的问题时可能导致更大的应激。

（2）注重情绪的应对：它一般不涉及问题或应激源的解决，而将应对的重点放在对应激的情绪反应上，当事人努力减轻紧张、焦虑等情绪反应。

2. 按应对方式的不同　Moos 和 Schaefer 将其分为认知性、行为性两类，再结合应对的综合性概念框架，考虑应对取向性因素，基于前两种分类，再形成认知探索型、行为探索型、认知回避型、行为回避型，共四大类八个亚型（表 4-2）。

表 4-2　应对方式及其亚型

基本类型	亚型（询问方式举例）
认知探索型	（1）逻辑分析型（考虑过不同处理问题的方法吗？）
	（2）择代型（遇到和别人同样的问题，怎样比别人过得更好？）
行为探索型	（3）寻求指导和支持型（与朋友讨论过这个问题吗？）
	（4）采取行动型（制定计划并执行吗？）
认知回避型	（5）忘记事件型（试图忘却整个事件吗？）
	（6）转换目标型（想过另一个目标会有转机和希望吗？）
行为回避型	（7）寻求新欢型（参加过其他新的活动吗？）
	（8）情绪释放型（试过不停地喊叫直到筋疲力尽吗？）

三、应激管理

过于强和持续较久的应激可导致机体内环境的紊乱，使人的健康受到威胁。因此，有必要采取有效的应激管理技术，以帮助个体适应环境，维护心理健康。

（一）应激管理的概念

应激管理是设计和应用各种心理学的方法，从而减轻或消除潜在应激的影响。应激管理是一个具有系统性、多维度、可操作性的管理"窗口"。典型的应激管理程序包括教育、技术获得和实践三个阶段。在教育阶段，人们需要了解应激的相关知识；在技术获得阶段，人们需要学会并熟练掌握应激管理技术；在实践阶段，人们需要在目标情境中练习所学的应激管理技术，并分析讨论应激管理的有效性及影响其有效性的原因。

（二）应激管理技术

常见的应激管理技术包括应激预防和应激干预。

1. 应激预防

（1）避免接触应激源：虽然生活中完全不接触应激源是不可能的，但在某些情况下，采用回避应激源的方法也是可行的。如离开应激的场景、不看恐怖的电影等。

（2）完善人格：人格特征是应激过程的核心因素，与其他中介因素均有交互影响，因此培养健康的人格往往能更好地增强自身的适应能力和抗挫折能力。

（3）体育锻炼：体育锻炼具有调节人体紧张情绪的作用，改善生理和心理状态，恢复精力和体力，是缓解压力、减轻焦虑的简单而有效方法。通过体育锻炼，个体能控制自身的生理活动，促进掌握克服应激反应的感觉。同时，体育锻炼有助于释放积累的能量，使注意力转向其他事情而忘掉使身体堆积的压抑。

（4）时间管理：时间是人们的应对资源之一。时间管理并不是要把所有事情做完，而是帮助人们改变不良做事习惯，更有效地运用时间。完成重要的生活目标往往需要很长的时间，但如果你能做好时间管理，会让你做事更有效率，也会给你减少一些压力，还能提供一个工作和娱乐的平衡点。

笔记栏

知识链接

时间管理—确定优先项目

　　管理专家史蒂芬·柯维创造了一个四象限的时间矩阵,如图 4-3 所示,并区分了计划的紧急性。"重要事情"指那些和你的生活理想和目标直接相关的事情;"紧急事情"是那些需要马上行动的事情。同时,柯维给出了如何运用这个时间矩阵的提示:在重要的却不紧急的事情变为紧急事情之前就完成它;不要让紧急事情控制你的生活,也不要逃避重要的工作,因为任务都是紧急的;早完成重要的事情,如果等到它们变为紧急事情,会给自己增加压力;给你的任务确定优先级别并按顺序完成它们。

	紧急的	不紧急的
重要的	明天要交的英语论文 今天要交的数学作业 今天要把钱存到银行里	两周后的生物考试 这周末的学习小组 打电话回家
不重要的	打电话 打岔 琐碎的问题	看电视节目 看报纸 玩电子游戏

图 4-3　柯维的时间管理矩阵

　　2. 应激干预

　　(1) 提高能力:许多应激的产生是由于个体缺乏解决问题的能力,因此学习解决问题的方法是最直接的问题应对策略。如实习护生应对输液失败最有效的策略是掌握输液的方法、技巧,学会处理输液中可能遇到的各种难题,有助于树立临床护理工作的信心。此外,日常生活中的许多应激源是由人际关系不协调引起的,故加强个体社会交往技能的训练,可减少来自人际交往方面的应激源,从而减轻由此引起的心理压力。

　　(2) 改变认知:改变个体对于事物本身以及解决问题方法的认知,有助于消除应激。通常情况下,人的消极情绪往往来自对事物的错误评价或仅注重事物的消极方面,忽视对事物本身的客观评价,从而增加解决问题的难度。通过对事件的重新认识,或者从不同角度看问题、多关注事件的积极方面,可改变最初的消极认知,从而帮助个体减弱消极情绪甚至转变为积极情绪。

　　(3) 疏导情绪:应激过程中产生的消极情绪"宜疏不宜堵",因此疏导情绪是处理情绪问题的一种有效方法,如倾诉、哭泣、吼叫、写日记、绘画、唱歌等。倾诉具有宣泄情绪并消解心理郁结的功效,是常见的疏导情绪方法,把不愉快的事和消极的情绪倾诉出来能有效减缓应激,如果能得到他人的同情、安慰、支持则更有效。此外,还可以通过"转移"的应对方式,指导个体通过适当的活动,如锻炼、听音乐、旅游等,转移个人对应激源的注意,缓解应激反应。

　　(4) 寻求支持:个体如果拥有强大的来自家属、朋友和同事的社会支持系统,就可以承受强烈的应激;即使产生应激反应,强大的社会支持系统仍可以帮助个体缓解应激反应,稳定个体情绪。如在临床工作中加强患者的家属、朋友、同事、领导以及医务人员对患者的社会支持程度,可以减轻患者的焦虑、抑郁等消极情绪,使其树立战胜疾病的信心,促进其康复。

职场中的心理援助——EAP

（5）放松训练:放松训练源于一个基本假设,即一个人不能同时既放松又紧张,通过放松训练,使副交感神经兴奋,达到心率减慢、肌肉松弛、改善不良情绪、缓解应激状态的目的。常用的放松训练技术,如自我暗示、自我催眠、静默术、瑜伽、渐进性放松术、冥想等。

（6）医疗干预:护士应遵医嘱使用药物,借助药物的疗效有效阻断心身反应的恶性循环。短期应用抗焦虑、镇静药物有助于缓解应激引起的不良情绪,但长期应用易形成依赖,护士应密切观察患者的病情变化,及时配合医生处理。

学习小结

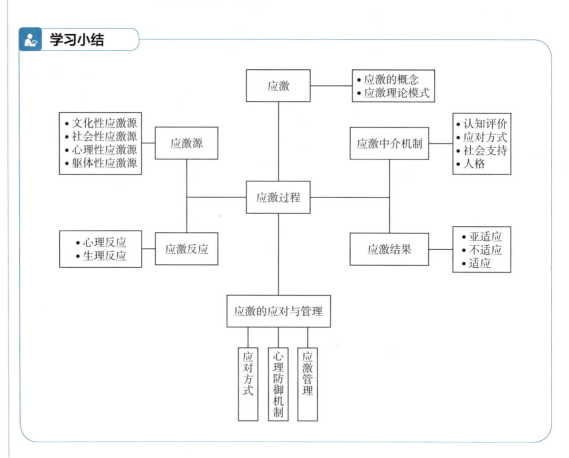

扫一扫
测一测

（卜秀梅　符宁宁）

复习思考题

1. 简述一般适应综合征。
2. 简述应激源的种类。
3. 简述常用心理防御机制的种类。

PPT 课件

第五章

心 身 疾 病

随着现代医学模式的转变，心理社会因素对疾病发生、发展与转归的影响日益受到关注。心身疾病对人类的健康构成了严重威胁，是造成疾病死亡率升高的主要原因。因此，在心身疾病的诊治与护理过程中，必须综合考虑各种因素的影响，进而提出有针对性的心理干预措施。

第一节 心身疾病概述

心身疾病（psychosomatic disease），又称心理生理疾病（psychophysiological disease），是一些与心理社会因素密切相关的躯体疾病的总称。这些疾病的发生、发展和预后，都不同程度地受到心理社会因素的影响，临床主要表现为一系列的躯体症状，同时伴有病理生理的改变。因此，心身疾病的护理需要运用心身统一的观点，同时注重个体与环境的相互协调。

一、心身疾病的概念

（一）心身疾病及相关概念

关于心身疾病的概念，国际上并没有统一的标准。目前，心身疾病的概念有狭义和广义两种。狭义的心身疾病是指心理社会因素在疾病发生、发展过程中起重要作用的躯体器质性疾病，例如消化性溃疡、原发性高血压等。心理社会因素在疾病发生、发展过程中起重要作用的躯体功能性障碍，被称为心身障碍（psychosomatic disorder），例如偏头痛、神经性呕吐等。广义的心身疾病则包括了狭义的心身疾病和心身障碍。

1952 年美国《精神疾病诊断与统计手册》（DSM-Ⅰ）设有"心身疾病"这一单元；1980 年该手册又将其纳入"影响躯体状况的心理因素"中。1992 年，日本心身医学会将心身疾病定

笔记栏

义为躯体疾病中,其发病及经过与心理社会因素密切相关的,有器质或功能的病理过程。随着研究的深入,人们逐渐意识到心身之间的相互作用。故 2015 年 DSM-Ⅴ 又将"影响躯体状况的心理因素"归入"躯体症状及相关障碍"。在此过程中,心身疾病的概念在变化发展中不断延伸。

(二)心身疾病的流行病学特征

目前,心身疾病已成为与躯体疾病和精神疾病并列的第三类疾病。由于不同国家对心身疾病界定的范围不同,因此流行病学调查结果也有所差异。一般来说,心身疾病的流行病学特征包括以下几个方面:

1. 性别 女性心身疾病患病率略高于男性(两者比例约为 3∶2),但个别病种患病率男性高于女性,如冠心病、消化性溃疡、支气管哮喘等。

2. 年龄 从青年期到中年期,心身疾病的患病率呈上升趋势,更年期或老年前期达到高峰,而 65 岁以上及 15 岁以下人群的患病率最低。

3. 职业 通常脑力劳动者心身疾病患病率高于体力劳动者。

4. 性格 某些心身疾病与特定的性格类型有关,如 A 型性格者易患高血压,C 型性格者易患癌症。

5. 社会文化环境 不同的社会文化环境,心身疾病的患病率也不同。以高血压为例,2019 年世界卫生组织报告显示,非洲世界卫生组织区域高血压患病率最高(27%),美洲世界卫生组织区域高血压患病率最低(18%)。

(三)心身疾病的分类

美国心理学家亚历山大(Alexander)最早提出七种经典的心身疾病:溃疡病、溃疡性结肠炎、局限性肠炎、原发性高血压、甲状腺功能亢进、类风湿关节炎以及支气管哮喘。此后,各国对心身疾病的分类方法各不相同,尚无统一分类标准。一般习惯按照各系统和临床各科进行分类,以便于及时诊治。

1. 消化系统 胃或十二指肠溃疡、溃疡性结肠炎、过敏性结肠炎、肠易激综合征、神经性厌食症、神经性呕吐、胆道功能障碍和慢性胰腺炎等。

2. 循环系统 心律失常、冠心病、原发性高血压、原发性低血压综合征、心肌梗死等。

3. 呼吸系统 过敏性鼻炎、支气管哮喘、神经性咳嗽、过度换气综合征等。

4. 皮肤 神经性皮炎、过敏性皮炎、多汗症、皮肤瘙痒症、牛皮癣、慢性荨麻疹、湿疹、银屑病等。

5. 内分泌系统 甲状腺功能亢进、单纯性肥胖、糖尿病、更年期综合征等。

6. 神经系统 睡眠障碍、紧张性头痛、血管性头痛、偏头痛、自主神经功能紊乱、多发性硬化症、面肌痉挛等。

7. 泌尿生殖系统 月经不调、经前期综合征、功能性子宫出血、功能性不孕症、性功能障碍、慢性前列腺炎、遗尿症、神经性尿频等。

8. 骨骼肌肉系统 类风湿关节炎、腰背痛、书写痉挛、肌痛、痉挛性斜颈等。

9. 其他 癌症、术后肠粘连、梅尼埃病、原发性青光眼、口腔炎等。

二、心身疾病的发病机制

心身疾病的发病机制较复杂,且相关研究不断更新,目前有多种理论可对其进行解释,本部分主要介绍心理动力学理论、心理生理学理论、心理认知理论以及行为主义学习理论。

1. 心理动力学理论 心理动力学理论源于精神分析学说,代表人物是美国学者亚历山大(Alexander)。亚历山大提出"冲突特异理论",强调潜意识心理冲突在心身疾病中的作

ER-5-1

心身疾病的
分类及发病
机制

用。心身疾病的发病包括 3 个要素:未解决的心理冲突、躯体器官的脆弱易感性以及自主神经的过度活动性。该理论认为,幼年时出现的心理冲突常常被压抑到潜意识中去,当长大后的个体遇到相似的情境激发时,心理冲突又会重新出现。如果复现的心理冲突不能得到恰当的疏泄,就会通过过度活动的自主神经系统加以发放,容易引起自主神经系统的功能障碍以及所支配器官的损伤。因此,亚历山大认为,只要根据个体心理冲突的性质,就可以预言他将会患何种心身疾病。

2. 心理生理学理论　该理论是以坎农的情绪生理学说、塞里的应激学说以及巴甫洛夫等人的"皮层-内脏"学说为基础,而后通过诸多学者的长期研究逐步发展起来的。从心理生理学的角度来看,各种不同的应激源须通过心理生理反应作用于脆弱易感的身体器官方可最终导致疾病。心理生理学研究重视不同类型的心理社会因素,如紧张工作和抑郁情绪可能会产生不同的心理生理反应。此外,该理论也重视不同个体素质疾病易感性在心身疾病发生过程中的重要作用,有学者研究发现,高胃蛋白酶原血症的个体在相似的情境下更易出现消化性溃疡。

3. 心理认知理论　该理论认为,事物本身的意义在于个体对事物的认知与评价。认知既与个体的行为关系密切,也是个体情绪产生的必要条件。学者研究发现,"述情障碍"与心身疾病有着密切联系。"述情障碍"常用于难以体验和表达情感者,指象征性思维能力和幻想的缺乏,他们难以将情感与躯体感觉区分开来,存在识别和描述情感困难。而以上表现均属于认知的范畴,均与个体对情感与躯体感觉的认知相关。"述情障碍"的产生与心理社会因素关系密切,包括童年时期的负性经历体验、家庭环境等。

4. 行为主义学习理论　该理论认为,某些个体罹患心身疾病系通过学习获得的,包括经典条件反射、操作性条件反射和观察学习。传统的学习理论强调心身疾病是通过条件反射形成的,如对花粉过敏的哮喘患者,在仅仅想到"花或花粉"等词语时即可出现胸闷、喘息的表现。另外,操作性条件反射理论也可以解释人类的许多疾病行为,如厌食、贪食、过度换气综合征等。社会学习理论则认为在一定的社会情境中,人们仅通过观察或模仿他人的行为就可以迅速地进行学习,并获得新行为,如儿童的某些习惯可能是对大人习惯的模仿,即通过观察学习而获得。现代研究认为,许多常见、多发的心身疾病都与不良的行为习惯有关,因此,通过学习建立健康的行为习惯可有效预防心身疾病。由此可见,行为主义的学习理论不仅为心身疾病的产生做出理论上的阐释,而且为心身疾病的防治开创了崭新的途径。

ER-5-2

心身疾病发病机制的综合认识

🔍 **知识链接**

心身疾病发病学机制——"循环叠加机制"

学者项祖闯依据中医情志致病学说,结合其临床实践,推想心身疾病的发病过程中,可能会经过一个恶性循环叠加过程。具体来说就是当个体由于心理社会因素刺激,出现不良躯体反应,这就是一个"内生的应激源",而对于那些易患素质的个体,因其人格缺陷易使机体敏感性增加,加之不良认知评价,则产生不良情绪,如焦虑、疑病、恐惧等,我们称之为内生的情志因素。内生的情志因素参与到恶性循环过程中,随着病程逐渐加重,导致躯体不良反应也逐渐加重。而外来应激源也在不断地刺激个体,内外应激源叠加,促使疾病的发生、发展,因此,该机制强调心理干预改善不良认知评价对于治疗心身疾病的重要性。

三、心身疾病的诊断与防治原则

（一）心身疾病的诊断

1. 诊断要点　目前认为,对心身疾病的诊断应从生理、心理及社会因素等方面进行多层次、多维度的全面分析。此外,心身疾病作为整体概念,各疾病之间也有一些共同的诊断要点,而心身疾病的阳性指征为正确诊断提供了依据。常见的心身疾病阳性指征如下:

（1）存在较明确的心理社会刺激因素。

（2）个体患病与其心理应激发生具有密切时间关系。

（3）病情波动与心理应激程度及个体情绪体验有关。

（4）个体有特定的性格特征或心理缺陷。

（5）个体可能有童年的特殊心理体验。

2. 诊断程序

（1）病史评估:除采取与临床各科病史采集等相同方式外,还应注意收集患者心理、社会等相关资料,如个体的心理发展、个性或行为特点、社会生活事件、人际关系、家庭或社会支持资源等,初步分析其中与心身疾病发生、发展相关联的因素。

（2）身体评估:除基本的物理检查外,还应注意患者在诊查过程中的心理行为反应,如是否过分敏感、拘谨、神经质等。有时可以从患者接受检查的特殊反应中分析其心理素质特点。

（3）心理评估:对初步疑似心身疾病者,结合其病史资料,采用访谈、观察、心理测验等评估方法,必要时采用心理生物学方法,对其进行较为系统、全面的检查,以确定心理社会因素的性质和内容,以及其在心身疾病发生、发展和转归中的作用。

（4）综合分析:依据上述各程序的评估结果,结合心身疾病阳性指征,判断其是否属于心身疾病,属于何种心身疾病,有哪些心理社会因素起重要作用以及可能的作用机制等。

（二）心身疾病的预防原则

1. 心身疾病的个体预防　目前,个体预防是心身疾病的主要预防方式之一。个体通过加强个人修养、保持乐观心态、改变心理认知等方式来调整心身至最佳状态,以预防心身疾病。具体如下。

（1）培养健全个性:不同身心疾病的发生与患者的个性特征有密切联系,因此,培养健全个性是预防的重点。个性的形成受遗传因素、社会因素、环境因素等综合作用共同影响。在后天环境中,尤其要注意潜力的开发在个性特征塑造和完善中的重要作用。

（2）保持乐观情绪:不良的情绪既是导致心身疾病的内在因素,又是心理应激的外在表现,因而保持情绪健康非常重要。研究表明,乐观、开朗、愉快的情绪能够激发免疫功能,增强机体对疾病的抵抗能力。反之,悲观、消极的情绪不但会导致疾病,还会促进疾病发展,甚至加速其恶化。

（3）构建和谐人际关系:个体应学会正确的交往、择友及与人相处的方式。良好的人际关系有助于获得安全感和归属感,给人带来心情愉悦和精神满足,促进个体的心身健康;反之,不和谐的人际关系使人感到紧张、压抑,进而产生孤独、愤怒等不良情绪,最终导致心身疾病。

（4）增强自我保健意识:个体需要对自我心身状态进行正确客观的评估,加强锻炼,增强体质,以积极的态度面对生活,明智的对待现患疾病,积极参与疾病的治疗与康复。

2. 心身疾病的群体预防　因社会分工、工作性质、社会地位等方面的不同,个体无法避免各种心理应激对个体心身健康产生不良影响。个体处于群体之中,离不开家庭和学校的教育以及其所接触的社会文化环境。因此,可通过社会力量为个体营造良好的学习、生活与工作环境。

（1）家庭:和睦而健康的家庭氛围和家庭教育方式对早年培养个体良好的情感、健全的个性至关重要,在子女成长过程中,父母应该为其营造一个温暖、和谐的家庭氛围。

（2）学校:学校教育是家庭教育的延续。英国思想家欧文说:"教育人就是要形成人的个性。"儿童接受学校教育的时期是个性形成的关键时期。学校教育对儿童个性的形成与发展起着主导作用。在学校,儿童不仅要学习一定的文化知识,也要接受一定的意识形态和道德标准教育,并形成自己的个性。

（3）社会:社会预防是以预防心身疾病为目的,通过改善个体的生活环境来实现。建立心理健康保健网络,在学校、企业等积极开展广泛的心理健康教育,增设心理健康专业机构等,为个体创造良好的学习、生活和工作环境,形成健康向上的社会风气。

（三）心身疾病的治疗原则

心身疾病的基本治疗原则为分清标本缓急,实施心身并治。一是要采用生物医学技术处理患者的躯体症状及病理改变;二是要在心理社会层面上给予相应的干预。

对于病情危急、躯体症状严重的患者,应以躯体对症治疗为主,待病情稳定时再有针对性地辅以心理治疗。对于某些慢性病程、心身症状共存的患者,在开展适宜生物医学治疗的同时,应积极开展心理干预。对于心理症状明显,伴躯体功能障碍或病理改变较轻的患者,应以心理治疗为主,辅以生物医学治疗。对于心理症状较为严重的患者,必要时也可选用一定的精神药物辅助治疗,目的在于减轻患者焦虑、抑郁等心理症状,调节自主神经系统功能,为心理治疗提供良好条件。

第二节　常见心身疾病

一、原发性高血压

原发性高血压,又称高血压病,是确认最早的一类心身疾病。研究显示,除遗传、高盐饮食等因素外,心理社会因素也是非常重要的致病因素,对原发性高血压患者进行针对性心理社会干预,会取得较好的效果。

（一）心理社会因素

1. 人格特征　原发性高血压患者多具有急躁易怒、争强好胜、刻板主观等性格特点。有研究证实,A 型行为模式的个体易患原发性高血压,表现为办事节奏快、有时间紧迫感、攻击和竞争性、支配他人等行为倾向性以及快速的言语和行为、易激惹等情感反应。一般认为,经常处于焦虑状态和易发生心理冲突的个体,高血压的发病率较高。

2. 情绪因素　应激中的负性情绪常作为高血压的诱发因素。如焦虑、抑郁、愤怒等,能够促进肾上腺素髓质释放肾上腺素,增加外周血阻力及心排血量,引起血压升高。若长期存在上述应激,升高的血压便会固定下来,久而久之,可形成持续性高血压。

3. 社会因素　流行病学调查显示,高应激区（如人口密度大、迁居率高的地区）人群高血压患病率高于低应激区。从事注意力高度集中、精神紧张、体力活动较少的职业者容易发生高血压。

（二）心理反应

高血压早期,患者会出现疲乏、易怒等表现,同时伴有记忆力减退、注意力不集中等认知

ER-5-3

原发性高血压的心理生物学机制

反应。久而久之,患者则出现焦虑、抑郁等情绪反应,往往会过分注意、忧虑自己的病情,严重者甚至会产生死亡恐惧感。高血压晚期,患者表现为反应迟钝、动作迟缓、身体乏力、没有兴致,严重者甚至出现自伤、伤人等行为反应。

（三）心理社会干预

原发性高血压常用的心理社会干预方法有松弛训练、行为矫正以及生物反馈疗法等。松弛训练方法是目前治疗原发性高血压较常用的基础疗法,如深慢呼吸、全身放松等,患者通过反复训练,感知全身主动放松的个性体验。临床实验证明,长期坚持松弛训练方法,能够降低外周交感神经活动的张力,起到降血压的作用。行为矫正适用于那些由于行为习惯或生活方式不健康而患病者,例如高盐膳食、肥胖、大量饮酒者。可采用条件操作方法,当患者的不良行为习惯、生活方式有所改变时,通过奖励予以强化,最终使患者建立健康的生活方式和良好的行为习惯,以达到降压效果。生物反馈疗法是轻度高血压治疗的首选方法,是中、重度高血压的辅助疗法,具有较好的临床疗效,多与松弛训练结合使用,降压效果更加明显。此外,支持疗法、环境疗法、心理疗法、音乐疗法等对于高血压的治疗也有较好的效果。

二、冠状动脉粥样硬化性心脏病

冠状动脉粥样硬化性心脏病,简称冠心病,是最常见的心身疾病之一。除遗传因素、高血压以及吸烟、缺乏运动等不良行为生活方式因素外,社会压力、不良情绪、人格特征等心理社会因素也是冠心病发生和发展的重要因素。

（一）心理社会因素

1. 人格特征　20世纪50年代,心脏病学专家研究发现,A型行为模式是冠心病发病的重要危险因素。随着研究的进展,部分学者认为单一因素不能完全概括冠心病患者的人格特征,因此,冠心病的人格特征危险因素经历了从A型行为模式到D型人格的逐步转变,已有研究显示,D型人格与冠心病的发生、发展密切相关,但是,目前关于D型人格与冠心病关系间的作用机制尚不明确。

知识链接

D型人格

1996年,荷兰学者Johan Denollet经过长期实证归纳和理论演绎,提出了D型人格（type D personality）,也叫"distressed"人格,包含消极情感（negative affectivity,NA）与社交抑制（social inhibition,SI）两个维度。NA指的是不管时间或地点经历痛苦的倾向,也就是说,个体倾向于体验更多的负性情绪,如焦虑、抑郁等,同时也体验到更多的压力;SI指的是在社会互动中抑制负面情绪,具体来说就是个体在社会交往中,总是倾向于抑制情感和行为的表达,以避免遭到他人的不认可或拒绝。

2. 情绪因素　冠心病病程长、易反复,常导致患者思想负担加重,往往会出现焦虑、烦躁、紧张、抑郁、愤怒等情绪,不良情绪可以促使粥样斑块增加,有进一步诱发心绞痛、心肌梗死的可能性,严重者甚至导致猝死。

3. 社会因素　社会生活中,个体经历的负性生活事件（如亲人死亡、工作压力大等）越多,冠心病的发生、复发及死亡率越高。流行病学调查显示,精神紧张、社会心理应激、不良人际关系等因素与吸烟、高血压、高血脂相同,均是冠心病的重要致病因素。

（二）心理反应

大部分冠心病患者确诊前并无心理反应。确诊后,以心肌梗死患者为例,在急性期,患者往往会经历由焦虑到否认再到抑郁的心理反应阶段,通常抑郁的情绪反应持续时间较长;在康复期,除上述情绪反应外,患者最常见的是乏力、睡眠障碍、不敢恢复工作等行为反应,此期的不良心理反应会导致患者活动减少,肌肉逐渐萎缩,进一步加重疲乏感,形成恶性循环。

（三）心理社会干预

冠心病常用的心理社会干预方法有支持性心理疗法、纠正不良生活方式和行为及人格矫正等。冠心病患者往往对疾病过分关注,从而产生焦虑、抑郁、烦躁等负性情绪,护理人员应给予患者足够的心理支持,关心体贴患者,态度和蔼,针对不同患者的心理特点给予个体化心理护理,缓解其焦虑、抑郁情绪,增强患者战胜疾病的信心。此外,可采用松弛疗法(如想象放松法、深呼吸放松法等)与康复训练相结合的综合方式矫正 A 型行为及 D 型人格,在减轻患者精神压力的同时,增强其疾病恢复的信心,最终达到躯体与社会功能的双向恢复。同时,鼓励患者建立正确的生活方式,做到合理膳食、戒烟限酒、适量运动、心态平和,还可以通过积极开展健康教育活动,教会患者在应激事件发生时采取正确的应对方式,提高患者的自主行为能力。

三、糖尿病

目前,糖尿病已经成为全社会公认的心身疾病。糖尿病由多种原因引起,以慢性高血糖为主要特征,随着医学模式的转变,心理社会因素在糖尿病发生、发展、治疗与护理中的作用日益受到重视。

（一）心理社会因素

1. 人格特征　糖尿病曾经被邓巴(Dunbar)看作是经典的心身疾病之一,大部分糖尿病患者具有被动依赖、性格不成熟、优柔寡断、缺乏自信和安全感等"糖尿病患者人格"特点。但目前尚无确切研究结果证实糖尿病患者是否存在特征性人格。

2. 情绪因素　抑郁情绪可能会增加血糖控制的困难程度以及糖尿病并发症的发生率。有研究发现,抑郁与糖化血红蛋白相关,患者有抑郁情绪时,对血糖控制的依从性也会相应降低;反之,若抑郁情绪得到控制,糖尿病的控制也会向好的方向发展。

3. 应激性生活事件　流行病学及回顾性研究发现,应激性生活事件与糖尿病的发生有一定关系。一些应激性生活事件(如双亲去世、家庭破裂)等可降低胰岛素分泌、升高血糖,从而诱发或加重糖尿病。

（二）心理反应

对于 1 型糖尿病高发的青少年患者,在发作期常表现为激动、愤怒、抑郁等负性情绪反应,部分患者也可见到性情孤僻、不成熟等性格特点;对于 2 型糖尿病高发的成年患者,其心理反应受病情的严重程度、既往的健康状况等多种因素影响。特别强调的是,糖尿病患者病情易波动,当病情不稳定或不见好转时,患者就会感到烦躁、失望、忧伤、苦闷,甚至出现自杀的行为反应。

（三）心理社会干预

糖尿病常用的心理社会干预方法有行为疗法、认知行为疗法、松弛疗法和健康教育等。糖尿病患者的治疗方案往往较复杂,可采用行为疗法与患者共同制定"行为协议",协议中包括一系列对患者的期待行为,医患共同合作,相互配合,从而提高患者的遵医行为,更好的控制病情发展。部分随机对照研究证实,认知行为疗法、松弛疗法能够有效控制糖尿病患者的

笔记栏

血糖水平,但研究结果未达到一致。目前,可采用解释性心理治疗,让患者正确认识疾病,调整糖尿病应对方式,学习自我控制情绪。此外,护士还应通过健康教育,让患者和家属熟悉糖尿病相关知识,掌握血糖监测及胰岛素注射技术、科学搭配饮食、合理安排生活、适量适度运动,以促进血糖控制及降低并发症发生率。

四、癌症

癌症是世界公认的对人类健康及生命危害最大的敌人,也是我国居民的首要死因。社会心理因素与恶性肿瘤的关系已日益引起关注,改善患者的社会心理健康状况对癌症的预防和康复具有非常重要的意义。

（一）心理社会因素

1. 人格特征　C 型行为即癌症行为模式,C 型行为作为一种心理行为模式,其主要表现为焦虑、抑郁、性格内向、社会依从性高、过分忍耐以及压抑自己的情感、容易生闷气等特征。在遭遇重大挫折时,他们常陷入失望、悲观情绪中不能自拔,多采取回避、否认行为。研究也发现,C 型行为个体癌症的发病率较其他人高出 3 倍以上。

2. 情绪因素　现代医学模式认为,焦虑、抑郁等诸多不良情绪如若超过个体所能调节的范围,便会与其他内外因素协同作用,最终导致癌症的发生。那些习惯于采用克己、压抑应对方式,且不善于宣泄负性生活事件带来的负性情绪者,其癌症发生率较高。

3. 社会支持　社会支持可以减轻生活压力因素对个体的影响,同时减少情绪障碍的发生。有研究表明,在家庭成员和医护人员的共同支持下,癌症患者更容易克服不良情绪,因此,社会支持对癌症患者的治疗和预后均有一定影响。

（二）心理反应

癌症诊断初期阶段,患者表现为焦虑、抑郁、绝望等情绪反应,进而出现食欲减退、睡眠障碍等行为反应;治疗康复阶段,根据不同的治疗方式,会产生不同的心理反应,部分患者表现为主动面对疾病,寻求解决方法的积极认知反应,而有的患者因缺乏治愈疾病的信心,会出现退缩逃避等消极认知反应;癌症复发阶段,患者最常见的反应是绝望和恐惧等情绪反应以及对治疗的信任感降低的认知反应,患者通常会被迫寻求其他非医疗途径。

（三）心理社会干预

癌症常用的心理社会干预方法有认知行为疗法、支持性心理疗法和抗焦虑抑郁治疗等。认知行为疗法具有疗效确切、方法系统、容易理解、周期短等特点,目前被广泛运用于心理治疗领域。它可以通过改善癌症患者的应对方式,减轻患者焦虑、抑郁等情绪,帮助提升术后心理康复,进而提高生活质量,延长生存时间。运用支持性心理疗法时,护理人员要以尊重患者为前提,态度真诚,对于患者的心身痛苦给予高度同情。此外,癌症患者大多伴有焦虑、抑郁等不良情绪,需要采取针对性治疗措施,必要时可选择抗焦虑和抗抑郁药物。

五、消化性溃疡

消化性溃疡指胃肠黏膜被胃液消化所导致的溃疡,包括胃、十二指肠溃疡,是一类常见的心身疾病。消化性溃疡是多病因疾病,除与遗传、药物等因素相关外,还与心理社会因素密切相关。研究发现,情绪因素会影响胃液的分泌、胃黏膜血管充盈程度及胃壁蠕动变化。

（一）心理社会因素

1. 人格特征　消化性溃疡患者常常具有潜在的"溃疡易感素质":生活事件的刺激会使他们产生过激的反应并累积,通过负性情绪反应使损害定向到消化器官。研究表明,具有以下个性特征的个体患消化性溃疡的概率较大:①喜欢竞争;②独立性和依赖性的矛盾抗争;

③情绪易变;④惯于克制;⑤过分关注自己。

2. 情绪因素　情绪变化可导致胃液分泌及胃动力变化。紧张、愤怒、焦虑等情绪,可使胃液分泌减少,胃酸度降低、胃动力减弱;抑郁、绝望、沮丧等情绪则会使胃液分泌增加,胃酸度升高,胃动力增强。

3. 社会因素　研究表明,大多数消化性溃疡患者曾经历较多的负性生活事件,如家庭矛盾、失业、经济压力、司法纠纷等。例如,二战时期,在日本和德国集中营的幸存者,其消化性溃疡的发病率显著升高。

(二)心理社会干预

消化性溃疡常用的心理社会干预方法有认知行为疗法、生物反馈疗法和支持性心理疗法等。认知行为疗法可以在充分了解患者不良精神因素及各种应激的基础之上,通过相关医学知识的健康教育,改变患者的认知结构,进一步改善其不良行为习惯和不健康生活方式,消除各种心理社会压力。生物反馈疗法的目的是训练患者在不用药的情况下,机体能够自动减少胃酸分泌,配合其他心理治疗则效果更好。支持性心理疗法主要是在疾病护理过程中,对患者所面临的问题给予指导,鼓励患者积极乐观面对疾病,缓解患者紧张、焦虑等不良情绪。

六、支气管哮喘

支气管哮喘是由嗜酸性粒细胞、肥大细胞和 T 淋巴细胞等多种炎性细胞参与的一种慢性气道炎症性疾病,在任何年龄阶段均可发病,是呼吸系统中典型的心身疾病之一。

(一)心理社会因素

1. 人格特征　早期研究发现,哮喘患者的个性特征多数表现为依赖性强、被动、幼稚、性格内向、情绪不稳定和易激动等。但目前研究尚未发现支气管哮喘患者特异的人格类型。

2. 社会因素　经研究证实负性生活事件如亲人去世、家庭矛盾、意外事件、生活环境改变、过度紧张和疲劳等会诱发、加重哮喘。同时,心理因素(如进入托儿所,心爱的玩具被破坏引起的不愉快情绪等)也是儿童哮喘的重要触发因素。

3. 生活方式　部分研究显示,吸烟可增加个体患哮喘的风险,吸烟还能够增加某些职业性致敏物质的作用,两者往往协同作用,使职业性哮喘患病率明显增加;此外,摄入某些特异性食物也可以诱发哮喘。

(二)心理社会干预

支气管哮喘常用的心理社会干预方法有松弛疗法、系统脱敏疗法和家庭心理疗法等。运用松弛疗法时,嘱患者采取坐位或半坐卧位,有意识地调整呼吸节奏、清除内心杂念,以达到减轻自主神经系统功能紊乱的作用。系统脱敏疗法是通过心理咨询找出诱发哮喘的心理社会因素施于患者并逐渐增量,直至等量的刺激不能再诱发哮喘,如部分哮喘患儿会有过度依赖母亲的表现,此时可让患儿与母亲暂时分开,待患儿适应后,再逐步延长分开的时间,直至患儿能够完全脱离家庭环境。此外,护士可运用家庭心理疗法指导患者家属参与患者的护理工作,与家属共同分析患者的病情特点及可能存在的心理社会方面的致病因素,尽量在生活中予以避免或消除。

心身疾病是心理社会因素和生物因素共同作用的结果。心与身的关系和健康与疾病的关系联系密切、相互影响。因此在心身疾病的诊疗与护理过程中,要遵循心身统一的原则。注重心理社会因素在心身疾病发展过程中的重要作用,在此基础上,还要注意从"早"字着手,强调通过培养健全个性、保持乐观情绪、构建和谐人际关系、增强自我保健意识等方式,做好个人预防。

笔记栏

学习小结

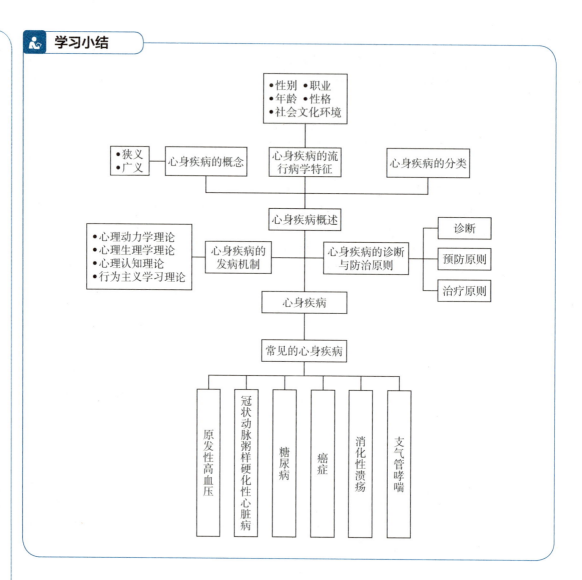

（卜秀梅　石亚男）

扫一扫
测一测

复习思考题

1. 什么是心身疾病(广义与狭义)?
2. 心身疾病的流行病学特征有哪些?
3. 原发性高血压、冠心病的心理社会因素有哪些?
4. 糖尿病的心理社会干预方法有哪些?

笔记栏

PPT 课件

第六章

心 理 健 康

学习目标

识记：

1. 能正确说出心理健康的概念。

2. 能准确复述心理健康的标准。

理解：

1. 能用自己的语言解释不同年龄阶段的心理保健内容。

2. 能比较不同群体心理健康维护措施的异同。

运用：

能运用所学知识，为不同年龄阶段和不同群体的人提供心理保健建议。

世界卫生组织(WHO)界定健康概念，提出"生物-心理-社会"新医学模式，从根本上改变了长期以来人们对健康的认识以及对心理健康含义的理解。维护人的心理健康，充分发挥人的潜能与创造性，已成为当今世界卫生运动的新目标与发展趋势。

第一节　心理健康概述

心理健康是健康的重要组成部分，这项在早期容易被忽略的人类健康的重要指标，如今正受到越来越多的人的关注。正确认识心理健康内容，明确影响心理健康发展的各类因素，掌握衡量心理健康的标准，是维护心理健康的基础条件。

一、心理健康基本含义

(一) 心理健康的概念

心理健康(mental health)，又称心理卫生。心理健康是指个体以积极的、有效的心理活动，平稳的、正常的心理状态，对当前和发展中的社会、自然环境以及自我内环境的变化保持良好的适应能力，并由此不断地发展健全个体人格，提高生活质量，保持个体旺盛精力和愉快情绪的状态。

对心理健康进行定义是一个较为复杂而困难的问题。学界对心理健康的认识随时代的变迁、社会文化因素的影响而不断变化；同时，由于心理涉及思维、情绪、兴趣、能力等各方面内容和影响，心理学家们根据各自考察与探究亦给出不同的定义。目前国内在心理健康和心理卫生这两个概念的使用时没有本质上的区别。依据专业视角，教育界用心理健康居多，而医学界多用心理卫生。另外，心理卫生的定义范围，不仅涵盖心理状态的良好，同时还包

81

笔记栏

括了对健康心理的发展与促进方面的探索。积极展开的各项心理卫生教育活动,能够促进个体的心理成熟与发展;增强心理抵御挫折能力,防治心理疾病的发生与发展。

(二)心理健康的标准

心理健康的标准是心理健康概念的具体化。随着社会的进步、人类健康意识和水平的不断增强,心理健康概念不断发展,心理健康的标准也随之不断发生变化。目前,国内外学者较认可的评判标准一般包含以下几个方面内容。

1. 正常的智力水平　指人的注意力、观察力、想象力、思维力及实践活动能力的综合水平,智力正常是心理健康的基础。

2. 健康的情绪特征　指个体能经常保持乐观、自信的心境,热爱生活、积极向上,同时善于调控自己的情绪并保持相对的稳定。

3. 健全的意志　指个体的行动具有自觉性、果断性、坚韧性和自制力。心理健康的个体能够有目标、有计划地进行各项活动,在遇到问题时能经过思考而果断的采取决定,并善于克制自己的激情。

4. 完善的人格　指人格结构的各要素要完整统一。有正确的自我意识和积极进取的信念、人生观作为人格的核心,并以此为中心统一自己的需要、愿望、目标和行为。

5. 和谐的人际关系　心理健康的人,能对社会有较现实的认识,言行符合社会规范和要求,能对自己的行为负责,当自己的愿望与社会要求相矛盾时,能及时地进行自我调整,另外,能以宽容、友爱、尊重、信任的积极态度与他人相处,继而形成广泛而稳定的人际关系及和睦的家庭氛围。

二、心理健康的评判原则

人类及个体的发展并不是一成不变的,他们的自身状态和生存环境都处在不断变化发展之中,健康的心理活动也是一种动态平衡的过程。

1. 差异性原则　不同的国家、地区、不同文化背景、传统习俗及组织间有着不同的心理测量常模。

2. 动态性原则　心理健康状态随着人的成长,知识经验的积累,环境的变换等不断变化,既可以从不健康转变为健康,也可以从健康转变为不健康。每个人的心理健康水平可处在不同的等级,健康心理与不健康心理之间难以分出明确的界限,有很多人可能处于所谓的非疾病又非健康的"亚健康状态"。

3. 总体性原则　心理健康与否指的是较长一段时间内持续存在的心理状态和在此状态下发生的较为稳定的行为习惯,而不是短暂偶然的心理现象。所以,在判断一个人心理是否健康时,应该将其行为与其一贯行为表现联系起来进行评定。偶尔出现的不健康行为,并不必然意味着心理不健康。

4. 整体性原则　心理健康是各要素的有机整合,从而构成较完整的心理健康和适应能力。当个体心理在某一方面不健康时不足以构成对健康的严重威胁。

5. 发展性原则　心理健康标准反映的是社会对个体的一般心理要求。在同一时期,心理健康标准会因社会文化标准不同而有所差异。特定的社会文化对心理健康所持有的价值观不同,对心理健康的要求也各不相同。同时,心理健康不是一个固定不变的状态,而是一个变化和发展的过程。心理状态变化如图 6-1 所示。

判断个体是否存在异常心理,需要将其心理状态和行为表现放到当时的客观环境、社会文化背景中加以考量,同时需要通过与社会认可的行为模式相比较,以及与其一贯的心理状态和行为表现做比较,进行多方面分析,才能得出较可信的结论。常见的心理异常大致可分

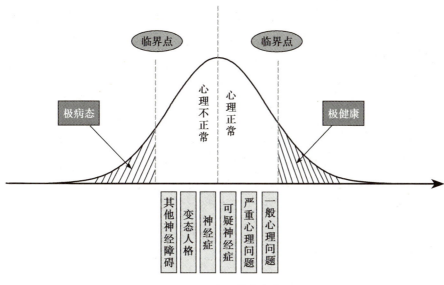

图 6-1 心理状态变化

为心理问题和心理障碍两类。

心理问题（mental problem）是指由生物、社会等因素所引起的患者内心冲突，以致其偏离心理健康状态。按照严重程度可分为一般心理问题和严重心理问题。两者鉴别点详见表6-1。

表6-1 一般心理问题与严重心理问题鉴别

	一般心理问题	严重心理问题
应激源	现实因素（一般事件）	现实因素（相对强烈、造成威胁）
持续时间	2个月以内	2个月以上，半年以下
个体反应强度	情绪不佳，但可以控制	情绪痛苦，难以控制
有无泛化	反应刺激未泛化	反应刺激泛化（类似关联刺激均可引起痛苦）

心理障碍（mental disorder）指个体受各种生理、心理或社会因素影响而表现出来的心理异常或行为偏离。使患者无法适应社会生活，产生主观痛苦感受的心理异常状态。心理障碍常见类型主要包括神经症、人格障碍、性心理障碍等。

三、影响心理健康的因素

（一）生物因素

1. 遗传因素 人的心理与遗传因素有着密切的关系，尤其是人的体型、气质、神经结构的活动特点、能力与性格的某些成分都受到遗传因素的明显影响。研究表明，患有精神疾病的人，其亲属中发生同类精神疾病的概率明显高于正常人群，而且血缘越近，发病率越高。

2. 生物理化因素 感染、中毒、脑外伤、代谢障碍与内分泌疾病、营养缺乏、血管与变性疾病以及高温、放射性损伤等均可直接或间接损害大脑的结构与功能，引起心理异常。研究表明，某些心理异常表现常与早年发育过程中受到严重的损害有关，如果孕期受到有害因素的影响可能导致胎儿严重发育障碍，出现智力发育迟滞、人格发展异常甚至精神疾病。

3. 机体功能状态因素 指疾病发生时机体所处的生理状态。不良的功能状态，如饥饿、过度疲劳、长途跋涉、分娩难产造成的体力衰竭、睡眠缺乏、精神持续紧张等极易诱发身体感染和心理状态的异常。儿童期大脑发育尚未成熟的功能状态、青春期内分泌系统的明显改变以及老年期各种生理功能的逐渐衰退等,都是心理异常的诱发因素。

4. 躯体疾病或生理功能障碍因素　疾病或身体健康状况的变化,会影响个人的心理健康。如甲状腺功能亢进时,易出现敏感、暴躁、易怒、情绪冲动、自制力减弱等心理异常表现;而甲状腺功能不足则可引起心理活动的迟钝。

(二)心理因素

1. 认知因素　认知能力不足、歪曲或认知障碍均可使个体不能对外界刺激做出正确的评价,不能采取有效地应对方式,导致受挫折机会增加,从而产生心理偏差或心理障碍。个体存在严重认知障碍时,甚至会损坏人格的完整性和协调性,出现人格的异常。

2. 情绪和情感因素　健康的情绪和情感可以提高人的活动效率,增强克服困难的信心,有益于心理健康;不良的情绪情感可以通过影响个体的认知、意志和行为来降低其心理健康的水平。如处于情感失调状态下的个体,会出现认知偏激和行为错乱,也会出现社会适应水平和应激反应水平的降低。

3. 人格因素　现代研究证明,许多疾病的发生与人的某些人格类型密切相关。如与哮喘有关的人格特征是过分依赖、幼稚、暗示性高;而与癌症有关的人格特征是过分自我克制、情绪压抑、行为退缩等。

(三)社会因素

1. 社会环境因素　生活中的恶劣物质条件(如不适当的温湿度、照明、空间和噪声刺激)、社会环境本身的动荡和变迁等都会影响和损害身心健康。

2. 生活事件　日常生活中遇到的大大小小的事情,如亲人死亡、离婚、刑事处分、失恋、退休等都可引起心理的不良反应,如果负性情绪持续存在,个体的躯体和心理健康就很容易受到影响。

3. 家庭因素　家庭的结构、社会地位、教养方式等都对个体的心理发展产生影响。研究表明,个体的早期环境如果单调、贫乏,其心理发展将会受到阻碍,并会抑制其潜能的发展;而受到良好照顾、接受丰富刺激的个体则可能在成年后成为佼佼者。

4. 学校因素　学校因素主要有学校教育条件、学习条件、生活条件,以及师生关系、同伴关系等。这些关系如果处理不当,就会影响学生的身心健康发展。例如,校风学风不正、学习负担过重、同学关系不和谐等,都会使学生出现精神紧张、焦虑,若不及时调适,就会造成心理失调。

四、心理健康的维护

心理健康维护的目标分为两个层级:一般目标,即治疗心理疾病及处理适应不良行为,并设法尽早发现疾病的倾向,及时矫正或预防疾病的发生;高级目标,即保持并增进个人和社会的心理健康,发展健全人格,使每个人都有能力适应变化的环境,同时应设法改善社会环境及人际关系,以防止或减少心理异常的发生。

(一)维护心理健康的基本原则

1. 整体性原则　人的身心与外部环境之间存在错综复杂的联系,人自身的心理与生理之间相互作用、相互影响,而人不同的心理过程、个性特征之间彼此密不可分。因此,在心理健康教育工作中应从整体出发,多层次、多角度分析问题,注意彼此联系,决不能把某一心理问题看成是孤立的现象,也不能局限于某一种方法和技术的应用。

2. 客观性原则　开展心理健康教育工作、维护心理健康必须考虑患者所处的生活环境、工作条件、社会背景、人际关系等。只有从健康或不健康心理所依存的客观现实出发揭示其发生及变化的规律,不附加任何臆测,才能保证维护心理健康的有效性。

3. 社会性原则　不同社会文化背景的人,具有不同的心态与行为方式,人们对于心理健康的标准、内容、表现形式以及对心理健康的态度、方法也各有不同。因此,心理健康工作者在实施过程中应充分考虑到社会文化的差异,努力创造适合于患者社会发展的自身条件,使心理健康教育工作取得实效。

4. 发展性原则　心理健康状态是静态与动态的统一,静态是相对的,动态才是其本质。维护心理健康必须分层次、分对象、分特点地进行,既要充分了解服务对象现有的心理健康水平,还要重视其过去的经历,预测其未来的发展趋势。

5. 预防性原则　预防是心理健康的宗旨。心理健康工作应贯彻"预防为主",把心理卫生知识的普及与教育问题作为研究的重要课题,要有计划地开展心理卫生调查工作,对影响心理健康的不利因素及时提出对策,无论个人或社会都应做到未病先防。

🔍 知识链接

世界卫生组织(WHO)提出《心理健康五年规划倡议(2019—2023)》

为了帮助全人类实现心理健康,WHO 于 2019 年提出《心理健康五年规划倡议(2019—2023)》(The WHO Special Initiative for Mental Health(2019—2023))。

WHO 总干事谭德塞(Tedros Adhanom Ghebreyesus)博士指出,维护全民心理健康有助于加速实现世界卫生组织旨在促进全民健康的《2019—2023 年第十三个工作总规划》(GPW13)。只有当社区和个体的心理健康和幸福感得到保障的时候,他们才能获得最高标准的健康。

为了实现心理健康五年规划,WHO 致力于推进心理健康政策的制定、倡导人权、为有心理健康问题的个体提供高质量的干预和服务。截止到 2023 年,该项规划将实现确保一亿以上人群能够得到心理健康服务;50%存在重度心理健康问题人群能够得到心理健康服务;并在全球范围内降低 15%自杀死亡率。

(二)维护心理健康策略

1. 树立正确的人生观和价值观　正确的人生观和价值观,不仅有助于帮助个人正确地体察和分析事物,做到冷静、稳妥地处理事情,而且有助于培养乐观、豁达的心胸,对提高心理冲突和挫折的耐受能力大有裨益。

2. 提高自我评价能力　客观评价自我、防止极端主义评价是建立正确自我意识的核心。个体要对自我有正确的评估,积极悦纳自我,建立与个人能力相当的抱负水准。

3. 调整自我认知方式　错误的认知方式将会损害人的心理健康。当个体面对众多困难和问题时,及时调整自我认知方式,才能分清轻重缓急,以便于抓住主要矛盾和矛盾的主要方面,逐一解决,而不至于感到无从下手,从而导致极度焦虑。

4. 丰富业余兴趣和爱好　良好的业余兴趣和爱好,有助于松弛身心,消除疲劳感;有助于陶冶情操,净化心灵;有助于开阔眼界、锻炼能力;有助于拓展知识,提高效率;有助于个性发展和人格完善。

5. 提升人际交往能力　人类的心理适应最主要的是对于人际关系的适应。人际交往是人的基本需要,人的生活中需要处理人际关系,良好的人际关系给人愉快的感觉,交往使人多知,友情使人欢娱。

6. 维持健康的情绪　愉快稳定的情绪是身心健康的重要心理条件。过激的情绪反应会使人失去理智,做出过激行为,甚至会带来难以弥补的诸多不良后果。

第二节　不同年龄阶段的心理健康

生理发展是心理发展的物质基础,人经历了从胎儿到老年的生理发展过程,而每个阶段都伴随出现典型的心理发展特点,并有其特定的发展主题。根据不同的生长发育年龄阶段的心理特点与发展任务,有针对性地进行心理健康维护,对不同年龄阶段个体保持良好心理状态具有积极意义。

一、胎儿期心理特点与心理保健

胎儿期是从怀孕到出生。个体心理健康问题从胎儿期就应予以重视。关注胎儿的心理健康,其实就是关注母亲的心理健康。

(一)胎儿期心理特点

胎儿期是从受孕到出生的时间段。胎儿的发展主要受遗传及生物学因素的影响,但胚胎内外的环境及母亲自身的状况,也会对胎儿的成长产生一定的生理及心理影响,其中对心理方面的影响是由生理的变化造成的,并将反映在出生后的各个发育阶段。大量的研究发现,孕2个月起胎儿已经有皮肤感觉;孕2.5个月左右,胎儿已有压觉、触觉功能;孕4个月时胎儿可听到宫外的声音;孕5个月时,脑的记忆功能开始工作;孕6个月时,嗅觉开始发育;孕8个月时,胎儿大脑已如新生儿,通过脑电波能清楚地分辨出胎儿的睡眠状态和觉醒状态,此时胎儿如遇宫外压迫时,会出现足踢宫壁的反应。同时该阶段的胎儿能感知母亲的情绪并做出反应,能听出音调的强弱与高低,能区别声音的种类且反应敏感。

(二)胎儿期心理保健

1. 孕妇应保持乐观稳定的情绪　长期情绪压抑或激动的孕妇,婴儿出生后表现躁动不安、好哭闹、睡眠不好、消化功能紊乱、适应能力差等。因此,孕妇应保持乐观、豁达的心情,情绪稳定,避免过度紧张、长期压抑等不良情绪影响。孕妇营养是胎儿营养的来源,保证充足、均衡的营养是胎儿正常生长发育的物质基础。孕妇应避免环境中理化因素对胎儿的影响,环境中的物理因素(辐射、超声波和高热)、化学因素(医药、食品防腐剂、水源或空气污染、吸烟及饮酒等)及病原体的感染均可导致流产或胎儿畸形。

2. 孕妇应科学合理地进行胎教　在胎儿发育成长的各阶段,科学地提供视觉、听觉、触觉等方面的教育,如光照、音乐、对话、拍打、抚摸等,使胎儿大脑神经细胞不断增殖,神经系统和各个器官的功能得到合理的开发和训练,以最大限度地发掘胎儿的潜能,达到提高人类素质的目的。常用的胎教方法有音乐胎教法、运动胎教法、语言胎教法等。

二、儿童的心理特点与心理保健

(一)儿童的心理特点

1. 婴、幼儿期的心理特点

(1)婴儿期的心理特点:婴儿出生的前半年,主要是通过各种感官的发展认识事物,从而发展了各种心理活动,随着婴儿月龄的增长,4~6个月的婴儿心理功能有了一定的发展,情绪开始分化,出现欲求、喜悦、厌恶、忿急、烦闷、惊骇六种情绪反应。6个月的婴儿开始能理解成人说话时的态度,并开始感受愉快、不愉快等情感,开始对陌生人表现出惊奇与不快。婴儿到了半岁之后,出现明显的社会交往的需要,有时会主动地要求成人陪伴玩耍和爱抚,并对母亲产生依恋关系。

(2)幼儿期的心理特点:幼儿期是语言发展的关键时期,幼儿至3岁词汇量增加到

1 000个左右,逐渐能够自由地运用语言与他人交往,并能通过语言对自己的行为和心理活动进行初步的调节。随着运动功能进一步发展,幼儿能够随意地独立行走和准确地用手玩弄或操纵物体,并在此基础上产生了最简单的游戏、学习和自我服务等活动。智力发展迅速,视觉、听觉的分辨力大大提高,记忆特点以无意识记、机械识记、形象记忆为主。2岁左右有20多种复杂的情绪,3岁左右表现出一定的个性特征。

2. 学龄前期的心理特点 学龄前期是儿童心理发展的飞跃时期,儿童初期心理过程还保持着形象性和不随意性的特点,而后各种心理过程的抽象概括性和随意性逐步发展。体格发育开始逐步增长,智力发育更趋完善;情绪体验丰富,表现形式也越见复杂,但缺乏控制;思维具有形象性,出现了简单的逻辑思维和判断推理;想象丰富且具有创造性;言语能力水平提高,能较好地用言语控制自己的行为;自我意识发展出现一个高峰期,开始与成人对抗,即"第一反抗期"。此期个性初步形成,但尚未定型。

3. 学龄期的心理特点 儿童以学习为主导,由于生活环境的改变,促使处于这个时期的儿童心理发展加速,尤其以智力发展为最快,感知觉的敏锐性提高,逐渐具有感知目的性和有意性;有意注意发展,注意的稳定性在增长;逐步由无意识记忆向有意识记忆发展;口头言语迅速发展,开始掌握书写言语,词汇数量不断增加;形象思维逐步向抽象逻辑思维过渡;对事物富于热情,情绪直接,容易外露,情感波动大,好奇心强,辨别力差。此期个性得到全面发展,性格可塑性大,自我意识进一步发展,社会意识迅速增长,道德观念逐步形成,喜欢模仿,对同伴有明显的依从性。

(二)儿童的心理保健

1. 婴、幼儿期的心理保健

(1)满足生理需要:经常给婴、幼儿的眼、耳、鼻、舌、皮肤等器官以适宜的信息刺激,进行感官、动作、言语的训练。如对2~3个月的婴儿在空腹时训练俯卧和渐渐俯卧抬头;对4~5个月的婴儿在俯卧的基础上训练其四肢运动、帮助翻身,而后继续训练用手抓握物品、用腿迈步、站立、走路等;从3~4个月开始就应面带笑容逗引孩子咿呀发声;从6~7个月开始用简单词句反复、重复教孩子说话。

(2)加强母婴联结:母婴联结是母子之间建立的一种依恋关系,这是个体经历的第一个人际关系。父母应创造丰富的环境刺激,给予充分的爱,以增加社会性接触。婴儿心理需要的满足主要来源于"皮肤饥饿"的满足,因此,要给予婴儿经常性的肌肤抚摸,尤其哺乳时母亲要采用抚摸、拥抱、亲昵的语言等进行接触性情感交流。促进母乳喂养,增进母婴交流。保证婴儿充足的睡眠时间,养成良好的睡眠习惯,避免睡眠倒错。

🔍 知识链接

对"依恋行为"的实验研究

依恋(attachment)是人与人之间建立起来的、双方互有的亲密感受以及互相给予温暖和支持的关系。最早解释依恋行为的理论是所谓的"碗柜"理论(cupboard theory),认为婴儿依恋父母是因为父母为他们提供最基本的物质需要——食物。哈洛(Harlow)将刚出生的小猴与母亲分离,进行人工喂养。在喂养小猴的房间中,有两只机械的"猴妈妈",一只是金属框架,另一只则在金属框架外面裹上了柔软的布。哈洛在金属框架的猴妈妈上放上喂食的奶瓶,而在柔软的猴妈妈上不放置任何食物。结果发现,当小猴对新刺激感到害怕时,会去拥抱柔软的猴妈妈,而不是拥抱提供食物的金属妈妈。于是哈洛推断,相对于食物,身体接触的舒适对依恋的形成显得更为重要。

（3）重视个性培养:幼儿期是情感活动发生、发展的重要时期,开始出现比较复杂的内心体验,父母应给予幼儿良好情感活动的培养,做到不恐吓、不打骂、多鼓励、少批评。此外,要摆正孩子在家庭中的位置,不溺爱,注重对良好意志行为的培养,还要尽量创造与同龄孩子交往、游戏的机会,为将来的社会交往和社会适应奠定良好的基础。

2. 学龄前期儿童的心理保健

（1）培养自我管理能力:3 岁以后儿童就出现了独立的愿望,这是自我意识发展的表现,出现"第一个反抗期"。父母应因势利导,培养儿童的自我管理能力。一方面,对学龄前期儿童独立的愿望要肯定,并引导儿童去积极尝试,如让儿童自己穿衣、吃饭、大小便等,做得好时应及时予以肯定和表扬,使儿童正确的行为得到强化。另一方面,由于学龄前期儿童的自我照顾能力有限,当儿童不能独立达到目的时,家长要给予适当的帮助,并注意防范一些危险的情境和因素,以免儿童受到伤害。

（2）促进良好人格的形成与发展:学龄前期是儿童的人格品质和行为习惯开始形成的时期,而家庭是儿童成长的最初环境,父母是儿童最早的交往对象。家庭的环境与氛围、父母的言谈举止及教育方式对儿童的情绪、态度、行为,乃至成年以后的兴趣、信仰、行为方式、自我价值观念均具有较大的影响。一方面,父母应以身作则,为儿童树立良好榜样;另一方面,要采取正确的教育方式来塑造、培养儿童良好的人格及行为。

3. 学龄期儿童的心理保健

（1）帮助儿童适应学校生活:老师和家长对新入学儿童应给予具体的指导帮助,要重视儿童各项常规训练;注意教学的直观性、趣味性;注意使用肯定和表扬的鼓励方法;要建立温暖快乐的学校生活,以帮助他们尽快适应学校生活。

（2）培养儿童良好的学习习惯:通过指导使儿童热爱学习、勤于学习、善于学习;培养集体意识,树立正确的集体观念;培养持之以恒的学习精神;及时纠正各种不良行为。

三、青少年期心理特点与心理保健

青少年期一般指女孩自 11～12 岁开始到 17～18 岁,男孩自 13～14 岁开始到 18～20 岁这一年龄段,是从儿童过渡到成年的阶段,又称青春期。青春期是人生发育的第 2 次"生长高峰",身体的快速发育会给青少年的心理适应产生相应的影响。

（一）青少年期的心理特点

1. 自我意识迅速发展　自我意识是个体对自我的认知能力。青少年自我意识的发展,主要表现在自我评价的能力上,他们总是在有意无意中思索着"我是什么"及"别人怎样看待我"这些问题,开始从对比别人以及通过别人的评价来认识自己。随着自我意识的发展,他们开始出现反抗父母的言行。

2. 认知思维发展成熟　青少年期的认知发展以思维为核心的智力成长,表现在理解能力、问题分析与推理能力提升,思维能力开始深化和扩展,思维表现敏捷、活跃,接受新事物和操作能力较强,因而是学习知识技能,接受新事物,从事脑力活动的"黄金时期"。

3. 情绪情感波动明显　青少年期随着脑神经兴奋和抑制的强化以及生活经验、社会实践的增多,脱离童年期幼稚型情感,逐渐从低级性的单纯天真的情感活动向高级社会性情感发展,表现为具有一定群体感、道德感、美感、社会责任感,向往美好理想的成熟型情感。情绪容易兴奋且不稳定,很容易从一个极端走向另一个极端,有时甚至表现为情绪敏感、脆弱。

4. 独立性与依赖性相矛盾　随着身体发育的成熟和认知能力的提高,青少年强烈要求自作主张,竭力摆脱家长的管束,在思想言行的各个方面都表现出极大的独立性,表现出心理

"断乳"愿望。但是他们阅历还不够丰富,面对陌生或复杂的环境时,往往缺乏信心,难做决断,对父母、成人及长辈亦存在较多的依赖性。

5. **闭锁性与渴求理解相矛盾** 青少年不再像以前那样无忧无虑,坦率纯真,他们感到自己是成人,要表现出一种自尊,开始掩饰自己的情绪,对很多问题不再像儿童那样无所顾忌地刨根问底,有了自己的秘密。青少年心理的闭锁性,使他们不愿吐露真情,但在封闭的同时,又如饥似渴地希望得到别人的理解,特别是老师和父母这些生活中最亲近的人的理解,使父母觉得这个阶段孩子的心理难以捉摸。

6. **性意识萌发** 随着性功能发育完善和第二性征出现,性意识也逐渐萌发,在青少年期会出现对性问题害羞不安、疏远异性等情况,随着年龄增长,开始出现异性相吸的朦胧性向往。

案例分析

小洪是护理本科专业三年级学生,处于临床实习阶段。这个月,小洪刚进入急诊ICU工作,面对危重患者,她常常不知所措,每天都有很多新知识亟待学习。与此同时,小洪正在备考1个月后的研究生入学考试,希望通过自己的努力为未来提供更多选择。小洪听说今年报名参加考研的同学特别多,要想脱颖而出,可不是件容易的事。这段时间,小洪出现了饭后呕吐,不敢吃东西,食欲缺乏的表现。日常也屡有呕吐,精神萎靡不振的表现,无法完成临床实习工作。小洪主述经常无缘由地烦躁,不愿上班。有时愿与人谈说,有时只想一人待着。常常失眠,多梦,无缘无故想哭。来医院进行内科、精神科诊查,均无异常。无精神病家族史,无脑外伤史和其他躯体疾病。

问题:
1. 小洪面临了什么样的问题?有哪些表现?
2. 你考虑如何对她进行帮助和建议?

(二)青少年期的心理保健

1. **维护自我意识的发展** 青少年期自我意识发展迅速而强烈,在心理上希望摆脱对父母的依赖,希望以独立的人格出现,在许多方面表现出"逆反"。因此,家长和老师应转变观念,尊重孩子的独立意识,合理满足他们的要求并维护他们的权利,在行为、情绪、社会、道德观念及其评价上适当给予"自主权",使其在宽松和谐的环境中,保持轻松愉悦的心理状态。学校要及时开展青春期的自我意识教育,使他们能够认识自身的发展变化规律,学会客观地评价自己和别人,发挥自我优势和潜能。

2. **及时疏导负面情绪** 青少年在紧张的学习生活和复杂的社会交往中,不可避免地会遇到诸多的挫折、失败和刺激强度不等的生活事件,由于他们大脑皮质兴奋与抑制功能发展尚不稳定,情绪大起大落的变化时有发生。应指导其及时、正确排解负性情绪,以减少负面情绪对身心健康的影响。同时也应将负面情绪导致抑郁症、焦虑症、癔症及精神疾病的危险性告知学校和家长。

3. **进行平等交流** 对于青少年的好奇心和逆反心理,不能简单地禁止或粗暴的压制,应给予耐心的解释、合理地疏导。父母和教师应以平等的态度和他们交朋友,将青少年的心理保健融合于亲密、友爱、温馨的师生和亲子关系中。

4. **引导性意识健康发展** 通过教育使其正确认识性生理、性心理的本质,正确对待其

笔记栏

生理、心理发育中出现的变化,正确处理性功能成熟导致的月经初潮、遗精、手淫、异性倾慕、早恋等问题,消除性紧张、性迷惑的不良情绪反应。正面引导其学习兴趣、规范其道德行为,培养其良好的生活习惯。

四、青年期心理特点与心理保健

青年期一般是指 18~35 岁这一年龄阶段。青年期的发展最具复杂性和不平衡性,也最易产生各种心理矛盾,是个体从学习阶段向职业阶段过渡最为重要的阶段。

(一)青年期的心理特点

1. 智力发育完善　这个时期,个体的感知觉灵敏,记忆力、思维能力不断增强,逻辑抽象思维能力逐步占据主导地位,思维具有独立性、批判性、创造性。

2. 自我意识增强　进入青年期后,随着对外界认识的不断提高,生活经验的不断积累,对自己的内心世界和个性品质方面进行不断关注和评价,形成自己的人格特点。不断修正自我意识,一方面能全面认识自己的身心特点和社会价值;另一方面也懂得尊重他人的需要,在自尊的同时尊重他人,对自己和他人的评价更加深刻和全面。

3. 人格的变化　青年期是人格形成与成熟的重要时期,虽然其个性还会受内外环境的影响而发生变化,但人格越来越稳定、成熟,且较为稳定。与青少年期相比,青年人变得更加沉稳、平静、自信、乐观和宽容。

4. 人生观和价值观确立　青年人开始思考人生和世界,提出许多有关"人生目的""人生意义""生活理想"等大思考。由于这些问题的解决是一个充满矛盾的过程,所以通常个体都会经历一段苦恼、迷茫、沮丧与不安的时期。在理论与实践的不断磨合中,人生观和价值观渐渐趋于成熟、稳定。

5. 性心理不断成熟　随着性生理功能发育、成熟,会出现两性间彼此关注和情感吸引。在婴儿期孩子对母亲产生的依恋到青年期开始减弱,这种依恋转向恋爱对象或人生伴侣。同时,在家庭、学校教育以及社会传播媒介和周围环境的影响下,逐步形成了自己的性观念、恋爱观及婚姻观,性心理发育成熟。

6. 职业的适应　青年期个体开始追求事业上的成功,向往一定的社会地位。个人的兴趣、能力、价值观以及社会需求、家庭教育等因素都会影响青年对职业的选择。青年在个人兴趣、性格和职业中寻找切合点。

(二)青年期的心理保健

1. 加强自我心理修养　青年应了解自己的兴趣、能力、人格特征,包括了解自己的长处和不足,正确的评价自我,确立适合自己的目标和追求,把主要精力放到自己最看重的事情上去,主动放弃难以达到或无法达到的目标。遇到挫折多看到其光明的一面,以积极态度看待生活中的变化,不为小事耿耿于怀,提高对挫折的承受力。

2. 提高人际交往能力　青年步入社会后,面临的社会关系比学生时代更为复杂。要加强青年的心理教育,开展心理教育讲座,设立心理咨询室,及时帮助青年克服心理困难。青年人与人交往时,要对人真诚并尊重他人,主动表达善意、学会赞美他人等,以建立良好的人际关系。同时,要积极参与各种活动,广泛接触社会,在交往中了解别人,也让别人了解自己。处理矛盾时,多站在对方立场替对方考虑,多从对方角度来观察自己的行为是否合理,相互理解,相互体谅,以豁达大度的胸怀处理各种人际关系的矛盾。

3. 端正婚恋观　青年期步入恋爱、结婚的阶段,性心理问题较多,应给予青年人正确的指导,让青年人对性有正确的认识与态度,通过增进男女间的正常交往,树立正确的婚恋观。择偶时应把学识、能力、修养、性格、为人等不易改变的因素放在首位考虑。婚后注意发掘对方的优点,相互尊重,互相体谅,共同承担家庭责任,不断学习解决家庭问题、维护幸福婚姻的策略。

4. 培养良好的择业心理　青年期是个体从学校走向社会,开始职业生涯的重要阶段。明确的生涯规划,良好的择业心理,是个体实现自身价值的重要因素。选择职业时要考虑自己的人格特点、职业兴趣,明确自己的潜力和优势,不要单纯的考虑经济收入,根据自己的兴趣、能力、社会需求寻找能够做得好的职业。

五、中年期心理特点与心理保健

中年期是指 35~55 岁或 60 岁这段时期。其中,中年后期,即进入老年期前的一段过渡时期又称为更年期。

(一)中年期的心理特点

1. 心理发展日趋成熟稳定　中年人要经历"三十而立,四十不惑,五十知天命"这一过程的艰苦磨炼,知识不断积累,经验逐渐沉淀,心理发展日趋成熟平稳,并且能较好地控制自己的情感,具有保持个人精神状态平衡的能力和保持群体意义上的平衡能力,如群体关系融洽、团结互助、友爱和睦、同心同德等。处理生活、工作中遇到的各种问题时,中年人能保持自己的性格特征,不像青年期那样易受外界的干扰。

2. 心理活动能力不断提高　人到中年,生理功能逐渐衰退,而心理活动能力却继续发展和成熟,具有较强的独立解决问题的能力,精力充沛,情感丰富,思维敏捷,富有创造力,注意力集中,记忆力较强,能把握和控制情绪,能较好地适应和把握环境等方面。

3. 心理冲突日趋明显　中年人需要面对因身体功能减退而产生的心理不适,高度社会责任感与身心力不足的无奈,健康与疾病的困扰,因社会地位的演变及家庭角色的转换所产生的不适应,渴望事业有成与家庭拖累,随波逐流的大环境与渴望保持独立个性等诸多矛盾。中年人如果不能正确处理这些矛盾,便会导致种种心理冲突及困扰的频繁发生,产生如焦虑、失望、烦躁、忧郁、压抑等不良情绪,继而严重影响身心健康。

4. 心理疲劳感加剧　中年人的心理疲劳是指社会、家庭、工作、生活、人际关系的多重压力所造成的长期的精神负重,使得中年人总处于一种焦虑、烦躁、恐惧、抑郁的压力之中,心理陷入"心力衰竭"的状态。心理疲劳程度严重的人情绪总处于精神过度紧张、压抑感很强,总感到自己活得很累、很苦,经常不自觉地去想生活中的阴暗面,如死亡、事故和疾病等。

5. 更年期心理的特殊表现　更年期是从中年向老年过渡的阶段。处于更年期的中年人有其特定的生理特征从而导致特定的心理反应,如注意力不集中、记忆力下降、精神紧张、焦虑、烦躁、情绪低沉、处处表现出紧迫感,身体稍有不适,便四处求医,对工作或家中的事情特别操心,事无巨细都要一一过问。

(二)中年期的心理保健

1. 建立完善保健制度　全社会应给予中年人群高度的重视和关心,建立完善的保健制度,定期监测,加强中年期心理健康教育。对于更年期的人群,更应该学习有关知识,了解更年期生理、心理变化规律,加强心理健康维护的教育指导。

2. 调适优化心理状态　中年人应对自己的生理和心理特点有所了解,正确认识体力与智力之间的关系,注意劳逸结合,切忌长期超负荷的工作,凡事量力而行,根据个人情况及时调整生活目标和期望值。保持豁达大度的胸怀,正确看待生活中的变化。增加生活情趣,经常参加户外活动,适当倾诉不愉快的情绪,将压抑在心头的愤懑、痛苦乃至委屈痛快地倾吐出来,获得别人的理解和支持,消除心头的阴影,重新获得心理上的平衡。

3. 保持和谐人际关系　中年人要注意协调和处理好各种人际关系。夫妻关系和谐是家庭关系中的基本因素,夫妻之间建立互谅、互让、互相信任、互相支持的关系。在遇到压力和困难时,要积极争取朋友、同事、家人的帮助和支持。要尽量互相谅解,减少摩擦和冲突;注意转换自己的思维角度,辩证地观察事物,评价矛盾,解决矛盾,给自己营造良好、轻松的人际氛围。

六、老年期心理特点与心理保健

一般从 60 岁或 65 岁开始进入老年期。进入老年期的个体,大多属于离退休老人,由于角色的转变或生活环境的改变,使其在躯体和心理上都出现新的变化。

(一)老年期的心理特点

1. 记忆力下降　老年人近期记忆保持效果差,近事易遗忘,但远期记忆保持效果好,对往事的回忆准确而生动。机械记忆能力下降,速记、强记困难,但有意记忆是主导,理解性、逻辑性记忆常不逊色。

2. 智力变化　老年人的晶体智力易保持,而液态智力下降明显。思维灵活性较差,趋向保守,但综合分析能力和判断能力变化较小,不少人凭借丰富的阅历和经验,仍具有深刻的见解。

3. 情绪改变　老年人情绪趋向不稳定,常表现为易兴奋、易激惹、爱唠叨、常与人争论、情绪激动后的恢复需要较长的时间,经常产生抑郁、焦虑、孤独感、自闭和对死亡的恐惧等心理。对外界的人和事漠不关心,不易被环境激发热情,还经常出现消极言行。

4. 性格改变　老年人生活习惯刻板拘谨,难以接受新鲜事物,保守、固执,对外界不信任、疑心重重、思想偏激。有些老年人由于以自我为中心,常常影响人际关系。进入老年,两性出现同化趋势,男性爱唠叨,变得女性化;女性更爱唠叨,变得更加女性化。

(二)老年期的心理保健

1. 帮助老年人正确面对衰老　帮助老年人认识老年机体器官功能老化和由此引起的各种躯体不适是正常现象,不必为此而过多地忧虑、担心。帮助老年人树立自信、自强、自立观念,在心理上摆脱"老年意识",保持"永远年轻"的心态,调动其生理和心理功能的最大潜力,消除其不良心理、社会因素,顺利渡过老年期。

2. 以积极的生活态度延缓衰老　现代科学证明,积极的生活方式可以延缓大脑退化,保持生命活力。老年人应学会量力而行的工作、学习与活动,帮助老年人老有所为,老有所用,体现自己对社会、家庭的价值。鼓励老年人发展和培养兴趣爱好,活到老、学到老,在刺激大脑活动的同时,既可丰富自己的知识,又能促进个体心理适应社会发展,在精神上有所寄托,扫除失落感和空虚感。可根据身体情况,参与自己喜爱并适宜的活动。养成良好的生活习惯,合理安排生活,起居有序,活动有节,对老年心理健康十分有益。

3. 指导老年人调控不良情绪　让老年人明白保持愉快、积极、乐观情绪的重要性,而避免消极的不良情绪。如出现不良情绪时,可以诉说、深呼吸、听音乐等,缓解、消除不良情绪。

4. 提供家庭与社会支持保障　家庭和睦对老人心理健康至关重要。对待家庭问题,老年人应保持豁达的态度。子女要在生活和思想上多给老人亲情关怀,鼓励和支持丧偶老人再婚。社区、单位应经常主动关心离退休老人,定期举办有益身心的活动,促进老人的人际交往,帮助老人保持与社会沟通。社会要做好老年保健福利事业,使老年人老有所养、老有所医。

案例分析

　　李先生,67 岁,丧偶,退休在家。退休前为某单位领导,退休后不用按时上下班,也没有人再向他汇报工作,每天只是刻板的吃饭、看电视。李先生逐渐变得郁郁寡欢,一见到人总是大谈他过去如何辉煌。后来人们便不爱听了,他便更显得失落、情绪低沉。慢慢地,饭也吃得少了,并经常失眠。去年他感到身体特别不适,便到医院去检查,结果被查出有高血压、冠心病。恰好在检查时听别人议论说某某得冠心病突然死去了,回家后便陷入对死亡的恐惧之中,总不自觉地想到死人,觉得自己不知哪一天会突然死去,于是更闷闷不乐、焦虑不安,甚至莫名其妙地悲伤哭泣起来。

　　问题:

　　1. 李先生面临了什么样的问题? 具体有哪些表现?

　　2. 你考虑如何对李先生进行帮助和指导?

第三节　不同群体的心理健康

　　群体是由若干相互联系并相互影响的个体所组成,这些个体在群体中均承担一定的角色和任务,有着共同的目标、共同的情感、共同的价值规范,群体对每一个体的心理状况产生直接的影响。了解和分析不同群体的心理特点可为群体心理健康的维护提供相应的措施依据。

一、家庭心理保健

　　家庭心理健康指家庭作为一个整体,能正常发挥其各种功能,使家庭成员心理平衡、愉快,能扮演好各种社会角色。

(一) 家庭对其成员心理维护的功能

　　1. 满足家庭成员归属与安全的需要　家庭成员之间要建立起共同认识感,能感到一家人亲近相属,有安全感。

　　2. 提供家庭成员社会支持　家庭成员有高兴的事能一起庆祝,有伤心的事能一起应对,获得心理上感到亲人相属的稳定感。家人能彼此相互关心,凭"自己人"或"一家人"的关系与立场,供给外人所不能或不易供给的建议和帮助。

　　3. 家庭成员相互取长补短　作为年长父母者,能凭其生活经验,给年轻者建议,而后者也能以年轻者的立场,帮助年长者适应现代社会的不断变化。夫妻彼此能以男女不同的感觉与立场,相互取长补短;兄弟姐妹也能以同胞的立场与关系相互帮助。

(二) 和谐家庭关系,营造健康氛围

　　1. 夫妻关系的维护　夫妻关系是家庭的核心,夫妻关系稳定是夫妇心理健康、成功养育孩子的保障,是儿童成长与发展的基础。在家庭生活中,夫妻双方应该做到:

　　(1) 适度的婚姻期盼:长久而又幸福婚姻的秘密在于不要期望太多。夫妻双方要客观地设定自己对婚姻的期望值,相互间要保持有效的沟通、信任、理解和包容,理性地认识感情和婚姻的平实,在遇到问题时就不会有太多的挫败感,而是能更妥善地解决问题。

　　(2) 正确对待双方的差异:恋爱中的彼此都把对方加以神秘和美化,而结婚后,双方个

性伸张,差异就充分暴露。夫妻双方要互相支持、关心、谅解、忍让,同时也要积极克服自己的缺点,这样才能使爱情永葆活力,家庭关系和睦。

(3)平等与民主:夫妻之间要相互忠实、互相尊重,反对性别歧视、禁止家庭暴力或成员之间的虐待和遗弃。夫妻双方的权利与义务的分工应平等与民主,双方共同承担家务劳动、共同商定经济开支。

(4)正确处理夫妻冲突:夫妻冲突往往是缺乏适当的交流与沟通造成的。有效的交流不仅可以增进夫妻感情,让许多矛盾解决在萌芽状态,还可以了解对方对不同意见和行为的容忍限度,使各自在不同的方面有所改进,逐渐建立起共同的行为方式。

2. 亲子关系的维护 亲子关系是指父母和子女之间发生的相互关系,是家庭心理健康的重要方面。个人在家庭生活中所获得的经验及所受的教育对个体人格的发展最具影响力。在营造和谐的亲子关系中,父母应注重:

(1)营造温暖和谐的家庭气氛:温暖和谐的家庭氛围能促进孩子心理的健康成长。如果在温暖轻松的家庭气氛中成长,就容易形成乐观平和的心境,能与他人友善而积极地相处;反之,在紧张、不和谐的家庭气氛中,则表现出没有安全感、缺乏信任感,容易产生敌对心理,导致孩子在以后的人际交往中,容易形成多疑、猜忌的性格,很难与他人和睦相处。

(2)注重言传身教:父母不仅是影响孩子成长的外在环境因素,更是孩子成长的实际参与者。心理学家通过对父母"言传"与"身教"两者影响力的比较,发现影响孩子的不仅仅是父母直接对孩子的谆谆教导,更重要的是父母的一言一行和自然流露的人生观和价值取向。所以,在家庭教育过程中,父母要加强自身修养,言传身教,为孩子做好榜样。

(3)理解孩子的需要和追求:亲子关系的和谐,离不开亲子之间的良好沟通,以及对孩子心理需求的关注。通常在家庭中,父母对孩子的生理需求较为敏感与关注,往往忽视了他们的心理需求。父母要理解孩子的需要和追求,尊重孩子的独立意向。

(4)注重教育的科学性:父母是孩子的第一任教师,需要具备一些准确规范的科学文化知识,了解孩子成长过程中的生理、心理方面的特点,制定有针对性的教育措施,促进孩子健全人格的发展。同时,父母还应是孩子的良师益友,采取合理的教育方式,切忌体罚及暴力行为。

二、学校心理保健

在个体的心理发展中,学校教育是人生极为重要的一个阶段。学校是个体形成健康心理,培养其健全人格的主要场所。

(一)学校群体的心理功能

1. 教育功能 学校群体是特殊的教育群体,与社会其他群体最显著的区别在于具有教育的特定功能。在文明社会里,新生的一代要完成独立走向社会的准备过程,要形成适应现代社会要求的健全人格,主要依靠学校而不是社会的其他机构和部门,学校作为一种教育群体,具有的培养和塑造下一代的教育功能。在学校这一特定的群体中,青少年获得了正规、系统的教育,身心的整体素质得以充分发展和提高。

2. 归属功能 学校群体能给个体情感上的依靠,使群体内各个成员在发生相互作用时,行为上表现为协调一致,彼此体会到大家同属某一群体,产生"我们是同班的""同校的""同一足球队的"等类似情感体验。归属感在一般情况下,不一定表现得很强烈,只有当群体受到表扬与奖励、惩罚与攻击时,归属感才会增强。通常一个人同时隶属于许多不同的群体,如一个学生可能同时属于班集体、少先队、足球队、兴趣小组等,虽然他接受这些群体的影响会产生一定的归属感,但对自己某一个最主要的群体的归属感最为强烈。

3. 认同功能 学校群体能对个体的认知提供知识和信息,使各个成员对一些重大事件与原则问题同学校群体保持共同的认识和评价。群体之所以有认同功能,通常是由于群体自身具有一定的权威性、影响力和吸引力。个体对群体的认同,是其自愿接受群体影响并与之融为一体的心理基础,也是使学校这一群体保持内在整体性的心理基础。群体的认同感还会相互影响,这种影响是潜移默化的,尤其当个人对外界情况不明、情绪焦虑不安、判断能力不足时,更容易接受其他成员的影响。

4. 支持功能 当个体的思想、观点、情感、行为方式符合群体的规范、期望和利益时,群体就会给予他赞许和鼓励,以支持其行为,从而使他的行为得到进一步强化,使个体的信心增强,行为持续进行,推动其前进。没有一个学生不希望从学校群体中获得肯定、鼓励和支持,而学习困难的学生更渴望从学校、班级和同学中获得理解和支持,以摆脱困境。

(二)教师心理保健

教师是教育过程的决定者,其言行直接影响学生人格的形成和发展。因此,教师的心理健康是学校心理健康的重要内容,也是开展学校心理健康的基础和条件。

1. 关注教师心理健康,营造良好的环境 教育行政部门和学校领导应充分认识到教师心理健康的重要意义,并采取有效的措施。让教师体验到被尊重、被关爱,工作有价值,建立起职业自豪感。学校领导要发扬民主,为教师创设宽松、和谐的工作环境;深入了解教师的实际需要,建立客观公正、正面激励的教师评价制度以满足成就动机;提高教师的心理满意程度,使他们始终保持心理平衡。

2. 正确认识自我,保持乐观心态 只有树立正确而稳定的自我概念,才能正确认识自己,客观评价自己,合理要求自己,才能正确地对待他人对自己的评价,做自己应该做的事,了解并愉悦地接受自己的优点和缺点,不给自己设定高不可攀的目标。同时,由己及人,也就能够客观地评价别人,接纳并理解别人的错误和缺点,对世事中的不平、不满、不尽善尽美之处能处之泰然,保持乐观心态。

3. 增强心理保健意识,掌握心理调适方法 教师要学会对自己的心理进行调节,缓解和减轻心理压力,维护自身心理健康。采取积极的压力认知模式,分析问题、思考解决问题的方法,也可以寻求社会支持,使自己恢复信心、摆脱困境。学会放松情绪,减轻压力。

4. 学会沟通,建立良好的人际关系 教师要学会与人交际、善于与人交际,将自己和谐地融入各种人际关系中,保证健康的心理,更好地教书育人。其中,教师与学生的关系尤为重要。而要建立良好的师生关系,最重要的是要成为与学生沟通的"高手",知晓学生的"内心世界",调整与学生交往的态度,这是师生间沟通成败的关键。

(三)学生心理保健

1. 优化校园文化氛围 良好的校风、学风会潜移默化地优化学生的心理品质,如团结友爱的校风是学生形成群体凝聚力、集体荣誉感的土壤,有利于人与人之间保持和谐的人际关系,促进学生之间的相互沟通、相互帮助。处在积极向上、宽松友好的班风中,会使人感到心情舒畅、精神振奋;相反,就会使人感到寂寞孤独、紧张压抑,从而对学习和生活产生不良影响。

2. 优化教学方法 教师在教学过程中要全方位、多途径地优化教学方法,为学生创造富有变化、能激发新奇感的学习环境,注重学生思维训练,培养思维的流畅性、独特性、变通

笔记栏

性和深刻性品质。

3. 提倡用脑卫生　学习活动需要有张有弛,要合理安排作息时间,保持良好情绪状态,创造良好学习环境,供给大脑足够的营养。

4. 矫正不良行为和消极思想　学校和教师要及时发现有不良行为和心理问题的学生,对不良行为者要了解其动机,采用说理教育、树立榜样等方法,提高其辨别是非的能力及与不良行为作斗争的意志力,巩固新的行为习惯;还应考虑学生的个体差异,采取灵活多样的矫正措施。

三、职场心理保健

职业是人们维持生计、承担社会分工角色、发挥个性才能的一种连续进行的社会活动,人们在从业过程中会受到职业对其心理的影响。

(一)职业行为的心理功能

1. 职业产生情感体验　职业是工作,是人的智慧、体能劳动的综合付出,是利用专门的知识和技能,创造物质财富、精神财富,获得合理报酬,满足物质生活、精神生活的工作。从事职业活动,除了智慧、体能的付出,也是一项心理活动的过程。在这一心理活动过程中,给人带来了强烈的情感体验,是一个人在按照一定的审美标准评价自己工作情感体验,也是在用一种道德标准衡量自己的思想、观念、行为的主观体验,更是在智力活动过程中所产生的成就感的体验。这种情感体验只有在职业活动中获得。

2. 职业能激发创造力　创造力是一种不可忽视的思维能力。一个好的创意,需要综合运用逻辑思维、形象思维、发散思维、系统思维和直觉灵感等多种认知方式。虽然看起来不容易,但是好的创意会给个人发展带来新的契机,给人以生命和兴趣。人们渴望在工作中展现自己的综合能力,而工作亦能让人们灵思泉涌、保持旺盛的创造力。

3. 职业是实现人生价值的平台　每个人都愿意将梦想变成美好的现实,这便是自我实现的需求,能够促使个体自身潜能不断的发挥,从而实现其梦想。而实现这一梦想,职业是最好的平台。一个人知识、能力、经验以及人格魅力的展示,只有在职业活动中才能得到淋漓尽致地发挥。

(二)职业心理保健

1. 完善职工保健监测体系　医疗卫生服务部门、单位及心理咨询机构联合起来,建立职工健康的管理监控体系,制订相应的保健措施,开展职工辅助计划,为职工设置一套系统的、长期的福利与支持项目,内容包括:压力评估、组织改变、宣传推广、教育培训、压力咨询等。普及心理疾病预防知识,提高职工心理保健意识和技巧。

2. 优化职工工作环境　尽力改善劳动环境和优化劳动组织,减轻劳动强度,强调劳动卫生,提倡劳逸结合。单位要积极创造条件,经常开展职工座谈、接待、茶话会等活动,让职工畅所欲言,及时了解其内心需要,及时进行协调沟通,解决他们的心理压力与困惑。

3. 促进职工人际关系和谐　丰富职工业余生活方式,组织职工开展各种文娱、体育等活动,如:下棋、打牌、唱歌、跳舞、打球等,在活动中增进职工间的交流,创造和谐的同事关系。

4. 培养职工自我调节能力　在市场经济条件下,优胜劣汰是社会发展的必然趋势。要在竞争中努力提高自身综合素质,不断适应改革与发展的新事物、新理念、新环境。同时,也要重视自我心理调适和保健,培养乐观的心态,减轻压力和焦虑感。

学习小结

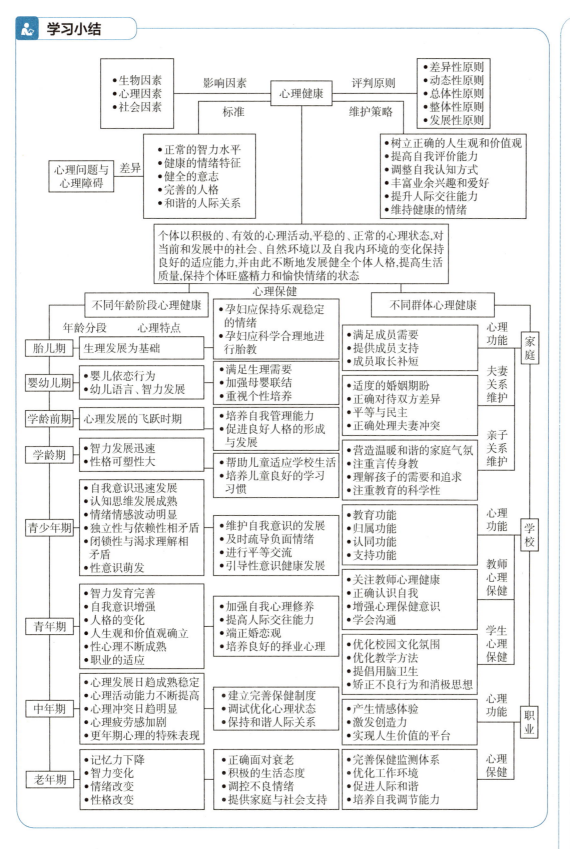

心理健康

影响因素
- 生物因素
- 心理因素
- 社会因素

评判原则
- 差异性原则
- 动态性原则
- 总体性原则
- 整体性原则
- 发展性原则

标准
- 正常的智力水平
- 健康的情绪特征
- 健全的意志
- 完善的人格
- 和谐的人际关系

心理问题与心理障碍 — 差异

维护策略
- 树立正确的人生观和价值观
- 提高自我评价能力
- 调整自我认知方式
- 丰富业余兴趣和爱好
- 提升人际交往能力
- 维持健康的情绪

个体以积极的、有效的心理活动,平稳的、正常的心理状态,对当前和发展中的社会、自然环境以及自我内环境的变化保持良好的适应能力,并由此不断地发展健全个体人格,提高生活质量,保持个体旺盛精力和愉快情绪的状态

不同年龄阶段心理健康

年龄分段	心理特点	
胎儿期	生理发展为基础	心理保健：孕妇应保持乐观稳定的情绪；孕妇应科学合理地进行胎教
婴幼儿期	婴儿依恋行为；幼儿语言、智力发展	满足生理需要；加强母婴联结；重视个性培养
学龄前期	心理发展的飞跃时期	培养自我管理能力；促进良好人格的形成与发展
学龄期	智力发展迅速；性格可塑性大	帮助儿童适应学校生活；培养儿童良好的学习习惯
青少年期	自我意识迅速发展；认知思维发展成熟；情绪情感波动明显；独立性与依赖性相矛盾；闭锁性与渴求理解相矛盾；性意识萌发	维护自我意识的发展；及时疏导负面情绪；进行平等交流；引导性意识健康发展
青年期	智力发育完善；自我意识增强；人格的变化；人生观和价值观确立；性心理不断成熟；职业的适应	加强自我心理修养；提高人际交往能力；端正婚恋观；培养良好的择业心理
中年期	心理发展日趋成熟稳定；心理活动能力不断提高；心理冲突日趋明显；心理疲劳感加剧；更年期心理的特殊表现	建立完善保健制度；调试优化心理状态；保持和谐人际关系
老年期	记忆力下降；智力变化；情绪改变；性格改变	正确面对衰老；积极的生活态度；调控不良情绪；提供家庭与社会支持

不同群体心理健康

家庭
- 心理功能：满足成员需要；提供成员支持；成员取长补短
- 夫妻关系维护：适度的婚姻期盼；正确对待双方差异；平等与民主；正确处理夫妻冲突
- 亲子关系维护：营造温暖和谐的家庭气氛；注重言传身教；理解孩子的需要和追求；注重教育的科学性

学校
- 心理功能：教育功能；归属功能；认同功能；支持功能
- 教师心理保健：关注教师心理健康；正确认识自我；增强心理保健意识；学会沟通
- 学生心理保健：优化校园文化氛围；优化教学方法；提倡用脑卫生；矫正不良行为和消极思想

职业
- 心理功能：产生情感体验；激发创造力；实现人生价值的平台
- 心理保健：完善保健监测体系；优化工作环境；促进人际和谐；培养自我调节能力

扫一扫
测一测

（陶 莹）

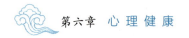

 笔记栏

复习思考题

1. 谈谈你对心理健康标准的看法。

2. 谈谈你对大学生心理发展特点的认识。

3. 回顾自己过去学习和生活的过程,谈谈心理健康与幸福人生的关系,以及如何促进自身心理健康的发展?

07章PPT

PPT 课件

第七章

患者心理的共性规律

学习目标

识记：

1. 能正确说出患者角色、就医行为和遵医行为的概念。

2. 能正确复述患者的心理需要的内容和特点。

理解：

1. 能用自己的语言解释患者心理活动的内容及规律。

2. 能举例说明患者的心理及行为反应特点。

运用：

能根据患者心理的共性规律，阐述患者心理需求与行为变化的原因。

思政元素

新冠肺炎疫情期间患者的心理需求及应对措施

新型冠状病毒肺炎（简称新冠肺炎）的防控措施，需对疑似/确诊患者采取隔离，而患者对疾病相关知识知之甚少，因此在隔离治疗期间患者易产生心理或精神上一系列的不良情绪，包括否认、恐慌、焦虑以及孤独感等。医护人员了解到患者的心理特点及规律，采用了多种方法改善患者的不良情绪，如保障医疗、生活、娱乐等基本设施；帮助重症患者和家人电话视频联系；带领轻症患者打太极、练广播体操，甚至带着他们跳起了《火红萨日朗》等。这些方法加强了护患沟通，帮助患者树立战胜疾病的信心，有效地促进其早日康复。

个体在患病后，心理状态和功能会发生相应的变化，同时，这些心理的改变又对其疾病的发生、发展、预后及转归有着很大的影响。因此，在临床护理工作中，熟悉各类患者的心理特征，针对患者的心理问题采取恰当的护理措施，不仅有利于患者疾病的康复，还可以改善医患关系，提升服务质量，提高患者的满意度。

第一节　患者与患者角色

角色规定一个人活动的特定范围、与其地位相适应的权利义务与行为规范，是社会对处于特定地位的人的行为期待。个体患病后，应进入患者角色，个体的社会行为必须符合患者角色的要求以求尽快康复,否则不利于个人的医疗过程,也会影响其正常的社会生活。

一、患者角色

(一)概述

1. 患者角色概念 角色理论用角色的概念来研究人的社会行为。20世纪20年代,"角色"这一戏剧术语引入社会心理学,称为社会角色(social role),是指与个体社会地位和身份相一致的行为模式、心理状态以及相应的权利和义务。患者角色(sick role)又称为患者身份,是处于疾病状态中的患者应该具有的心理活动和行为模式。患者角色以社会角色为基础,同其他社会角色一样,是具有一定特征性的行为模式,享有相应的权利,同时必须履行相应的责任或义务。

美国著名社会学家帕森斯(T. Parsons)从社会学角度提出"患者角色"概念及其四个要素,即:①患者可以从常态的社会角色中解脱出来,根据疾病的性质和严重程度,减轻或免除原有的社会责任;②患者对其陷入疾病状态没有责任。通常个体对无法控制自身患病与否,患病本身也不符合其个人意愿,患者本身就是疾病的受害者,他无需对此负责;③负有恢复健康的责任。患者应有使自己尽快痊愈的动机和行为,有接受治疗、努力康复的义务;④负有寻求医疗帮助的责任。患者必须寻求医疗帮助,并在治疗中积极与医务人员配合,使自己尽快康复。帕森斯的理论强调了患者有从正常社会角色中解脱出来的权利,同时又有恢复健康、寻求医疗的责任,这一观点符合患者角色的特点,但也存在一定局限性:如病情较轻或患有慢性病,患者是不需要完全免除正常社会责任和义务的;而部分疾病,如性病、艾滋病和成瘾疾病等,患者则要承担道德甚至法律责任。另外,并非每个人患病后都积极地寻求医疗帮助。

弗雷德森(Frederson)对此提出了不同的见解:其一,个体是否脱离原有的社会角色取决于疾病的严重程度。如果病情严重,需立即脱离原有社会角色进入到患者角色;而病情较轻,则可以暂时离开或不离开原有社会角色。其二,进入患者角色后,承担的义务和获益有所不同,包括三种情况:①条件性获益:以努力恢复原有角色为条件而暂时免除原有的责任和义务;②非条件性获益:慢性病患者和濒死者被无条件地免除原有的责任和义务;③耻辱性获益:如成瘾者病后可免除正常责任与义务,但必须承担某些歧视和耻辱。

2. 患者角色基本特征 当个体从社会常态角色转为患者角色后,心理反应不尽相同,但仍具有共同规律,主要包括以下几种基本特征:

(1)社会角色退化:当个体进入疾病状态后,根据疾病性质及严重程度可获得一定的休息和治疗的权利。此时原有的社会角色被部分或全部取代,患者角色占据主导地位。

(2)求助愿望增加:为尽快恢复健康、解除病痛,患者往往主动寻求帮助。多数患者将更多的希望寄托于医护人员,他们主动、反复与医护人员交流沟通,询问治疗康复相关问题,表现出对医护人员的依赖。

(3)自控能力下降:由于疾病带来的躯体性不适、心理上焦虑以及社会歧视等压力,患者往往情绪不稳定,意志力减弱,自我调节能力降低。表现为难以控制自己情绪、无故乱发脾气,有的还表现为过度挑剔、指责护士及护理工作等。

(4)康复愿望与动机强烈:渴望康复是患者的正常心理反应,每位患者都不愿遭受疾病带来的不适、病痛甚至功能损害、致残等。因此,除接受医疗帮助外,患者会根据自己对疾病的认知,选择自认为可以加速康复的其他方法,争取早日康复。对此,医护人员应给予正确指导,加强患者的信任。

（5）医患合作加强：患者自愿遵守医院规章制度，遵从医嘱，主动与医护人员保持良好的沟通，力争尽快摆脱疾病。

（二）患者角色适应

角色适应是指个体承担并发展一个新角色的过程，其心理、行为会根据角色转变而发生改变。当一个人在正常社会角色和患者角色之间转变时，心理和行为模式、社会对他的期望和义务都会随之发生相应变化。患者能够适应这一转变称为患者角色适应良好，若患者不能顺利完成角色转变，在转变过程中表现出一定的困难或障碍则称为患者角色适应不良。患者常见的角色适应不良有以下几种：

1. 角色行为缺如　指患者未能进入患者角色，否认自己是患者。患者被医生诊断罹患疾病，但未意识到或不愿承认自己的疾病情况。患者角色行为缺如一般发生在患病初期。其原因可能是疾病引起轻微的不适或病痛，患者没有意识到自己已经患病；或者是患者不能接受自己患病的现实而采用否认心理；或者是意识到疾病意味着社会功能下降，与求学、入职、婚姻等问题有冲突，使患者不愿承认患者角色。适度及短期的角色行为缺如对患者心理具有一定的缓冲和保护作用，但长期角色行为缺如可能导致因患者的不配合而延误治疗最佳时机，甚至造成严重不良后果。因此，医护人员应以恰当的方式引导患者，帮助其尽快进入患者角色以获得及时治疗。

2. 角色行为冲突　是指患者虽然意识到自己患病，但在进入患者角色过程中与其他社会角色发生心理冲突，从而引起行为的不协调。当个体患有某种疾病时，就意味着要从正常的社会角色向患者角色转化，但是当患者追求某种需要的动机超过就医动机，或社会角色的重要性、紧迫性强，或个人责任心较强，表现为患者因工作繁忙不能安心治疗，或不能放弃家庭责任而影响治疗，或者因长期担任某种社会角色形成行为习惯而难以进入患者角色。这些表现不符合患者角色的社会预期，导致个体发生心理冲突，患者焦虑不安、愤怒、迷茫、悲伤，甚至恐惧、痛苦，其后果可能导致病情加重。

3. 角色行为恐惧　指个体对患者角色过度恐惧、担忧。可能是由于患者缺乏对疾病的正确认识和态度，或是过度悲观焦虑疾病的预后等。他们往往过度紧张四处就医，或自己滥用药物以求尽快康复，但若疗效不好，又有可能悲观放任疾病发展，拒绝继续治疗。

4. 角色行为减退　个体进入患者角色后，因各种原因导致患者重新承担本应免除的社会责任，过早转回社会常态角色。一般发生在疾病中后期，虽尚未痊愈，但家庭、工作或社会角色中突发紧急事件，要求患者履行其相应的责任和义务。如家属突发疾病需要照顾，工作中的考评、考核等，都可能使患者发生角色行为的减退。此时，患者表现出对疾病的考虑不充分或不重视，可能影响疾病的康复甚至引起病情反复。

5. 角色行为强化　个体患病后心理反应过度，多发生在疾病趋于康复，患者角色需要向社会常态角色转化的时期。表现为"安"于患者角色，或自觉病情严重程度超过实际病情，"小病大养"，或过度依赖医疗机构和医务人员的帮助，不愿从患者角色转为常态角色，即便已经康复仍以患者角色自居，表现出较强的退缩或依赖性。其主要原因可能是病后体力、精力、能力下降，自信心减弱，依赖性增加，患者对原来承担的社会角色存在恐惧不安和逃避心理；或患病后因祸得福，期望继续享有这种利益；或期望继续从逃避原来的社会角色中获得某些利益，不愿重返病前的社会生活。

患者角色适应不良不同程度地影响疾病的治疗与康复。医护人员在对患者进行治疗护理的同时，要重视患者角色适应情况，主动创造条件促使患者适应其角色转化。随着疾病的好转，促进患者躯体康复的同时还要促进其心理上同步转变，保证患者恢复正常的社会角色功能。

笔记栏

二、患者的权利与义务

随着社会的发展和法制的不断完善,人们的自我保护意识日益增强,患者权利问题已得到广泛重视。护士掌握患者享有的权利和义务,不仅有利于履行医疗合同,同时对自我保护、改善护患关系有着十分重要的意义。

(一)患者的权利

患者权利内容范围广泛,概括如下:

1. 享有平等的医疗权利 每一位患者都享有平等医疗的权利,有权享受相应及足够的医疗护理服务。每一位医护人员都无权拒绝患者的就医要求和行为,这是患者的权利,也是医务人员的责任和义务,是尊重患者人格和生存权利的表现。

2. 享有休息和免除社会义务的权利 患者可减少或免除在健康状况时所承担社会角色的责任义务,甚至包括一些法律责任。如患病时可以休病假或变换工种;刑法中规定精神病患者在没有自知力的情况下犯法,可免除其刑事责任。

3. 享有知情同意权 主要包括以下方面:

(1)患者有权了解自己的病因、诊断、检验结果、治疗方案及预后等内容,并有要求接受通俗易懂的解释说明的权利。

(2)在接受治疗之前,尤其是作为临床试验对象时,患者有权要求对其治疗方式和内容进行说明,并自行决定同意与否。如果因为某些原因不能告诉患者,则应该告诉患者的家属,获得家属的同意。

(3)患者有权拒绝非诊断、非治疗性的活动。

(4)患者有权知道自己治疗和处方的内容,出院时或出院后有权索取处方副本。

知识链接

有关知情同意权的立法

患者知情同意权源于第二次世界大战。在战后的纽伦堡审判中通过了《纽伦堡法典》,明确提出医疗研究中被试者的充分知情和自愿同意的重要性。从此,知情同意作为一项医疗法律规则在医学试验领域被认定下来,开始受到国际性法律的保护。1964年6月,第18届世界医学大会发表了《赫尔辛基宣言》,补充和修正了该法律伦理原则。

我国法律也做了明文规定。《执业医师法》第二十六条规定:医师应当如实向患者或者其家属介绍病情,但应注意避免对患者产生不利后果;医师进行实验性临床医疗,应当经医院批准并征得患者本人或者其家属同意。《医疗事故处理条例》第十一条也规定:在医疗活动中,医疗机构及其医务人员应当将患者的病情、医疗措施、医疗风险等如实告知患者,及时解答其咨询;但是,应当避免对患者产生不利后果。

4. 享有隐私保密权 患者有权要求医护人员和医疗机构,对诊疗过程中涉及的其个人及家庭隐私予以保密。患者在医疗过程中,有权利和自由不公开自己病情、家族史、接触史、身体隐蔽部位、异常生理特征以及个人生活秘密等,未经患者或其家属同意,不得向他人泄露患者的病情等。

5. 享有被尊重的权利 由于疾病原因,患者不得不求助和依赖医务人员。不论患有何种疾病,不论经济条件如何,患者都有权利得到医务人员的尊重和理解,而不是被歧视或冷落。

6. 享有监督医疗工作和医护人员及其医疗工作的权利 主要包括以下方面:

（1）一般情况下,患者有权监督自己医疗权利的实施。

（2）患者有权了解医疗费用实际开支情况,即无论诊疗费用由谁支付,患者都有权核查其医疗账单,并要求解释各项支出的用途。

（3）患者有权向医务人员提出合理的要求和正当批评,对于患者的疑问,医院有责任做出明确、合理的答复。

7. 有拒绝治疗的权利 本着"自己的生命自己负责"的原则,患者有权拒绝或停止治疗,以及在不违反法律法规的情况下要求出院,并有权知晓由此产生的后果。

（二）患者的义务

患者除了享有一定的权利外,同时,社会也要求他们承担一定的义务,主要包括以下内容:

1. 及时就医和早日恢复健康的义务 人一旦患病就要及时寻求医疗帮助,不要讳疾忌医,以致影响机体恢复健康。

2. 寻求有效的医疗帮助并遵从医嘱和积极配合治疗的义务 只有患者密切配合,疾病治疗的效果才能更好地发挥。因此,患者有义务准确地提供相关疾病史、用药史或其他医疗所需的相关完整资料。还应认真遵从医嘱积极配合接受各项诊疗护理,包括按时服药,定期复查,控制饮食,合理休息活动等,乃至改变原有的生活方式。

3. 遵守医院各项医疗规章制度的义务 患者应遵守医疗服务部门的各项规章制度,支付医疗费用,使医疗卫生工作得以顺利进行。

4. 自觉节约卫生资源的义务 健康本身就是一种资源,人一旦患病又会减少卫生资源、社会财富的生产。因此,任何患者有自觉节约卫生资源的义务,应该避免"小病大医""一病多医"等浪费卫生资源的情况。

5. 根据疾病特点采取隔离的义务 当患有某些传染性疾病或具有危害他人的某些精神疾病时,患者有义务采取相应措施防止传染或破坏行为。对传染性较强的疾病应及时就诊,并按照医院规定采取相应的隔离措施,防止疾病扩散造成不良后果。

6. 病愈后及时出院的义务 医院的床位、医疗资源均有限,只有保持及时周转才能满足更多患者对医疗的需求,因而患者病愈后应及时出院。

三、患者的就医行为和遵医行为

（一）患者的就医行为

就医行为(health-seeking behavior),指当个体感到躯体或心理不适、有"病感"体验或出现某种疾病症状时,寻求医疗帮助的行为。正确的就医行为不仅使患者减轻病痛、及时得以救治,也是预防疾病传播、加强疾病控制的关键。做出就医决定并寻求医疗帮助过程的不一定是患者本人,也有可能由他人来决定。就医行为是一种复杂的社会行为,受诸多因素影响。了解患者就医行为的常见类型及影响因素是医护人员更好地服务患者的前提。

1. 类型 根据就医行为的决定权是谁,就医行为分为三种类型:

（1）主动就医行为:个体感到身体不适或产生"病感"体验时,为恢复健康而在自我意识支配下主动寻求医疗服务的行为。这是最常见的就医行为类型,大多数精神意识正常、生活能够自理的患者均能做出主动就医决定。

（2）被动就医行为:患者自己因各种原因无法或无能力做出就医决定和行为,必须由他人的帮助代为就医的行为。这类就医者一般自我意识尚未发育成熟、意识丧失或缺乏自知

笔记栏

能力。如婴幼儿、儿童、老年人、昏迷患者以及精神疾病患者等。被动就医的主要特点就是由他人做出决定，并陪同前往医院就医。

（3）强制性就医行为：某些对社会人群健康有严重危害的特殊患者，不论本人是否愿意就医，社会须对其给予强制性医治或采取隔离措施的行为。如对某些烈性传染病、性传播疾病、艾滋病、某些具有伤害他人行为的精神病患者，医疗机构或患者家属需要给予其强制治疗行为。强制目的是维护患者和公众的安全和利益。

2. 影响因素 就医行为的影响因素主要有以下几方面：

（1）对疾病的认知评价：主要包括患者对疾病的性质、严重程度、预后及治疗方式等的认识及态度。例如，有的患者医疗知识缺乏，不适感非常严重才去就医；有的则有轻微不适感就会尽快就医。患者对疾病认知评价水平是影响其就医行为的最主要因素。

（2）以往的就医经历：调查显示，以往的就医经历常对个体就医行为产生继发性影响。尤其以第一次就医或急危重症就医特殊经历影响最大，主要与诊疗措施、治疗效果以及对该医疗机构及医护人员的满意度等有关。既往就医满意度高的患者，日后大多持积极的就医动机与行为；反之，在既往就医经历中有较强的挫折感，日后常出现消极的就医行为。

（3）社会支持系统：包括家属、朋友、同事以及单位对其工作待遇以及社会医疗保障制度的支持等，另外，个体的文化背景、宗教信仰、经济水平、职业发展目标，社会对就医行为的态度、关注及支持程度、社会习俗等，均能影响患者的就医行为。亲友的理解支持，单位医疗保障制度完善都有利于促成患者的主动就医行为，反之则会阻碍患者的就医行为。

（4）就医条件：主要和医务人员的医疗水平和服务质量、医疗设备先进水平、医疗费用以及交通便利情况有关等。可选择的就医场所医护人员医疗水平越高、服务质量越好，医院的医疗设备越先进，医疗费用越低，通往医疗机构的交通越便捷，患者的就医行为就越积极。

（5）人格特征：就医行为还与患者个人的性格倾向性、生存动机等人格因素密切相关。一般认为，内向性格的人易关注个人身体方面的细小变化；疑病倾向者易对症状做出严重估计从而产生更多的主动就医行为；A 型行为者则倾向忽略症状产生被动就医行为。另外，生存动机强烈以及对疾病预后比较乐观自信的患者，就医行为通常比较积极；反之就医行为则消极或被动。

（二）患者的遵医行为

遵医行为（compliance behavior），即患者的依从性（compliance），是指患者遵从医务人员开列的处方和遵照医嘱进行检查、治疗和预防疾病复发的行为。遵医行为既是医患交往的直接效应，又是影响疾病的疗效、康复、预后的重要因素。

1. 类型 遵医行为一般分为完全遵医行为、不完全遵医行为和不遵医行为三种类型。

（1）完全遵医行为：患者服从医务人员的指导和安排，配合做好诊疗、预防。多见于住院患者，包括急危重症患者、器质性疾病患者。

（2）不完全遵医行为：患者不能全面遵从医务人员的指导和安排，甚至拒绝诊断、治疗、检查和护理。多见于症状较轻者、慢性病患者和神经症患者。

（3）不遵医行为：患者有就医行为，但却毫不执行医嘱。此类患者多是由于对医护人员的不信任，或经济条件约束等原因而执行医嘱困难等。据调查显示，约有30%以上的患者在疾病治疗过程中有不遵从医嘱行为现象。

2. 影响因素 遵医行为影响因素主要有以下几方面：

（1）患者自身因素：主要包括患者本人的领悟理解能力，对疾病的态度，对医疗知识的了解以及对自身疾病严重程度的认识等。例如，患者不能理解或记不住医嘱内容，甚至对医嘱的理解产生偏差，或缺乏医疗、医药知识或医疗知识偏差，认识不到不遵医行为的后果，或

笔记栏

曾有不良治疗的经历对治疗存在偏见,或怀疑检查结果等,这些都可能会导致患者不遵医行为的出现。

（2）医源性因素:主要包括医患关系、医嘱清晰度、治疗措施的复杂程度、治疗效果及副作用等。如医患关系紧张,患者对医务人员缺乏信任、满意度低,导致患者有抵触情绪;或治疗、用药或检查等过于复杂,患者难以理解或遵从;治疗效果欠佳,使患者失去治疗信心和耐心;或者药物副作用明显导致患者无法承受,使患者增加畏惧感。这些因素都可能会影响患者的遵医行为。

（3）社会因素:主要包括社会对疾病的态度、舆论、医疗保障与医疗保险制度体系等。如患有某些传染病或精神疾病的患者,为了避免他人知晓而受到社会舆论歧视,往往不愿主动就医。有的患者为尽快摆脱疾病减轻心理压力,在疾病达到缓解但尚未痊愈时,擅自加量、减量或停止用药,可能会导致疾病复发或强烈反弹。如果疾病医疗费用过高,而患者的支付能力较低且没有相应医疗保障,同样也会降低患者的遵医行为。

目前,在临床护理工作中遵医行为问题已引起广泛重视,探讨影响遵医行为的因素及改善患者遵医行为问题成为临床护理研究又一重要课题。护士在临床工作中,应加强对影响遵医行为因素的重视,并采取措施尽可能避免。

🔍 **知识链接**

高血压患者服药的遵医行为

遵医行为可以直接影响血压控制与维持的效果。许多患者血压控制不理想,其中最常见的原因就是遵医行为问题。在 Feldman 等的研究中发现,在治疗的第 1 年内,只有 49% 高血压患者服用所开处方 80% 的剂量。国内也有研究显示,高血压患者出院后的遵医行为由 95.3% 下降到 46.2%,血压控制率从 93.4% 下降到 45.3%,明显低于出院时,而且随出院时间延长逐年下降。老年患者更是普遍存在遵医行为方面的问题。国外有研究显示,仅 30% 的老年人在出院 1 周后用药与医嘱完全一致。国内鄢凤仙的研究发现,76 例老年高血压患者住院期间均能在医护人员的监督下按医嘱用药,但出院 12 周后能完全按医嘱用药者仅占 35.53%。可见,老年高血压患者出院后遵医行为并不理想。

第二节　患者的心理需要

由于疾病的影响,患者日常工作学习生活的许多方面会随之改变,如住进一个陌生的环境,每天受到病痛的折磨,接受各种痛苦的治疗。由此,患者的心理需要也会随之变化。医护人员应通过观察患者的情绪和行为变化,了解患者的心理需要,及时采取合理的应对措施,以便更好地帮助患者以良好的心理状态接受医护救助,促进早日康复。

一、患者心理需要的基本特点

（一）患者心理需要的复杂性

人的心理需要本来就是复杂的、多层次、多内容交错并存的多维结构。在疾病的特殊状态下,患者与亲人分离、置身于陌生环境、身受病痛折磨、担心疾病发展与预后等,这种不同于以往又不愉快的复杂境遇可以使患者在短时期内迸发出多种高强度的心理需要,并且具有复杂性。如迫切需要知道疾病确切诊断但又害怕听到不好的结果,希望疗效确切迅速出现但又担心高昂的医疗费用,希望获得安全感、归属感,同时还希望被尊重等。

(二)患者心理需要的不稳定性

患者的心理需要常常随着病情的发展和变化以及治疗方法措施的不同而发生波动。当患者病情严重、生命受到威胁或者治疗手段本身就具有风险时,患者对安全感等基本心理需要就尤为突出,迫切需要了解自己的病情,希望得到可靠、确切、安全的治疗和护理等;当病情明显好转时,尊重与归属感等高级的心理需要迅速上升首位,期望得到医护人员的尊重,期望自己就医护问题提出意见和建议被采纳或重视,期望参与实际的医疗与护理计划的制定等。说明不同的时期或是同一时期不同阶段,患者的心理需要都有很大差别,具有不稳定性。

(三)患者心理需要的不可预料性

进入患者角色后,一些平时并未意识到的、始料不及的需要,可能突然上升至患者心理需要的重心地位,包括一些与其年龄、社会地位及过去的生活习惯不相符的心理需要。例如,一位年轻的个体突然遭遇车祸后大小便失禁、生活完全不能自理,日常生活完全需要家人或护士协助才能完成。这种情况使患者一时难以适应,由此产生无法预料的心理需要容易引起患者内心的激烈冲突感。

二、患者心理需要的主要内容

(一)安全的需要

安全感是人类基本最普遍、最重要的心理需要,患者因受到疾病的威胁更易产生不安全感。患者需要了解自己的病情,希望生命不再受到威胁、得到可靠的治疗和护理等。患者把安全感和解除病痛、早日康复视为就医的最终目的,因此医院环境舒适安全,医护人员着装整洁规范,对患者进行的任何重要的诊疗护理措施前都应事先耐心细致的解释,都能增强患者对个人生命和医疗护理措施的安全感。

(二)获得信息与参与诊治过程的需要

无论是门诊患者还是住院患者,一旦被确诊为某种疾病后,患者都迫切需要获得与疾病相关的各种信息。如医院的环境、各项规章制度、了解自己的病情严重程度、各种有关检验结果及其分析、治疗和护理方案、所患疾病的预后等;其次患者还需要知晓家人的生活、工作情况是否受到影响;同时还需要得到单位、领导和同事在工作及事业等方面信息,并从中获得宽慰和理解。如不能及时获得相关信息就会产生焦虑情绪。因此,除保护性医疗制度规定不能透露的信息外,应尽快详细地给患者提供相关医疗信息,尤其是初次入院患者。

患者有参与诊治过程的需要。通过参与自己疾病的诊治过程,能够发挥患者克服困难的潜力,激发其学习健康护理知识的愿望,从而增强战胜疾病的信心,有利于恢复健康。因此,努力将医院营造成为一个和谐与开放的医疗和护理环境,将有助于满足患者自主性以及与社会环境联系性的需要,减少心理压力,使其自觉主动地配合医疗和护理工作。

(三)尊重的需要

人患病后社会角色减弱或丧失而进入患者角色,此时希望得到他人的理解和尊重,特别是希望得到医务人员的关心和尊重。例如,有一定社会地位的人有意无意地表露自己身份,以示自己的重要性;地位一般而又不善交际的人,则希望得到一视同仁的关照;有的人则希望通过和医务人员的主动接触进行感情交流,获得重视和良好待遇。如果患者受到冷落,自尊心受到伤害,则不利于建立良好的护患关系或影响治疗信心。因此,护士必须对每个患者平等相待、关心、同情,尊重患者隐私、宗教信仰等。在称呼患者姓名、做某些特殊检查治疗需要患者采取某种治疗体位或(特别是女性患者)暴露胸、臀、阴部时,应尊重他们的人格,取得认可与配合。对于性功能障碍、性病等患者,护士不应在私下谈论其病情,更不能将患者信息在非医务人员中传播。尊重患者是构建和谐护患关系的必要条件,必须引起护士的重视。

（四）被接纳与关心的需要

主要体现在患者需要医务人员、患者群体以及社会群体和家属的接纳。患病后容易出现自卑、孤独、凄凉的体验。因此,患者需要家人、朋友及社会的爱和关心以得到心灵慰藉和精神上的鼓舞;进入医院后,还需要医务人员热情、认真、耐心,给予足够的解释和关心,尽快熟悉环境,被其他患者群体接纳。对患者来说,家庭亲人的关心照顾,同事朋友的慰问探视,医护人员的热情接纳以及病友的相互鼓励都至关重要,能够帮助他们增强战胜疾病的信心和勇气。因此,医护人员应加强与患者沟通,表达对他们的病情及起居生活的关心,尊重患者人格,帮助缓解焦虑抑郁情绪,促进患者康复。

（五）和谐环境的需要

患病后,患者不仅需要干净、整洁、舒适的环境保证休息、睡眠以促进康复,还需要和谐的环境利于调节和改善情绪,使患者能够平静而愉悦的接受治疗。因此,除了维持良好的医院和病房环境,医护人员还应注意与患者建立良好的护患关系;帮助患者之间相互熟悉以促进彼此之间的沟通交流;促进患者与其家属、朋友、同事的沟通与联系,尽可能帮助患者缓和冲突和化解矛盾。

（六）适度活动与刺激的需要

患者住院后,既往工作、学习、交往、娱乐等活动均受到限制,加之病房空间狭小,同病室患者之间休息活动规律不一致等,患者难免产生单调乏味和不适应感。患者由入院起初的茫然变得厌烦,感到无所事事,甚至度日如年。可见患者需要适当的活动与刺激,转移对病痛的注意力,改善情绪。在患者病情允许且不违反规章制度的条件下,医护人员应尽量创造条件、鼓励患者进行适当锻炼、娱乐活动。

综上所述,了解患者的心理需要有助于护士理解患者的行为,根据需要的层次和问题的轻重缓急制订护理计划。患者的心理需要会因个人的性格、心理等有差别,医护人员应仔细观察了解,因人、因地、因时而异加以干预。

案例分析

患者徐某,男,70 岁,诊断为胃癌,入院后拟择期行胃大部切除术。徐先生独居,仅有一女儿却因工作忙碌无法贴身照护。住院期间,徐先生情绪比较低落,不愿与同病房其他病友交谈,并希望能采用其他非手术的手段治疗,经医生反复讲解后,最终选择手术并签字同意。手术前一晚,徐先生难以入睡,自觉心慌气短、出冷汗,反复打铃呼叫护士,护士监测其生命体征均正常。第二日晨,徐先生紧张焦虑明显,血压升高至 180/100mmHg,心率 130 次/min,手术暂停。医生通知患者家属至医院,和患者及其女儿反复再次详细讲解手术方式和预后情况,患者女儿表示会请假陪护在旁。护士在用药护理过程中态度柔和,并鼓励他和女儿及病友多沟通,或者听音乐、看书等分散注意力等。3 日后患者再次行手术,术顺,安返病房。

三、患者心理活动的主要规律

患者心理活动,又称患者心理反应或患者心理现象,指个体在取得患者身份期间,心理上产生围绕"患者"特定概念而展开的认知、情感和意志活动的总称。莱得勒(Lederer)认为,疾病过程是一个复杂的心理活动形成的过程,但也遵循一定的规律。患者心理活动的主要规律包括以下三个方面:

(一)患者心理活动与疾病严重程度的关系

1. 患者心理活动强度与其对疾病严重程度的认知成正比　患者对"病痛程度"的体验有较强的主观性,受个体因素影响明显。因此,患者所认识的疾病严重程度与疾病的实际严重程度并不一定完全相符。

病痛程度体验的深浅主要取决于患者对疾病的认知强度,具体表现在患者对疾病信息的敏感性和耐受性两个方面。对疾病信息的敏感性强且耐受性差的患者,往往高估疾病的严重程度。如有疑病倾向的患者,对自己身体的变化十分关注,稍有不适即会出现强烈心理反应,如果再听信"江湖巫医"对其疾病严重程度的大肆渲染,就会导致患者对"莫须有的疾病诊断表现为极度的恐慌"。相反,对疾病信息敏感性差且耐受性强的患者,往往低估疾病的严重程度。如某些患有胃癌的患者从未发生明显的"病感"体验,把偶尔的胃部不适当作是正常现象,不注意饮食也不去医院就医,随意自服一些药物对症处理,当出现明显的"病感"体验或严重的临床表现时,疾病已发展至晚期,甚至出现严重的并发症丧失了最佳的治疗时机。

2. 患者的心理活动强度与其疾病实际严重程度成正比　虽然受个性等心理特质的影响,不同个体对疾病的感知程度有显著差异,但患者本身疾病的轻重缓急、痛苦程度等对其心理活动还是具有直接影响作用。如有些平日乐观、性格开朗且自制力较强的个体自知身患重病后,也会出现复杂的心理活动或激烈内心冲突。即使他们表面上冷静面对现实,不表现激烈情绪状态或极端冲动行为,但也同样会对疾病所致的一系列严重后果产生恐惧感。

(二)患者心理活动与年龄的关系

个体心理活动一般是从幼稚向成熟发展。在疾病的过程中,患者的心理活动也会遵循个体心理发展的这一基本规律,在不同年龄阶段产生不同的心理活动(不包括患者出现的"退化反应")。主要具有以下特征:

1. 患者心理活动的复杂性与其年龄增长成正比　一般随着年龄的增长心理活动会越来越复杂。

婴幼儿患者哭闹不止多因疾病不适或与亲人分离,基本不会产生其他的心理活动。随着年龄增长,个体自我意识发展,患儿有了主体与客体的概念,也逐渐有了自我保护意识和对疾病与死亡的恐惧。但此时疾病带来的健康危机感通常还是比较抽象、模糊的,所以他们的心理活动也比较单纯。如看到其他患者死去时,可能会以为他们是睡着了;稍微年长的患儿可能产生偶然、短暂的恐惧或伤感,并出现相应的行为反应,但由于他们无法真正理解"死亡"的概念,儿童天性中的无忧无虑很快又可以得到恢复。

青少年向成年过渡的阶段,患者因疾病而产生的心理活动逐渐变得复杂。他们开始重视自身的健康问题,懂得关注自己疾病的预后,会根据已知的、并不全面的疾病知识做出各种判断、推测,为可能的疾病的治疗手段、不良预后等产生担忧心理。

青壮年个体在家庭、社会中承担着复杂的角色丛,一旦患有疾病可能将面临巨大的生活压力。因此,这一年龄阶段的患者的心理活动是疾病过程中最错综复杂的。他们是单位的骨干力量,有些人还正处在事业"如日中天"或距离成功仅"一步之遥"的关键阶段;他们还是家庭的主心骨,既要担负照顾老人的责任,还要肩负培养子女的重任。一旦患病,尤其是疾病较为严重者,将面临巨大的挑战和抉择。他们常常陷入"要事业还是要健康"的强烈心理冲突之中。尚有年幼子女的重病患者有求生的强烈愿望,又担心万一发生意外,不仅孩子无人照料,还会给家庭留下沉重的债务负担。强大心理压力和激烈内心冲突,有时可能直接导致患者身心健康状况急转直下。

老年患者在疾病过程中的心理活动,相对青壮年患者趋于简单。人至老年,身体出现衰老或疾病状况是生命的自然规律,老年患者一般都具有一定的思想准备,对疾病治疗过程可能存在的风险也相对比较豁达。尤其是有些老年患者,认为自己基本完成了对家庭和社会应尽的义务,能比较平静地对待疾病甚至死亡,没有太多的遗憾和牵挂。

2. 患者心理活动的外显性与其年龄增长成反比　患者心理活动的外显性,是指患者对疾病持有的认知、情绪、行为的外在表达。无论个体情绪的稳定性、自控能力或掩饰能力如何,外显性都呈现出随着年龄的增长而越来越少的规律,即"患者心理活动的外显性与其年龄增长成反比"。

患者年龄越小,心理活动的外在表现与其内心体验就越相符,也会越容易被识别。通常患儿是用最直接的方式表达,如以哭闹形式表达对病痛的主观体验。随着个体社会化的发展和自我意识的不断成熟,人们开始学习按照社会化标准来规范自己的行为,逐渐形成了维护自身形象等自我保护意识,学会了根据他人评价来调节自身行为。因此,掩饰内心的真实情感是个体心理发展到一定阶段的标志。社会公认的"孩子最真实"的不争事实中,也可体现"年龄越小,情绪掩饰性越差"的心理活动发展的基本规律。另外,个体心理活动的外显程度还受患者的动机、个性特征、对疾病的承受能力等许多因素的影响。

当然,也有例外情况,有些人患病时可能出现"退行性"心理活动,导致类似"稚童"的外显行为。其中以老年患者多见,尤其是一些高龄、依赖心理较重的患者。

(三)患者心理活动与疾病治疗方式的关系

患者心理活动在疾病治疗方式上的反应特征,与其在疾病严重程度上的反应特征基本类似,主要与疾病治疗方式对患者是否造成创伤、创伤的程度,以及对疾病转归的影响程度有关,同样也包含对治疗方式实际危险程度和认知危险程度两个方面。

1. 患者心理活动强度与其对治疗方式认知危险程度成正比　患者认为的治疗方式危险越大,其心理活动强度越大。患者对疾病治疗方式的认知危险程度,与个体的医疗知识背景有一定相关性。例如,有报道显示,对疾病治疗方式的危险程度估计过高的患者中,相当一部分是或曾经是医务工作者。尤其是他们在接受急症或有一定风险的治疗时,总会过多地联想曾经直接或间接经历过的最严重的不良预后,因而心理活动强度较高。

2. 患者心理活动强度与治疗方式的实际危险程度成正比　此类现象在临床实践中十分重要。例如,根据相应的法规及医院管理制度,所有的手术都必须在术前将可能发生的各种意外详细向患者及家属交代,并签署知情同意书。无论是接受普通的阑尾炎手术还是重大脑部手术,同样都要面对"可能发生麻醉意外而心搏骤停,可能出现术中大出血"等一系列令患者感到担心甚至恐惧的术前交代。但是,即便是对疾病治疗方式的认知危险程度具有很大的相似性,但两类手术的患者会因手术本身的危险性不同而产生差异很大的心理活动。手术前夜,阑尾炎手术的患者可能安睡如常;而将接受重大脑部手术的患者,则可能因对手术风险的担忧而彻夜难眠。这种情况下,即使医护人员不做特别交代,患者也可会据自我判断的疾病严重程度,或经其他途径了解其疾病治疗方式的危险程度等,产生一系列复杂的心理活动。研究表明,术前对患者采取恰当方式进行健康教育,能够帮助患者做好必要的心理准备,在一定程度上降低患者心理活动的强度,确保患者以最适宜的身心状态配合医护人员

笔记栏

顺利手术。因此,对风险级别高的手术患者进行健康教育时,应指出术中意外和术后并发症发生率较高,使患者和家属对手术的风险性做好一定的心理准备。而对风险级别低的手术患者进行健康教育时,可以提出这种术中意外和术后并发症概率非常小,希望患者和家属在重视的同时也尽可能放下思想包袱。

第三节　患者心理反应特点

疾病对个体而言是一种应激源,患病时,个体的心理活动更多的关注自身与疾病,导致个体在患病的情况下,不仅会发生生理功能的变化,其认知、情绪情感、意志等心理活动也会随之发生一系列变化,乃至影响个体的人格特征。在临床护理领域开展的心理护理是针对非精神科疾病的患者,护士认识与掌握患者心理反应的特点,不仅有利于临床心理护理方案的确立与实施,同时也便于及时正确地判断患者异常心理反应的发生,以保证患者得到及时的医疗救治。

一、患者认知活动特点

疾病可引起个体的生理和心理应激,两者均可直接或间接地影响患者的认知活动,甚至会造成认知功能障碍,出现感知、记忆和思维方面的特异和非特异性表现。主要表现为以下几个方面:

(一)感知觉异常

人一旦患病,主观感觉发生异常改变,常把注意力由外部世界转向自身,对自身生理方面的变化极为敏感,对外界环境的某些刺激的感受性也明显增高。如患者对声音、光线、温度、颜色等刺激非常敏感,对躯体反应感受性增高,可能会觉察到自己的呼吸、心跳,甚至胃肠蠕动的声音;对自己的姿势、体位都感到敏感,无论怎么调整都感觉不舒服。个别患者甚至还会出现幻觉和错觉,如出现"蚁行感""幻肢痛"等。也有部分患者感受性降低,如吃饭感觉味同嚼蜡,长期卧床患者发生压力性损伤却无明显疼痛感觉。有些患者还可能会出现时间与空间知觉的异常,如久治不愈的住院患者总觉得时间过得特别慢,躺在床上觉得病床在晃动等,尤其是病情迁延、治疗效果不佳、剧烈疼痛的患者较明显。

(二)记忆力异常

患者存在不同程度的记忆力异常。一些躯体疾病会伴发明显的记忆减退,如脑器质性病变、慢性肾衰等。部分患者的记忆力常可受到疾病应激的影响,或不能准确地回忆病史,或不能记住医嘱,或做事丢三落四,甚至刚说过的话,刚放在身边的东西也难以忆起;还有一些患者表现为获取新知识有明显困难。

(三)思维异常

患者的思维,特别是逻辑思维能力也可受到损害,患者于病中分析判断力下降便是明证。如脑血管疾病的患者,多数伴有不同程度的认知功能损害,血糖波动影响患者的注意力、定向力、记忆力以及思维等。一些患者在医疗问题上往往表现出犹豫不决,即便是面对不太重要的抉择也常常优柔寡断。有些患者则可能对重要的问题做出草率决定,但事后认为不妥而苦恼。

对于患者发生认知活动的异常变化,医护人员首先要体现出理解和同情,以消除患者紧张的情绪反应。与此同时,针对患者存在的问题应给予积极疏导和解释,给患者以希望和心理支持,增加患者战胜疾病的信心,使其发挥主观能动性,减少失助感,利于患者的康复。

二、患者情绪变化特点

情绪变化是患者最常见、最重要的心理变化,包括情绪活动强度和情绪稳定性的变化。情绪活动强度的变化一般表现为患者情绪反应强度大、持续时间长等。患者对消极情绪刺激的反应强度大于正常人。仅少数患者情绪反应减弱,甚至对多数刺激无动于衷,这意味着患者可能病情十分严重或有严重心理障碍。情感稳定性变化一般表现为易激惹、情感脆弱、易受伤害等。有时患者会因为一些微不足道的小事大发雷霆、争吵不已,甚至悲伤哭泣。临床中患者的情绪反应主要表现为焦虑、忧郁、恐惧、愤怒等,以在疾病的早期、危重病时期和难以治愈的慢性疾病中最为突出。

(一)焦虑

焦虑(anxiety)是患者最常见、最持久的情绪变化,是指个体感受到威胁或预感将要发生不良后果而又难以应对的、内心紧张不安的情绪体验。焦虑常伴有呼吸心率增快、血压升高、失眠及头痛等生理反应。患者的焦虑情绪可分以下三种类型:

1. 期待性焦虑 患者感到将发生但又未能确定的重大事件时,所产生的不安反应。如患者认为自己患病,但又尚未明确诊断,对疾病的性质、程度以及预后情况均不了解时,最容易发生期待性焦虑反应。往往表现为提心吊胆、忧心忡忡、夜不能寐、食不甘味等。

2. 分离性焦虑 患者因住院检查治疗,与自己的亲友、同事以及熟悉的环境分离,暂时离开维持心理平衡和生活需要的环境和条件,这时便会产生分离感与情绪反应。分离性焦虑以依赖性较强的老年人和儿童表现最为明显。

3. 阉割性焦虑 是患者的自我完整性遭到破坏和威胁时所产生的一种心理反应。手术切除某个脏器或肢体时,患者最容易产生这类焦虑反应。

引起患者焦虑的原因很多,主要包括:①对疾病的病因、转归、预后不明确或过分担忧,患者希望对疾病做深入的调查,但又担心会出现可怕的结果,这时会产生焦虑。②患者对自己要接受的检查必要性、可靠性和安全性不了解,有时认为某些特殊检查具有威胁性,因而产生强烈的焦虑反应。③手术,尤其是择期和限期手术引起焦虑情绪比较多见。大多数患者对手术有顾虑和害怕,愈接近手术日期,患者的心理负担愈重,焦虑和恐惧愈明显,甚至坐卧不安,夜不入眠。④医院环境的不良刺激,易使患者心情不佳,情绪低落。如看到抢救危重患者的场面,听到病友间介绍疾病的痛苦经历等,都会导致患者产生恐惧和焦虑。⑤某些疾病的临床表现,如甲状腺功能亢进、更年期综合征等都伴有焦虑。⑥具有特质性焦虑的人格素质,这类患者轻微的环境或病情改变就可能引起较为显著的焦虑反应。

研究表明,适度焦虑可以调动机体的心理防御机制,有利于摆脱困境。但是长期过度的焦虑会引起一系列自主神经功能紊乱症状及复杂的心理活动,不利于疾病的治疗和康复。医护人员应仔细观察、耐心引导,设法帮助患者缓解紧张与焦虑情绪反应。

(二)抑郁

抑郁(depression)是一种以情绪低落、兴趣缺乏为特点的消极情绪反应,常与患者的可能丧失和实际丧失有关联。产生抑郁的原因也很多,其中包括:①患者疾病严重、长期受到疾病折磨、久病不愈或预后不良;②患者有严重的、不可弥补的器官功能丧失(如器官摘除、截肢等);③患者病情起伏大,多次受到严重打击;④某些易感素质患者更易产生抑郁。患者的抑郁表现为,轻重不等的郁郁寡欢、闷闷不乐、消极、压抑、心境低沉、悲观失望、自我评价减低、孤僻少语,严重时悲观绝望,甚至产生轻生想法或采取自杀行为。生理方面可能伴有食欲和性欲减低、睡眠减少、自主神经功能紊乱等。抑郁者常以消极的态度看待问题,为一些小事而自责自罪,感到孤立无助。

虽然抑郁可使患者重新分配能量,对个体具有一定的保护作用。但在疾病恢复期,抑郁情绪对康复是十分不利的。护士要体谅并理解患者的抑郁情绪,以高度负责的服务态度温暖患者,努力使其转变想法,消除其负性情绪反应,并引导和鼓励患者做些力所能及的活动,培养其兴趣,转移注意力,树立战胜疾病的信心。

（三）恐惧

恐惧(fear)是个体面临危险或即将受到伤害时产生的一种负性情绪。主要表现为害怕、惊恐的情绪体验,同时还可能伴有回避、哭泣、颤抖、警惕、易激动等行为,生理方面可出现呼吸急促、心跳加速、血压升高、出冷汗、面色苍白、尿频尿急、尿失禁等症状。恐惧与焦虑的区别在于,恐惧具有比较明确事物指向性,一旦引起恐惧的事物不存在了,恐惧也就消失了。

引起患者产生恐惧的原因主要是患病的事实。恐惧与事物刺激的性质、强度、威胁性以及患者以往的经历、心理承受能力和人格素质都有很大关系。如临床中有些患者可能对初次接受某项治疗性技术或检查有恐惧心理,再次接受时恐惧心理大大减轻或消失;但也有一些患者会出现相反的情况。对于患者表现的恐惧心理,临床护士应注意观察和分析患者的具体情况,根据患者的反应、经历、心理承受能力的变化等,有针对性地进行疏导和解释。

（四）愤怒

愤怒(anger)指个体在追求目标愿望时遇到障碍、受到挫折时产生的一种负性情绪反应。患者往往认为自己患病是不公平的、倒霉的,再加上病痛的折磨,使患者感到愤怒,出现焦躁烦恼、易激惹,甚至出现自我伤害、攻击性行为或发生医患冲突等。患者的愤怒可能是对自身疾病的无奈,也可能因为治疗受挫或对医疗环境不满。自身争强好胜却又因疾病影响事业及前途的患者,或是某些具有反社会倾向者,可能更容易表现出愤怒情绪。

国外有研究表明,适度愤怒情绪可疏导患者的负性积怨,有利于患者康复,但过度而持续的愤怒情绪对患者产生不利影响。且愤怒可导致患者的攻击行为,甚至还可能迁移到其他无关的人和事。因此,护士应当对患者的愤怒反应予以适当的、有针对性的引导与疏泄。即使患者愤怒的情绪指向自己,也应予以理解和宽容,更须冷静处理。另外还需强调的是,医患冲突或护患冲突可能导致患者愤怒,愤怒情绪又会反过来影响医患和护患之间的关系。因此,正确的处理与应对愤怒情绪对医疗护理工作意义重大。

情绪不稳定是患者普遍存在的反应,较生病前对情绪的自控能力下降、易激惹。医护人员应了解患者存在的情绪变化特点,予以理解,以平和、宽容的态度,耐心、细心和患者沟通,帮助患者缓解不良情绪,维护良好的护患关系。

此外,在患者住院期间,家属也有明显的不良心理反应,如焦虑、应激状态、拒绝接受以及转嫁责任等。面对重大疾病或怀疑为重大疾病未确诊时,这种应激状态下,加重患者家属的不良反应,主要包括家属有时会对医生要求的配合事项等有抵触和愤怒情绪,对正常诊疗过程中的等待、检查缺乏耐心等。对此医护人员应该予以重视。

三、患者行为反应特点

（一）被动依赖行为

被动依赖是患者常见的一种行为反应。患病后,因躯体的不适、疼痛,或是情绪低落,往往导致患者被动依赖。患者对自己日常行为和生活管理的自信心不足,事事都要依赖别人,且行为变得被动顺从;医护人员和亲属的照料使患者成为被重点关心、帮助的对象,又进一步促使产生依赖行为;有些一向独立、意志坚强的患者则会变得犹豫不决,由他人帮助自己做出决定。

在患病初期,患者出现被动依赖行为是正常且必要的,可能促进患者的就医和依从。但长期而持久的被动依赖行为有损患者战胜疾病的信心,影响患者康复的进程。护士应尽量调动患者在疾病过程中的主观能动性,对严重被动依赖者应给予必要的心理指导或心理治疗。

（二）退化行为

退化行为是个体重新使用原已放弃的行为,或以幼稚的行为来处理当前所遇到的困难,行为表现明显与年龄和社会身份、地位不相符。此时患者的情绪不稳定,时有反复无常。其主要特征有:①高度以自我为中心:把一切事物和与自己有关的人都看成是为自己而存在的。如要求别人料理自己的生活琐事,要求饮食符合自己的口味,要求进食首先得到照顾等。②兴趣狭窄:患者只对与自己有关的事物感兴趣,对与自己无关的周围环境和他人兴趣减弱。即便是病前感兴趣的事物也可能不再感兴趣。③依赖性增强:突出的表现是孩子似的行为,即使自己有能力做的事也不愿做,需要别人的帮助。④对自身状况全神贯注:患者总是想着自己的身体情况,对身体的轻微变化特别敏感,包括自己的饮食、排泄以及睡眠等。

有学者认为行为退化是患者重新分配能量以促进痊愈的过程,退化整合本身就是痊愈过程的基本因素。适度的行为退化可以保存能量与精力,对患者是有一定帮助作用的;但当病情好转时,这种退化行为可能引起患者被动行为,影响患者康复的进程。因此,正确看待退化行为并采取恰当的应对措施,是护理工作的重要内容之一。

（三）攻击行为

当患者情绪激动或愤怒时,可表现为攻击行为。攻击的对象可能是直接导致自己受挫的人或事物,如辱骂殴打医护人员、家属,破坏医疗环境设施,称作"外惩型";也可能是自己,如自责、自怨、自恨、自伤、自残甚至自杀,称作"内惩型"。有时因为某种原因患者不能或不便对某一对象实施直接的攻击,于是便将攻击对象指向无关的人或事物,称作"转移性攻击"。

护士应当知晓患者心理反应的特点,了解患者产生心理挫折的真实原因,有的放矢地给予心理支持,帮助患者化解矛盾,解开心结;护士要以冷静、理智、安全的方法对待患者攻击行为,必要时求助专业人员,实施对患者的心理疏导,改善认知等心理治疗。

四、患者人格变化特点

一般认为,人格具有稳定性,但这种稳定是相对的。在某些条件下,人格也可以发生变化。临床中可以看到患者表现出一些本不鲜明的人格特征,且个体病后的人格特征与病前也有很大关系。特别是当患者患有慢性迁延性疾病、难治之症、毁容、截肢或某些机体功能丧失时,基本观念会随之发生变化,导致人格也发生巨大改变。

（一）敏感多疑

敏感是指对事物的感受性降低,较小的刺激即可引起患者强烈的反应。多疑是一种缺乏根据的、完全凭主观推测而产生的猜测,是一种消极的自我暗示,既包括对没有发生事情的凭空想象,也包括对已发生事情结果的不相信或疑惑。敏感与多疑往往相辅相成,导致个体对客观事物产生错误判断。敏感多疑可以表现在整个医疗过程,包括治疗、用药、检查、护理等。如听到别人低声细语,就以为是在议论自己的病情,觉得自己的病情严重,甚至怀疑自己得了绝症;对别人的好言相劝也半信半疑,甚至曲解别人,认为是有意隐瞒;总担心误诊、怕吃错药、打错针等。

（二）自我概念紊乱

自我概念(self concept)对个体的心理与行为起着重要的调控作用,它包括自我评价、自我体验、自我监控。自我概念紊乱是指对自我认识的消极改变或不适应。个体患病,尤其是首次患病后,自我概念常会发生紊乱。导致自我概念紊乱的原因有:①疾病所造成的应激反应损害患者的自主感和自负感,使患者对自己控制生命的能力缺乏信心,从而自我评价过低;②疾病导致患者丧失了包括健康在内的许多东西,使患者感到忧郁、悲哀,自我价值感或自尊心降低;③疾病的应激往往使患者担心自己不能应对外界的挑战,从而使自信心下降。

针对患者的人格变化,要求护士在护理工作中注意观察分辨,要保持严谨的工作态度,如在患者面前交谈时,要自然、大方以减少其猜疑;对医学知识比较缺乏者要耐心讲解,消除其错误的认识,激发患者自觉的遵医行为;耐心为患者讲解疾病的治疗和预后等,帮助患者树立战胜疾病的信心。

学习小结

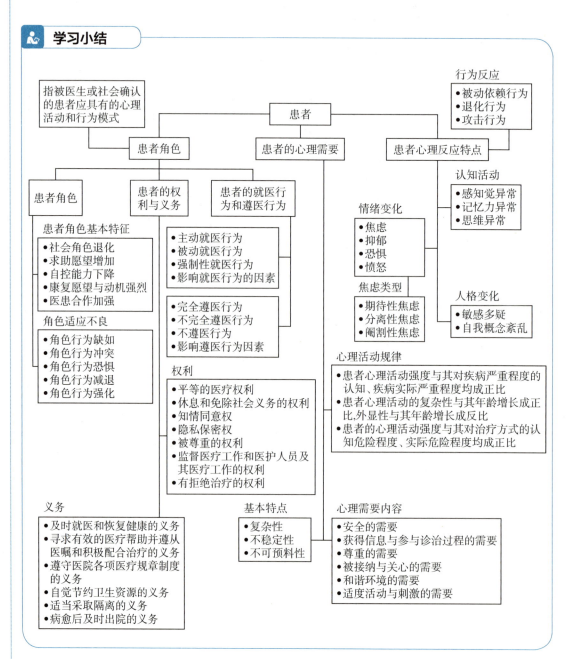

扫一扫,
测一测

（卢根娣　董春玲）

复习思考题

1. 试述在疾病过程中,患者常见哪些角色适应不良。
2. 试述护士哪些做法,能更好地促进患者的遵医行为?
3. 试述糖尿病、高血压等慢性病患者的心理需要有哪些?
4. 患者在疾病过程中有哪些心理反应的特点。

PPT 课件

全民心理评
估刻不容缓

◇◇◇ 第八章 ◇◇◇

临床心理评估

学习目标

识记：

1. 能正确说出临床心理评估的定义。

2. 能准确复述心理测验的定义。

理解：

1. 能举例说明临床心理评估的常用方法及适用范围。

2. 能用自己的语言解释心理测验的特性和注意事项。

运用：

能运用所学知识尝试运用常用心理评定量表对患者进行心理评估。

随着现代医学"以人为本"理念的不断深入，护士运用护理程序为患者提供整体护理，不但有效促进了患者的身心健康，而且提高了护理工作的整体水平和质量。在应用护理程序的过程中，评估是第一步，而临床心理评估又是评估中的重要组成部分，所以了解临床心理评估的过程，对护士开展有效的临床心理护理具有重要的现实意义。

第一节　心理评估概述

运用科学客观的方法描述患者的心理状态，并充分了解其心理状态的变化过程是开展临床心理护理的关键。对临床心理评估相关内容的学习，有利于护士在掌握临床心理评估基本概念及使用原则的基础上，快速而准确地选用恰当的心理评估方法，有效开展临床心理护理工作。

一、临床心理评估的相关概念

（一）心理评估

心理评估（psychological assessment）是依据心理学的理论和方法对个体某一心理现象作全面、系统、深入的客观描述。目前，心理评估已广泛应用于心理学、医学、教育、人力资源管理、军事、航空航天、司法等领域，在心理状态研究、心理健康测评、智力发展、潜力评估等方面发挥重要作用。

（二）临床心理评估

临床心理评估（clinical psychological assessment）是心理评估在临床的应用。临床心理评估以患者为主要评估对象，评定和甄别患者的心理状态及其变化过程。相较于心理评估，临

笔记栏

床心理评估所涉及的范畴更集中、内容更具体,且更侧重于评估个体的身心健康及其影响因素。临床心理评估为临床心理诊断和心理干预提供了客观依据,并为观察疾病的进展、治疗效果及其预后提供了参考。

二、临床心理评估的主要功能

（一）筛选心理护理的对象

无论是罹患器质性疾病、功能性疾病、心身疾病还是精神障碍的患者,心理因素都可能影响疾病的发生、发展和转归。护士面对患者不同程度的心理反应,可采用合适的临床心理评估方法评估他们的身心状况,了解心理失衡的程度,区分心理干预的等级,并最终拟定心理干预的方案。

（二）提供护理心理干预的依据

每位患者都是独立的个体,护士在临床心理评估的过程中,需要真正理解疾病对患者的意义及影响,并了解可能影响疾病发生发展的因素,从而正确把握患者的心理变化,为实施心理干预提供依据。

（三）评估护理心理干预的实施效果

对患者实施护理心理干预后,护士可从患者的主观体验和客观心理评估指标来综合评价患者的心理失衡状态是否得到改善,并根据评价结果采取相应的护理措施。

三、临床心理评估的实施原则

（一）综合灵活原则

临床心理评估的结果不可绝对化,需考虑每种评估方法的局限性及患者的适用性,灵活运用各种心理评估方法,从而准确评估患者的心理状态。

（二）动态实时原则

在整个疾病过程中,患者的心理活动受环境、病情、社会关系等多种因素影响而不断变化。因此,临床心理评估是动态过程,需贯彻"动态、实时"的原则评估患者的心理状态及其变化。

（三）循序渐进原则

在综合运用多种评估方法对患者进行临床心理评估时,应注意循序渐进的原则。即先确定患者最主要的心理问题,再评估与该问题相关的其他影响因素。

（四）保护性原则

在进行临床心理评估前,护士应与患者充分交流沟通,建立良好的护患关系,以获得患者的知情同意。若患者不同意,要进一步解释说明心理评估的积极意义,使其接受;其次,在对患者进行临床心理评估时,如涉及患者的个人隐私,护士必须严格遵守职业道德,不随意泄露,以维护患者的隐私权;最后,临床心理评估始终都要尊重和维护患者的权益。

第二节 临床心理评估的常用方法

临床心理评估最常用的方法有观察法、晤谈法、调查法和量表法。护士在使用心理评估方法时,应根据实际情况灵活、综合使用上述方法,从而对患者心理做出全面的评估。

笔记栏

一、观察法

（一）观察法的定义

观察法（observation method）是护士有目的、有计划地直接或间接观察个体的代表性行为，从而由表及里地推断个体心理特征的一种方法。观察法是临床护理心理评估最基本、最常用的方法之一。其主要目的是为描述患者临床行为表现、评估患者心理活动和监测患者行为变化提供客观依据。

（二）观察法的特点

1. 观察法的优点

（1）应用范围广泛：护士可在院内外环境和生活环境中随时观察患者的行为表现，还可对家属或他人提供的有关患者的心理特征进行客观验证。同时，观察法不需要交谈，费用低，使用的仪器少，节约了医疗成本。

（2）结果真实可信：患者在自然状态下被观察，护士可以获得患者比较真实、可靠的身心状况资料。

（3）简便、易于操作：观察法最大的特点是不受任何时间、地点、条件的限制，护士可随时、随地观察患者。同时，观察法对患者的语言能力、文化程度无过多要求，适用于婴幼儿、发育迟缓儿、盲聋哑人和语言障碍等特殊群体。

2. 观察法的缺点

（1）费时较长：首先，护士需要被动地等待患者某些现象的出现；其次，有时观察到的可能是一种偶然的行为，而对某些稍纵即逝但有规律性的行为表现可能忽略。

（2）观察指标受限：观察法不适用于内隐行为（如：性行为、手淫、抱怨等）的研究。

（3）易受护患双方影响：护士临床经验和专业水平影响着观察结果的客观性和准确度。患者自身的心身状况也会影响观察结果。

（三）观察法的设计

1. 确定观察情境　对患者的观察可以在完全自然的环境下，也可以在实验室情境下和特殊环境下进行。护士在医院中对患者的观察大多属于特殊环境下的观察，即临床观察法。在不同观察情境下，同一患者可能表现出不同的行为，因此在评价观察结果时，应充分考虑观察情境对结果的影响，不可绝对化。

2. 确定目标行为　临床观察法研究的对象是"患者可观察到的行为"，即患者的外显行为。因此，观察的目标行为应是与临床心理评估目的密切相关的外显行为特征，如患者的仪表、体型、面部表情、身体姿势和言谈举止、人际交往风格、兴趣、爱好等。在实际观察中，护士必须根据评估目的明确观察内容，不能将患者的所有行为都列为观察目标。此外，对准备观察的目标行为应给予明确的操作性定义，以便准确地观察和记录。一般情况下，如果两种行为对临床心理评估同等重要，应先选择易于察觉的行为。

3. 选择观察方法　确定观察目标行为后，护士还必须根据观察内容，选择相适应的观察方法，主要的观察方法包括连续性观察、轮换性观察、直接观察、隐蔽性观察等。例如，对少数或单个行为严密细致地观察时可选用连续性观察；对多个患者的同类问题综合归纳观察时可选用轮换性观察；对患者有意掩饰的行为进行观察时可选用隐蔽性观察。

4. 设定观察时间　包括直接观察时间、观察次数、观察间隔时间和观察持续时间。直接观察时间一般在 10~30 分钟，可避免因护士观察疲劳对结果造成的偏差。观察次数可根据实际情况而定，若观察期较长（数日），则每天观察的时间、次数应该保持一致；若需在一天内进行多次观察，则应分布在不同时段，以便较全面地观察患者在不同时段、不同情境下的行为表现及规律。

5. 选择观察资料记录方法

（1）叙述性记录：是常用的观察记录方法，可采用笔记、录像、录音或联合使用的方法，这种方法除记录观察到的行为，有时还需要记录护士的推理判断。例如，记录"某某反复洗手 10 次"（描述性记录），同时加注"某某针对强迫情绪采取了行为应对"（推理性记录）。

（2）等级记录：根据评定量表的要求进行观察和记录。例如，记录"轻度抑郁"。

（3）间隔性记录：又称为时间间隔样本。指观察中有规律的每隔固定时间观察和记录一次，这种方法能反映患者行为随时间变化的特征。间隔时间依据目标行为性质和研究需要而定。

（4）事件性记录：又称事件样本，记录一次观察期间内，目标行为或事件发生的频率，事件性记录常和间隔性记录联合使用。

（5）特殊事件记录：护士进行观察时，常会发生一些特殊事件，如患者病情突然加重，会不同程度干扰目标行为。因此，护士必须对这些特殊事件进行记录并分析其对患者行为的影响。

二、晤谈法

（一）晤谈法的概念

晤谈法（conversation method）又称为访谈法或会谈法，是临床工作者（心理治疗师或心理咨询师）与来访者（或患者、求助者）所进行的有目的谈话，是掌握来访者信息、开展临床心理评估和治疗的基本沟通手段。

（二）晤谈法的类型

1. 开放式晤谈 不设置固定问题，护士只起引导作用，鼓励患者尽量表达自己的想法。通过开放式晤谈，护士容易掌握患者真实的内心体验，但话题较松散、费时。

2. 半开放式晤谈 护士对晤谈结构有一定程度的主导作用，同时也允许患者积极参与。通常护士需事先准备好访谈提纲，并根据心理评估的内容向患者提问，同时鼓励患者提问。半开放式晤谈有利于提高护士和患者双方的主动性和创造性、适应变化的客观情况及深入探讨所需评估的问题。

3. 结构式晤谈 护士和患者按照预先商定的晤谈内容、结构及程序进行访谈，过程中护士对晤谈的方向和步骤起主导作用。结构式晤谈对访谈患者的方法、访谈中提出的问题、提问的方式和顺序以及患者回答的记录方式均有统一规定，以便护士对晤谈结果进行统计和分析。该方法效率相对较高，但过于程序化，易遗漏、忽略相关信息。

（三）晤谈法的内容

1. 一般性资料晤谈内容 此类晤谈的主要目标是获得患者的一般人口学信息和疾病相关资料，多用于晤谈初期。护士可根据自己的需要设计一个半开放式晤谈检查表，按照规律逐一访谈（表 8-1）。

2. 心理评估资料晤谈的内容 专业化的心理诊断性晤谈主要围绕病史采集和精神状况检查的内容及诊断需要的资料进行。护士可结合患者的基本情况及社会关系等设计一些问题，对患者各方面的情况进行评估。例如：

（1）现在困扰你的主要是什么问题？

（2）你能描述这些问题最重要的方面吗？

（3）你的这些问题是什么时候开始出现的？

（4）你的这些问题一般在什么情况下发生？

笔记栏

表 8-1 一般性资料晤谈的主要内容

条目	内容
患者基本情况	姓名、年龄、性别、职业、文化程度、经济状况等
婚恋及家庭情况	婚姻或恋爱状况、家庭成员及家庭关系等
个人习惯	有无特殊嗜好，如烟酒等
健康情况	既往和现在的健康状况，有无遗传病史、外伤等
近期日常活动情况	饮食、睡眠、疲劳、精神状况
工作情况和生活事件	近期发生的突发生活事件、经济情况、工作情况
人际关系和社会支持	与家人、朋友、同事之间的关系

（5）你认为自己有问题吗？

（6）你如何看待自己目前的状况？

在一般资料和病史访谈后，护士可根据需要再针对患者的特定心理（精神）状况进行深入检查，以免误诊和漏诊。检查内容主要包括感知觉障碍、思维障碍、智力、定向力、注意和记忆、情绪表现、行为方式、仪表、自知力等方面的检查。

（四）晤谈法的策略和技巧

1. 建立良好的护患关系　与患者建立良好的关系，是确保晤谈成功的关键。护士需努力营造一个温暖、信任的氛围，使者感受到安全、被人理解并不用担心受到评判。护士在访谈过程中要用友好和接纳的方式交谈，并注意与患者维持适当的目光接触和积极的关注；说话的声调温和、富有感染力，避免裁决式的口吻；交谈中要鼓励患者积极参与，不轻易打断患者的谈话，对患者的行为表现作出适当反应。

2. 注重倾听　倾听是一种艺术，通过专注、细致、诚恳、耐心地倾听使者得到鼓励并自我探索是晤谈取得成效的关键。倾听并引导患者讲述自己的故事是一个好的访谈者应具有的基本能力。在访谈中，优秀的倾听者不但需要注意患者说了"什么"，而且要通过他们的声音、表情、动作、姿势等非言语行为（表 8-2）注意到患者"如何"说，从而觉察患者尚未说出的感受和问题。护士在倾听时，应选择适宜的角度和距离以及身体稍前倾的姿势，让患者感到亲切、自然、无陌生感；适时地向患者点头、微笑、简短赞许和肯定，让患者感到被接受和被欣赏；学会容忍沉默，让患者整理思路、缓解情绪。

表 8-2 非语言行为及其意义解释

非语言行为	可能表明的意义
直接的目光接触	人际交往的准备就绪或愿意、关注
注视或固定在某人或物上	面对挑战、全神贯注、刻板或焦虑
双唇紧闭	应激、决心、愤怒、敌意
左右摇头	不同意、不允许、无信心
坐在椅子上无精打采或离开访问者	悲观、与访问者观点不一致
发抖、双手反复搓动、不安	焦虑、愤怒
脚敲打地面	无耐心、焦虑
耳语	难以泄露的秘密
沉默不语	愿意、全神贯注
手心出汗、呼吸浅、瞳孔扩大、脸色苍白、脸红、皮疹	害怕、正性觉醒（兴奋、感兴趣）、负性情绪（焦虑、窘迫）、过度换气、药物中毒

3. 善于提问　"提问"在访谈中占有很重要的地位。提问时尽量使用患者易于理解的语言,表述简洁、准确,避免问题过长或多重提问,避免使用专业术语及双关语。按照提问的方式,通常可分为开放式提问和封闭式提问。护士应根据具体情况,随机应变地选择最佳提问方式。

（1）开放式提问:例如:"当你得知自己的病情变化时,你想到了什么?"提问常用"什么""怎样""为什么",启发患者更详细、更广泛的谈话。

（2）半开放式提问:例如:"除了夫妻关系,你在其他方面还有问题吗?"这是为了寻找与患者问题有关的更多方面的情况,夫妻关系已经不必谈了。

（3）封闭式提问:例如:"你现在是不是感到害怕?"提问常常用"是不是""对不对""有没有"等词,回答也是单一的"是"或"否"的简单答案。

4. 正确记录晤谈内容　访谈记录作为资料整理分析的主要依据,要尽量详细、完整。记录内容可分为三个方面,即内容性记录(患者的表述)、观察性记录(护士所看到患者的表情姿态等)、内省性记录(护士的个人感受和心得)。记录方式包括笔录、录音机或摄像机,笔录时要注意快速记录并尽量使用患者的语言和说话方式。无论采取何种记录方式,都必须获得患者同意,并向患者承诺保密其资料。

（五）晤谈法的局限性

1. 易产生"偏好效应"　护士在访谈开始时所形成的对患者的"印象",很容易影响整个访谈的结果,从而导致偏差的结论。

2. 易导致理解错误　患者提供了不准确的信息、访谈双方存在语言差异或访谈双方民族风俗和文化背景差异较大时,容易产生理解偏差。

3. 信度和效度难确定　晤谈法特别是非结构式访谈的信度、效度往往难以确定,且护士掌握技术的熟练程度和经验对其产生明显影响。

4. 时间及环境要求高　晤谈耗费时间较多,对环境的要求也相对较高,访问人数受限,因此大范围调查时不易采用此方法。

三、调查法

（一）调查法的定义

调查法(survey method)是通过晤谈法或问卷等方法获得资料,通过对问题答案的分析获取有价值的信息。调查法的具体实施方法有问卷、采访、座谈、书面材料分析等,该方法不仅适用于个体,也适用于集体。常见的调查方式包括抽样调查、访谈调查、电话和网络调查、邮寄调查等。

（二）调查法的特点

1. 优点　不需要任何复杂设备、不受时空限制即能够在短时间内获得大量所需信息。

2. 缺点　患者的态度对调查的结果影响较大,当患者不积极配合时,获得的信息即可能存在偏差。

（三）调查问卷的编制与应用

1. 问卷的编制　通常一份完整的问卷包括标题、前言、指导语、问题、答案、结束语等。前言主要包括调查的内容、目的、意义。指导语是用来指导患者如何正确填答问卷,需简明易懂。问题和答案是问卷的主体,编制问题时数量不宜太多,避免题目不清、描述繁杂、一问两答和技术性用语,需适应患者的文化背景和程度,并与调查目的直接相关。结束语是对患者的合作表示感谢,并提醒患者复核答案和查漏补缺。

2. 问卷的应用　护士在使用调查问卷收集资料时,应结合具体情况,明确适用范围。

问卷调查的质量取决于护士对问题性质、调查目的及要求的明确程度，也取决于问卷内容设计的技巧性和患者的配合程度，在应用时要合理处理各环节，从而达到最佳调查效果。

四、量表法

（一）量表法的定义

量表法（scaling method）是指采用标准的心理量表对患者心理状态进行测量评估的方法。通常是由一些经过严格选择、较可靠、能够反映个体某些心理特征的问题或操作任务构成，是临床心理评估和研究常用的心理学方法。

心理量表（psychological scale）是指对人的行为或心理特征进行分级和量化评定，是心理测验中常用的方法。心理量表的形式多种多样，常见的形式有他评量表、自评量表等。他们均有评定量表的性质，但内容、结构及功能稍有不同。他评量表是指由他人（了解被评者情况的人）根据他们对受评者的心理特点、行为等方面的观察按量表内容对受评者进行评估，评估结果具有相当的真实性。自评量表评定者和受评者为同一主体，评定者根据量表内容对自身进行评估。

（二）量表法的特点

1. 灵活性　简单易懂，操作程序固定，既适用于个人评估，也适用于集体评估。

2. 客观性　量表的内容、回答方式及评判标准都是统一的，只要调查双方认真执行，评估结果就会客观化、标准化，并具有可比性。

3. 局限性　评估结果往往仅反映被评估者一段时间内或特定情境下的心理状态和特征，使用相对局限，并易受被评估者情绪状态、认知能力、态度和动机等因素的影响。

（三）量表的选择与应用

1. 量表的选择　在使用量表法评估时，要根据评估目的和量表的功能合理选择评估工具，以得到客观准确的评估结果。因此选择量表时，应首选能达到评估目标或实现研究目的的特异量表，辅选具有同类评定功能的量表，优选实用、具有国内常模、结果统计分析简便的量表。

2. 量表的应用　在多种量表中评定量表使用最为广泛，其适用范围已从心理学扩展到精神病学、临床医学、社会学、教育学等多个领域。目前常用的评定量表主要有症状评定量表、生活事件量表、认知评定量表和社会支持量表、心身健康调查表等。使用量表时应确保评定者已经通过系统学习和操作培训，并且严格按照量表使用手册的要求，在其规定的时间、环境下进行评估，结束后及时检查评定资料的完整性，及时补漏。此外，应该注意的是良好关系的建立是开展有效评估的基础。

第三节　心理测验

心理测验有理论研究和实际应用的功能，现已广泛使用于心理、教育、医学、司法、管理等领域。在临床运用过程中，了解心理测验的程序、注意事项，有利于护士更好地应用相关知识，与患者进行沟通交流，帮助判断患者心理特点并进行量化分析。

一、概述

（一）心理测验的定义

心理测验（psychological test）是指依据心理学的理论和技术，使用客观、标准化的程序，对个体行为样本进行分析和描述的测量技术。它利用标准化的心理测验量表和工具将心理现象或行为进行数量分析,从而得到心理变化的数据,用来研究和判定心理特质个体差异的性质和程度。

1. 标准情境　指心理测验的一致性,即测验的编制、程序、实施、记分以及结果判断标准等基本一致。这样能保证在相同的条件下进行比较,结果才有意义。

2. 行为样本　指进行测量时,根据一定条件所取得的具有代表性的样本。人的心理活动通过行为表现出来,所以心理测验选择与心理活动密切相关的行为来间接地反映其规律及特征。同时,测验中不可能全部测到与该心理活动相关的行为,只能选择其中最具代表性的一部分行为进行测量。

3. 结果描述　心理测验结果描述方法很多,主要有数量化描述和划分范畴描述。数量化描述是大多数心理测验的描述方法,可根据具体分值解释其含义,如评定量表计分等。划分范畴描述多用于定性测验,有些心理现象不便数量化,可划分范畴,如正常、可疑或者异常等范畴。一般而言,可数量化的结果就可以划分范畴,如智力水平高低也可以 IQ 值划分为正常、超常和缺损等。

4. 心理测验工具　一般心理测验都有相应的一套工具或器材,这套工具包括测验材料和使用手册。测验材料就是测验的内容,通过被试者对其作出的反应来检测他们的心理现象;使用手册是对如何实施测试、量化和描述结果给予详细说明,并对该测验的目的、性质和信度、效度等测量学资料做必要介绍。

心理测验和心理测量是两个既相互联系又相互区别的概念,但常常会被当作同义词使用。心理测验主要指测量的方法和程序;心理测量(psychological assessment)是用来检测人们的能力、行为和个性特质的特殊测验程序,不仅包括以心理测验为工具的测量,也包括用观察法、访谈法、问卷法、实验法、心理物理法等方法进行的测量,因此心理测量的研究范围要比心理测验广泛很多。测量方法不都是属于测验的;反过来说,测验也不都是测量,如有的人格测验是不记分的,主试者只就测验结果对被试者做出定性的描述,这样的测验就不构成对被试者的测量。

(二)心理测验的特性

1. 间接性　测量有直接和间接之分,如测量一个物体的重量,可以用秤去称量并直接读出秤上的单位数。而心理现象和物理现象不同,它并不是实物,无法直接测量。但心理特性可以从实际行为中表现出来,即通过个人对测验题目的反应推断其心理特征,如一个人喜欢画画、摄影、刺绣等,可推断此人具有艺术兴趣的特质。

2. 相对性　对人的行为进行比较没有绝对的标准,亦即没有绝对零点,我们有的只是一个连续的行为序列。所有的心理测量都是看每个人在这个序列的什么位置上,因此,位置具有相对性。例如,测得一个人智力高低,就是与所在总体的人的智力标准相比较而言,同时,标准也不是一成不变的。

3. 客观性　客观性是一切测验的最基本要求,贯穿于心理测验的全过程。测验量表的制定、测验步骤的实施、记分方法和测验结果的解释等都必须遵照标准化程序进行。心理测验只有具备客观性,才能保证其测量结果的正确可靠,对心理活动与行为表现做出正确的评估。

(三)标准化心理测验的基本条件

标准化心理测验(standardized psychological test)是通过一套标准程序编制测验内容、制定评分标准、固定实施方法,并具备主要的心理测量学技术指标,达到国际公认水平的心理测验。标准化是心理测验的基础,否则就无法对测验结果的数据作出科学的评价。一个好的标准化测验必须满足常模、信度、效度三个基本条件。标准化有助于保证收集资料的准确性与真实性。以下为标准化心理测验的基本技术要求:

1. 常模(norm)　亦是标准,是指一种可供比较的某种心理测验在某一人群中测查结果的标准量数,不同的群体其常模标准有所区别。要确定某项测验结果的实际意义,就必须和这一标准比较。如正常人的血糖在 3.9~6.1mmol/L,正常血压在 90~140/60~90mmHg,这些参数可以作为生理常模与患者测得的结果相比较,来判断是正常还是异常。而这一结果是否正确,在很大程度上取决于常模样本的代表性。

样本(sample):是指标准化常模样本,是从目标人群中具有代表性的取样。

1) 样本要有明确界定:必须准确确定所要测验群体的范围、性质和特征。所以取样时需考虑影响该测验结果的主要因素,如样本的年龄范围、性别、地区、民族、教育程度、职业等,再根据人口资料中这些相关因素的构成比情况,采用随机抽样方法获得常模样本。

2) 样本大小要适当:一般来说总体数目小,只有几十个人,则需要全部取样;全国性常模样本抽样要以 2 000~3 000 人比较合适。

3) 标准化样本具有时效性:这是指不同时期,样本具有一定的差异。例如,60 年代与 90 年代出生的人群对客观事物的评价标准存在差异。因此,常模应当定期修订,在使用常模进行评价时,应当选择合适的较为新近的常模标准。临床评定量表的常模取样,还应考虑疾病诊断、病程、治疗及康复等情况。

2. 常模形式　主要有均数、标准分、百分位、划界分、比率。

(1) 均数:是指标准化样本的平均值,是常模的一种普通形式。在某一测验中,被试者所测成绩(粗分或称原始分)与均数相比较时,才能确定其成绩的高低。

(2) 标准分(standard score):标准分是将原始分数与平均数的距离以标准差为单位表示出来的量数。因为它的基本单位是标准差,所以叫标准分。常见的标准分有 Z 分数、T 分数、离差智商等。

(3) 百分位(percentile rank):亦称百分点,是指应用更早、更通用的另一类常用常模形式,其优点是不需要统计学的概念便可理解。如将被试者的成绩和常模相比较,若被试者成绩相当于百分位 25(P25),说明其成绩相当于标准化样本的第 25 位,即样本中 25%的成绩低于他,另有 75%的成绩比他高,以此类推。

(4) 划界分(cut-off score):常用于筛选测验和临床评定量表中。如"焦虑自评量表"(SAS)以总分 50 为划界分,总分超过 50 分,表示有焦虑存在。如果某测验量表对所测问题很敏感,说明划界分有效,患者被划入假阴性的比例就很少,正常人被划入假阳性的比例也很少;若量表不敏感,则假阴性或假阳性的比率就会比较高。

(5) 比率(ratio)或商数(quotient):这类常模形式常用于神经心理测验量表和发展量表。在离差智商(如韦氏智力量表中的智商)出现之前,许多量表都在应用比率智商。例如,世界上第一个智力量表"比奈-西蒙智力量表",计算方法为 IQ=MA/CA×100,其中 MA 为心理年龄,CA 为实际年龄,是将心理年龄与实际年龄相等的设作 100,以使 IQ 成整数。神经心理测验中的损伤指数也是比率常模,损伤指数等于划入有损的测验数除以受测的测验数。

3. 信度(reliability)　是指测验结果的可靠程度,即测验工具对同一对象的几次测量中所得结果的一致性和稳定性。心理测验在标准化时,必须确定它的信度。而信度通常是以相关系数的大小来表示,即称之为信度系数,其数值在-1~+1 之间。绝对值越接近 1,表明测验结果越可信;绝对值越接近 0,表明误差越大,测验结果越不可信。考察一种测量是否可信的方法有如下几种:

(1) 重测信度(test-retest method):对同一组被试者前后两次施测,两次测量结果进行相关分析,计算相关系数。间隔时间的长短可影响两次测验结果,因此在评价时应考虑间隔时间。

(2)分半信度(split-half reliability):将一套测验的各个项目按难度排序,再按奇、偶数序号分成两半,对所测结果进行相关性检验,用于评价内容抽样误差。

(3)复本信度(alternate-form reliability):有的测验同时编制两个平行本,将同组被试者的两套结果进行相关分析,也是评价测验内容误差的一种量数。

(4)评分者信度(scorer reliability):对于主观性题目的测验,须由多个评分者按评分标准进行打分,再求相关系数,用于评价不同评分者之间所产生的评分误差。

4. 效度(validity) 是指测量的有效性,即一个测验所能测量其欲测事物特性或功能真实性和准确性的程度。效度是心理测验最重要的客观性指标,在衡量某心理测验工具的有效性时,需要看其能否测到需要的内容,在何种程度上测了该内容,并是否达到了测验编制的目的。心理测验的效度越高,则该测验结果所能代表测量行为的效度就越高。效度检验的方法也有很多种,具体如下:

(1)内容关联效度(content-related validity):是指一个测验的内容代表它所要测量的主题。用于系统评估测验项目反映所测量内容的程度,即测验项目与欲测内容的相符程度,测验的行为取样代表所测量的心理功能的程度,内容效度的评估方法有专家判断法、统计分析法和经验推测法,它们从不同角度对测验项目内容的有效性作出评价。

(2)结构关联效度(construct-related validity):反映编制测验所依据理论的程度。如编制人格测验,必定与人格理论有关,该测验所反映依据的人格理论程度,可用结构效度检验。因素分析是结构效度检验的最常用方法。

(3)效标关联效度(criterion-related validity):它反映了测验预测个体在某一环境中行为表现的有效性程度。在这里,效标是指被预测行为必须是检验效度的标准。效标效度一般是在实践中进行检验,又称实证效度。在检验效标效度时,关键点是选一个好的效标,在评价好的效标时注意以下四个条件:①能最有效地反映测验的目的。②具有较高的信度,稳定可靠。③可以客观地加以测量,即可量化。④测量方法简单易学、省时、省力,符合经济有效原则。

5. 标准化(standardization) 是指测验的编制、实施、记分以及测验结果解释的程序的统一性。为了使不同被试者的测验结果具有可比性,就必须保证测验条件完全相同,这样测到的结果才能真实反映其心理特征。一个标准化的心理测验应具备常模样本的标准化、实施和记分方法的标准化、测量学分析资料的标准化。

二、心理测验的类别

(一)按测验功能分类

1. 能力测验 包括智力测验、发展量表和特殊能力测验等。智力测验是测量个体的一般能力,常用的有韦氏智力量表(Wechsler Intelligence Scale,WIS);发展量表主要指儿童智力发展量表;特殊能力测验是主要用于升学、职业指导服务,如绘画、音乐、手工技巧、文书才能、空间知觉能力等方面的能力测验。

2. 人格测验 用以评定个体的一般人格特征(性格、气质、情绪、态度、兴趣、动机、价值观等方面)和病理性人格特征。最常用的大致可分为两类:问卷法和投射法。

3. 神经心理测验 主要用于评估正常人和脑损伤患者的脑神经功能(高级神经功能)状态的心理测验,可指导脑功能的诊断、脑损伤的康复与疗效评估。

4. 临床评定量表 在临床和心理咨询工作中,需要一些量表来筛查相关的精神心理问题,帮助临床医护及早、准确地发现精神心理问题,有针对性对开展治疗并评估疗效。如症状自评量表(Symptom Checklist-90,SCL-90)、睡眠质量指数量表、父母教养方式评价量表、阳性和阴性症状量表等。

5. 职业咨询测验　主要用于职业人才选拔和就业指导,使用范围广泛,常需联合能力测验和人格测验综合评估,使结果较全面、可靠。职业咨询测验中常用的心理测验包括职业兴趣问卷、认知能力测验和特殊测验等。

知识链接

房树人测验

房树人测验(House-Tree-Person,HTP)由美国心理学家约翰·巴克(John Buck)1948年率先发明,是目前国际上比较标准的一套心理投射法测验。目前房树人的测验方法很多,主要是通过画图者所画的房子、树、和人了解其潜意识的心态、情绪、性格、人际交往状态、家庭关系情况、心理能量等。房-代表个体出生、成长的家庭,一般体现了对家庭的想法、感情和态度;树-表现了自我形象、姿态,显示内心的平衡状态,由此可显示出个体的精神及性的成熟性;人-体现心理和躯体上的自我,表现着个体的理想像,印证着自我的人格内容。"统合型房树人"测量工具主要有:8开白纸、2B铅笔、橡皮。测试方法主要是请测试者在同一张白纸上任意画一幅房子、树、人物在内的画,想怎么画就怎么画,要求认真地画,允许涂改,但是不采取写生、或临摹的方式,也不要用尺子,在时间方面不限。然后根据一定的标准,对这些图画进行分析、评定、解释,以此来了解被测试者的心理现象、功能,判断心理活动正常或者异常(图8-1)。

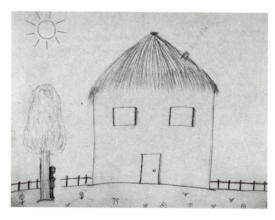

图8-1　房树人图画

通过房树人测验,可投射出个人的心理状态,有系统地把人的潜意识释放出来并透过潜意识认识自己的动机、观感、见解及过往经历等,去帮助自己了解事件的本质,自己对外界的接触取向及生活模式作出适当的反应。

(二)按测验对象分类

1. 个别测验　是由一位主试者测量一位被试者的测验。这类测验中主试者可对被试者的语言、情绪、行为反应有更详细的观察,因此可提供准确的相关信息,容易控制测验过程,其结果比较正确可靠,但花费时间和精力较多,对主试者要求高。如韦氏智力量表、临床记忆量表等。

2. 团体测验　是由一位或者几位主试同时测量多个被试者的测验。大多数问卷调查均采用此测验。这类测验花费时间和精力较少,能在短时间内采集较多信息资料,但对被试者观察不够详细,容易产生误差。

（三）按测验方法分类

1. 问卷法　测验多采用结构式问题的方式,让被试者以"是"或"否"在有限的几种选择上作出回答。这种方法的结果评分容易,易于统一处理。一些人格测验如明尼苏达多项人格调查表(Minnesota Multiphasic Personality Inventory,MMPI)、艾森克人格问卷(Eysenck Personality Questionnaire,EPQ)及一些自我评定量表等都是采用问卷法的形式。

2. 作业法　测验形式是非文字的,让被试者进行实际操作。多用于测量感知和运动等操作能力。对婴幼儿及受文化教育限制的被试者(如文盲、语言障碍的人等),心理测验中也采用这种形式。

3. 投射法　测验材料无严谨的结构,如一些意义不明的图像、一篇模糊的墨迹或者一句不完整的句子。要求被试者根据自己的理解随意作出回答,借以诱导出被试者的经验、情绪、内心冲突。也用于异常思维的检测,如自由联想测验、填词测验等。

（四）其他分类

根据测验用途,可分为教育测验和职业测验;根据测验材料性质,可分为文字测验和非文字测验。近年来,计算机辅助心理测验发展迅速,已成为一种趋势,将传统的纸笔测验转变到计算机上完成,并能自动计分、分析结果和解释,进行数据管理等,为心理测量领域技术的发展、临床与科研工作的开展提供重要的支撑。

三、心理测验注意事项

（一）心理测验主试者的职业素养

1. 熟悉心理测验程序　主试者必须具备一定的资格,测试前做周密的准备,包括详尽了解各类测验,充分掌握测验方法,熟悉测验指导语和程序,准备好测验材料及工具,严格按照操作规定和要求施测,准确记录回答并记分,及时准确观察被试者在测验中的行为。

2. 选择合适的工具　心理测验种类很多,每一个测验工具都有特定测验对象和相应的测试内容范围规定,针对被试者的测试项目内容选择合适的测量工具,才能取得有效的结果。同时在测量前对测验工具进行检查和核对,保证测验工具准确无误。如果是团体测试,应对测验题纸、答题纸、测试仪器等事先检查好,以免忙中出错。

3. 遵守职业准则　这是心理测验的一条伦理道德标准。许多心理测验涉及隐私,这些隐私是被试者不愿意暴露的,因此,心理测验者应尊重被试者的人格,对个人信息加以保密。对测验保密包括两个方面,一是对测验内容保密,以免使测验失去控制,造成滥用;另一方面是对测验结果的保密,应对被试者的个人信息及相关测验结果加以保密,不让无关人员知道,除非测验结果提示可能对个人或社会造成危害时,才能告知相关人员。

4. 客观评价测验结果　在一定程度上,心理测验结果反映了被试者在特定环境下表现出的行为特征。尽管结果有一定的预测性,但自然环境下个体的行为特征可能与测验情景下表现得不一样。下结论时应避免草率行事,结果评价时应结合被试者的生活经历、家庭、社会环境以及通过会谈、观察法所获得的各种资料全面考虑。心理测验的方法至今尚未达到完美的程度,应防止滥用心理测验,只在临床诊断、治疗和做出决策需要时,才进行心理测验。

（二）严格控制心理测验实施过程

1. **被试者因素** 在测验前,应评估被试者的意识、情绪和机体状态,确保意识清楚、情绪稳定,机体状态适合,并使其了解测验的目的、内容、程序等。被试者应自愿参与,被试者应试动机的强弱会直接影响测试成绩。如果一个被试者对测验毫无兴趣,只是被动做出反应,甚至消极对抗,其结果可想而知。若测验时间较长,应提前告知被试者,使其做好准备,能较好地与主试者建立协作关系,充分发动应试动机,保证测验顺利完成并得到真实结果。

2. **环境因素** 研究表明,环境和场所在心理测验中将对被试者产生一定的影响。测验环境中的光线、温度、颜色、噪声和通风等物理条件都应当事先考虑并统一安排。室内的陈设要简单,以免被试者在复杂的环境中产生紧张情绪而影响测验结果。无论是团体或个体测验,心理测验的过程都应避免外界干扰,可在测验房门外挂上牌子,提示测验正在进行中,旁人不得进入。

3. **严格执行操作规定** 严格按照测验的操作规定实施测验,包括正确的安排测验材料,使用统一的指导语,遵循测验手册中的原则,适当地处理测验中所遇到的问题,及时观察被试者在施测中的行为,准确地、有针对性地书写测验报告等。

📖 **知识链接**

心理测验的伦理要求

心理学家罗杰斯认为,心理测验需要全面地考虑并解决了以下 5 个伦理问题:①重视每一个被测者的唯一性,每次测验任务和评估程序都必须考虑到他们的独特个性。②充分尊重被测者是确保心理测验准确性的前提,因此心理测验的程序必须要考虑到被测者的个性变化以及不同个体之间的差异性。③有效的评估程序必然要求施测者和被测者都直接参与其中,尽管这种参与活动会对参与者造成一定的影响。④测验人员和测验工具会影响到评价的准确性。即使设计最完善的心理测验也会有一定程度的衰减,施测者根据测验数据做出评价或做出标签之前,必须要考虑到测验数据中无可避免的误差。⑤如果测验本身带有某种严重的积极或消极暗示,那么施测者必须要深入地考虑数据的复合污染源问题。

第四节 常用心理测验工具

护士了解常用心理测验工具的功能,有助于临床工作中观察患者心理活动,实施有效心理干预。

一、人格测验

每个人身上都存在持久、稳定的心理特征。每一种人格理论都假定了个别差异的存在,并认为这些差异是可以测定的。

（一）艾森克人格问卷

艾森克人格问卷(Eysenck Personality Questionnaire,EPQ)又称艾森克个性问卷,由英国心理学家艾森克(H. J. Eysenck)根据人格结构三个维度的理论编制,于 1975 年形成由三个人格维度和一个效度量表组成的比较成熟的问卷,在国际上广泛使用(附表 1)。分为成人问卷和青少年问卷两种。成人问卷适用于 16 岁以上的人群,儿童问卷适用于 7~15 岁的人群。在国内由龚耀先教授于 1983 年主持修订中文版《艾森克个性问卷手册》,制定成人和儿童两套全国常模(均为 88 项)。之后,在 1985 年由陈仲庚修订(成人卷 85 项),1999 年由钱铭怡修订成人版并命名为"艾森克问卷简式量表中国版(EPQ-RSA)",由 48 项、四个分量表组成(图 8-2)。

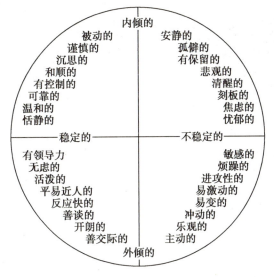

图 8-2 艾森克人格维度结构图

1. E 量表 内-外向维度(intraversion-extraversion,E)测量个体性格的内、外倾向。高分表示外向,如热情、好交际、易冲动、渴望刺激、冒险等特征;低分表示内向,如好静、富于内省、不喜欢刺激、不爱与人交往、喜欢有秩序的生活方式、情绪比较稳定等特征。

2. N 量表 神经质维度(neuroticism,N)又称情绪性行为,与疾病名称无关,测定个体的情绪稳定性。高分表示焦虑、担忧、郁郁不乐、遇到刺激有强烈情绪反应、有时出现不理智行为等,低分表示情绪稳定,善于自我控制。

3. P 量表 精神质维度(psychoticism,P)又称倔强性,测定与精神病理有关的人格特征,精神质并非暗指精神病,它在所有个体身上都存在,只是程度有所不同。高分表示孤独、不关心他人、感觉迟钝、难以适应外部环境、不近人情、与他人不友好、喜欢奇特的事情、并且不顾自己危险行为等特征。低分被认为是正常。

4. L 量表 掩饰量表(lie,L)测定被试者的掩饰、假托或自身隐蔽性,或者测定如朴实、幼稚水平等稳定的人格功能。高分表示被试者有掩饰倾向,测验结果可能失真。但它的分数高低与许多因素有关,不只是真实与否的唯一因素。

EPQ 为自陈量表,实施方便,有时也可作为团体测验,在我国是临床应用最为广泛的人格测验。但其条目较少,反映的信息量也相对较少,故反映的人格特征类型有限。

(二)卡特尔 16 项人格因素问卷

卡特尔 16 项人格因素问卷(sixteen personality factor questionnaire,16PF)是美国伊利诺伊州立大学人格及能力测验研究所卡特尔教授(Raymond B. Cattell)1947 年编制的用于人格检测的一种问卷,简称 16PF。在国际上众多人格测验的试题中,被认为是非常经典的试题,其测评的准确度和广泛的适用性经过了时间考验。卡特尔是人格特质理论的主要代表人物,16PF 也正是伴随着卡特尔的人格特质理论而形成的。16PF 适用于 16 岁以上的青年和成人,现有五种版本:A、B 本为全版本,各有 187 个项目;C、D 本为缩减本,各有 105 个项目;前四种版本适用于 16 岁以上并有小学以上文化程度者;E 版本适用于文化水平较低的被试者,有 128 个项目,专为阅读水平低的人而设计。我国现在通用的是美籍华人刘永和博士在卡特尔的赞助下,与伊利诺伊大学人格及能力研究所的研究员梅吉瑞狄斯博士合作,于 1970 年发表的中文修订本,其常模是由 2 000 多名港台地区的中国学生得到的。

16PF 从乐群、聪慧、自律、独立、敏感、冒险、怀疑等 16 个相对独立的人格特点对人进行

笔记栏

描绘,并可以了解应试者在环境适应、专业成就和心理健康等方面的表现。在人事管理中,16PF 能够预测应试者的工作稳定性、工作效率和压力承受能力等(表8-3)。

表8-3 16PF 人格问卷的结构及其意义

因素	项目数	意义	
		低分者特征	高分者特征
乐群性 A	20	缄默、孤独、内向	外向、热情、乐群
聪慧性 B	9	思想迟钝、学识浅薄	聪明、富有才识
稳定性 C	26	情绪激动不稳定	情绪稳定而成熟
恃强性 E	26	谦虚、顺从、恭顺	好强、固执、攻击
兴奋性 F	26	严肃审慎、沉默寡言	轻松兴奋、逍遥放纵
有恒性 G	20	权宜敷衍、原则性差	有恒负责、做事尽职
敢为性 H	26	害羞、畏缩、退却	冒险敢为,少有顾虑
敏感性 I	20	粗心、理智、着重实际	细心、敏感、好感情用事
怀疑性 L	20	真诚、合作、宽容、信赖随和	怀疑、刚愎、固执己见
幻想性 M	26	现实、脚踏实地、合乎成规	富于想象、狂放不羁
世故性 N	20	坦诚、直率、天真	精明、圆滑、世故
忧虑性 O	26	安详、沉着、有自信心	忧虑抑郁、缺乏自信
实验性 Q1	26	保守、循规蹈矩、尊重传统	自由开放、批评激进
独立性 Q2	20	依赖、随群附众	自主、批评激进、当机立断
自律性 Q3	20	不能自制、不守纪律、随心所欲	知己知彼、自律谨严
紧张性 Q4	26	心平气和、镇静自若、知足常乐	紧张、有挫折感、心神不定

A、B、C、D 版本均有三种答案可供选择: A. 是的; B. 介于 A 和 C 之间; C. 不是的。 凡答案与记分标准相符记2分,相反记0分,中间记1分; E 版本为两种答案选择一个。

16PF 结果采用标准分(Z 分)。 通常认为<4 分为低分(1～3 分),>7 分为高分(8～10 分)。 高、低分均有相应的人格特征说明。 根据被试者在各个因素上的得分,即可了解被试者的人格特征。

(三)明尼苏达多项人格调查表

明尼苏达多项人格测验(Minnesota Multiphasic Personality Inventory,MMPI)是由明尼苏达大学教授哈瑟韦(Hathaway SR)和麦金力(Mckinley JC)于 1943 年根据经验效标法编制而成。主要适用于 16 岁以上至少有 6 年以上教育年限者,即可个别实施,也可团体施测。中国科学院心理研究所宋维真研究员于 1989 年完成了 MMPI 修订工作,并制定了 MMPI-2 全国常模。自问世以来,成为国际上广泛使用的人格测验工具,它适用于多种不同情况,不仅可以提供临床医学上的诊断,也在精神病学、心身医学、行为医学、司法鉴定等领域应用,是世界上最常应用的人格量表。

MMPI 共有 566 道题目和 399 道题目两个版本,题目内容包括身体各方面的情况、精神状态、家庭、婚姻、宗教、政治、法律、社会等方面的态度和看法。被试者根据自己的实际情况对每个题目作出"是"与"否"的回答。若确实不能判定则不作回答。然后根据被试者的答案纸计算分数并进行分析,每一个被试者均可从各分量表的得分获得一个人格剖面图。在临床工作中,MMPI 常用 4 个效度量表和 10 个临床量表。

笔记栏

1. 效度量表

（1）疑问（question，Q）：表示被试者不作回答的题数和对"是"和"否"均作回答的题数。399 题中原始分超过 22 分，566 题原始分超过 30 分，被视为无效测验。

（2）说谎（lie，L）：共 15 个题目，是追求尽善尽美的回答。超过 10 分，结果不可信，测验无效。

（3）诈病（frequency，F）：共 64 个题目，多为一些比较古怪或荒唐的题目。正常人如果分数高表示受测者不认真、理解错误，表现一组无关的症状，或在伪装疾病。如果测验有效，F 分是精神病程度的良好指标，得分越高，暗示着精神病程度越高。

（4）校正分（correction，K）：共 30 题，一是判断被试者对测验的态度是否隐瞒或防卫；二是修正临床量表的得分。高分者表明对测验具有较强的自我防御态度。

2. 临床量表

（1）疑病（hypochondriasis，Hs）：反映对身体功能的不正常关心。

（2）抑郁（depression，D）：测量被试者情绪低落问题。高分表示被试者情绪低落、缺乏自信、无望，有自杀观念。

（3）癔症（hysteria，Hy）：测量被试者对心身症状的关注以及敏感、自我中心等特点。高分反应被试者自我中心、自私、期待更多爱抚和注意，与人的关系肤浅、幼稚。若是精神科患者，往往被诊断为分离转换障碍。

（4）精神病态（psychopathic deviate，Pd）：测量被试者社会行为偏离特征。高分者反映被试者脱离一般的社会道德规范，无视社会习俗，社会适应不良，常有复仇攻击观念，并不能从惩罚中吸取教训。多为病态人格（反社会、攻击型人格）

（5）男性化-女性化（masculinity-femininity，Mf）：高分的男人表现敏感、爱美、被动、女性化；高分妇女看作男性化、粗鲁、好攻击、自信、缺乏情感、不敏感。极端高分考虑同性恋倾向和同性恋行为。

（6）妄想（paranoia，Pa）：测量被试者是否有病理性思维。高分者提示偏执、不可动摇的妄想、猜疑。

（7）精神衰弱（psychasthenia，Pt）：是识别精神衰落、强迫状态、恐惧症或高度焦虑者而设计的。高分者表示强迫观念、严重焦虑、高度紧张、恐怖等。

（8）精神分裂（schizophrenia，Sc）：测量思维异常和行为古怪等精神分裂症的一些临床特点。高分提示思维混乱、情感淡漠、行为怪异、可能存在幻觉和妄想，情感不稳。

（9）躁狂（mania，Ma）：测量躁狂特点。联想过多过快、观念飘忽、夸大而情绪激昂、情感多变等。

（10）社会内向（social introversion，Si）：测量社会化倾向。高分者提示性格内向、胆小退缩、不善交际、过分自控等；低分反映外向。

各量表结果采用 T 分形式，可在 MMPI 剖析图上标出。按照中国常模标准，量表 T 分高于 60 分则提示可能具有病理性异常或某种心理偏离现象。但在具体分析时，应结合各个量表 T 分高低进行综合分析评价。

二、智力测验

智力测验（intelligence test）是综合评定人的智力水平的方法。它是根据有关智力概念和智力理论按照标准化过程编制而成。在教育、临床医学、司法鉴定、人力资源管理等诸多领域中广泛应用。现在常用测验包括：韦克斯勒智力量表、斯坦福-比奈智力测验、瑞文标准智力测验，临床应用中最主要的是韦氏智力量表。

ER-8-2

智力测验与分级

（一）韦氏成人智力量表

韦克斯勒智力量表在国际上被广泛应用,以 1939 年发表的韦克斯勒-贝尔韦智力量表为基础,经过多次修订而成。韦氏智力量表有三种:即 1949 年编制了韦氏儿童智力量表修订(Wechsler Intelligence Scale for Children,WISC);1955 年编制出版韦氏成人智力量表(Wechsler Adult Intelligence Scale,WAIS),1967 年编制学前即初学儿童智力量表(Wechsler Preschool and Primary Scale of intelligence,WPPSI)。目前我国修订的主要有 1981 年龚耀先修定的韦氏成人智力量表(WAIS-RC)、1986 年林传鼎等修订的韦氏儿童智力量表(WISC-CR)、龚耀先等于 1986 年修订的韦氏幼儿智力量表(C-WYCSI)。这里着重介绍(WAIS-RC)版本。WAIS-RC 修订版包括言语量表和操作量表两个部分,其中 6 个分测验构成言语量表;5 个分测验构成操作量表。

1. 言语测验

（1）知识(I):测量被试者的知识广度,共 29 道题目。这些常识问题是普通成人能够在一般文化背景和日常生活中遇到的,尽量避免特殊的或专业性较强的知识。韦克斯勒认为,智商越高的人,兴趣越广泛,好奇心越强,所获得知识就越多。故常识反映了被试者知识的广度、一般学习能力,并可以以此评价被试者的文化背景。

（2）领悟(C):测量被试者社会适应和道德判断能力,共 14 道题目。由一些社会价值、社会习俗和法规理由的问题所组成。

（3）算术(A):心算。测量被试者数的概念,共有 14 道小学程度的算术文字题。该测验主要测量顺序推理能力、计算速度和正确性。

（4）相似性(S):测量被试者抽象和概括能力。共有 13 对名词,要求被试者说出每对名词的共同性。例如:"高兴和悲伤有何相似之处?"

（5）背数(D):测量被试者短时记忆和注意力。分顺背和倒背两式,即听到读数后立即照样背出来(顺背)和听到读数后按原来的数字顺序相反的顺序背出来(倒背)。

（6）词汇(V):测量被试者言语理解能力,与抽象概括能力有关,能在一定程度上反映被试者的知识范围和文化背景,共有 40 个词汇,要求被试者说出每个词的意思。

2. 操作量表

（1）数字符号(DS):测量被试者手-眼协调、注意集中和操作速度。共有 9 个数字,让被试者依据事先提供的数字-符号关系,在给出的数字下面填写相应的符号。属于速度性测验,有时间限制,主要考察被试者的一般学习能力,直觉辨别速度和书写速度等。

（2）填图(PC):测量被试者视觉辨别力和推理能力,对构成物体要素的认识能力,以及扫视后迅速抓住缺点的能力。包括 21 张图片,每张图片皆有不可缺少的某些部分,让被试者指出图中缺失的部分。

（3）图片排列(PA):测量被试者逻辑联想,部分与整体的关系,以及思维的灵活度。包括 8 组图片,每组画面均有一定的章节,以打乱的顺序呈现给被试者,要求被试者按适当顺序重新排列,组成一个有意义的故事。

（4）积木图案(BD):测量被试者空间知觉、视觉分析综合能力。主试呈现 9 张红白相间的几何图案卡片,让被试者用提供的 9 张积木拼成卡片中的图案。

（5）物体拼凑(OA):测量被试者想象力、抓住线索的能力以及"手-眼"协调能力。要求被试者把一套切割成几块的零散拼板,组合成一个熟悉物体的完整画面,例如人或汽车,总共 4 套拼板。

本量表属于个别测验,按手册规定将各分测验的项目逐一进行。测验程序较为复杂,但

图片排列

木块图

图形拼凑

因量表分类较细,较好地反映了一个人智力全貌和各个侧面,临床上对于鉴别脑器质性障碍与功能性障碍的患者有一定的作用。由于韦氏智力量表可以提供所有年龄阶段的总智商(FIQ)、言语智商(VIQ)和操作智商(PIQ),在对同一个被试者的不同年龄进行施测时,韦氏智力量表具有特别价值。例如,它可以估计教育年限对个体智力功能的影响。因此,被公认为是较好的智力测验。

(二)中国比奈测验

1905 年由法国比奈(A. Binet)和西蒙(T. Simon)编制而成,称为比奈-西蒙量表(Binet-Simon Scale,B-S),是世界上第一个智力量表。1924 年,我国心理学家陆志伟对比奈-西蒙智力量表进行了修订,叫中国比奈-西蒙智力测验(中国 B-S)。1982 年吴天敏对陆志伟的中国B-S 版本进行修订,称为中国比奈测验。

中国比奈测验适用于 2~18 岁被试者,共有 51 项测试题目表,按照从易到难的顺序排列。测试时根据被试者年龄按照测试手册规定从相应题目开始。施测时,先根据被试者的年龄从测验指导书的附表中查到开始的试题,如 2~5 岁儿童从第一题开始作答,6~7 岁儿童从第 7 题开始作答等,然后按指导书的实施方法进行测验。被试者连续有 5 个题不通过时,停止测验,并对他说"好了,就到这儿吧,谢谢你"。没通过一题记 1 分,测验结果采用离差智商的计算方法进行智力评价。

(三)瑞文测验

瑞文标准推理测验又称瑞文渐进测验(Raven's Standard Progressive Matrices,RSPM),是由英国心理学家瑞文(J. C. Raven)于 1938 年编制,是一种纯粹的非文字智力测验,用以测验一个人的观察力及思维推理能力。广泛应用于无国界的智力/推理能力测试,属于渐近性矩阵图,整个测验一共有 60 张图组成,由 5 个单元的渐进矩阵构成图组成。该测验分为标准型、彩色型和高级渐进方阵三套测验。标准型是瑞文测验的基本型,适用于 6 岁以上被试者;彩色型适用于 5.5~11.5 岁的儿童及智力落后的成人;高级渐进方阵的难度更大,是对标准型测验得分高于 55 分的被试者进行更为精细的区分评价。1986 年我国心理学家张厚粲对瑞文测验标准型做了中文修订,并出版《瑞文标准推理测验中国城市修订版》。1996 年王栋和钱明完成了中国再标准化工作,形成城市儿童、农村儿童和城市成人三个常模。

由于该测验是由图形构成的,能够在言语交流不便的情况下实施。故可用于对言语障碍者的智力测量,也可作为不同民族、不同语种间的跨文化研究的工具。对于大规模的智力筛选或对智力进行初步划分等尤其适用,具有省时省力的效果。

三、症状评定量表

(一)症状自评量表

90 项症状量表(Symptom Checklist-90,SCL-90)即症状自评量表,是由美国心理学家德罗加蒂斯(L. R. Derogatis)于 1975 年编制(附表 2),20 世纪 80 年代引入我国,随即被广泛应用。此量表内容量大,反映症状丰富,能较准确评估患者自觉症状特点。现广泛应用于精神科和心理咨询门诊,作为了解就诊者或受咨询者心理卫生问题的一种常见评定工具。

1. 评定项目及标准 此量表由 90 个反映常见心理健康状况的项目组成,包含较广泛的精神症状学内容,从感觉、情感、思维、意识、行为直至生活习惯、人际关系、饮食睡眠等各个方面均有涉及。每一个项目均采取 5 级评分制。无(自觉并无该项症状),计

1分;轻度(自觉有该症状,但对被试者并无实际影响,或影响轻微),计2分;中度(自觉有该项症状,对被试者有一定影响),计3分;相当重(自觉常有该项症状,对被试者有相当程度的影响),计4分;严重(自觉该症状的频度和强度都十分严重,对被试者的影响严重),计5分。结果除全部90个项目分值相加得到总分外,还包括9个症状因子分以及1个附加项得分。这些"影响"包括症状所致的痛苦和烦恼,也包括症状造成的心理社会功能损害。其中"轻""中""重"的具体定义,主要评定"现在"或"最近一周内"被试者的情况和体会。

2. 结果分析　根据总分、阳性项目数、因子分等评分结果情况,判定是否有阳性症状、心理障碍,或是否需进一步检查。一般因子分越高,反映症状越多,障碍越明显。

(二)抑郁自评量表

抑郁自评量表(self-rating depression scale,SDS)由美国杜克大学医学院的宗氏(Zung)于1965年编制(附表3)。其特点是使用简便,并能相当直观地反映抑郁患者的主观感受。主要适用于有抑郁症状的成年人,也可用于流行病学调查。在临床应用中,此量表不仅可以帮助诊断是否有抑郁症状,还可判断抑郁程度的轻重。因此,既可作为辅助诊断的工具,也可以观察在治疗过程中抑郁的病情变化,用来作为疗效的判定指标。

1. 评定项目及标准　此量表由20个与抑郁症状有关的项目组成。评定的时间范围为"现在"或"最近一周内",其中正向评分项目和反向评分项目各10个。每个项目后有1~4级评分选项,即"很少有""有时有""大部分时间有""绝大部分时间有"4个级别,并分别按1~4计分,其中2、5、6、11、12、14、16、17、18、20为反向评分项目,按4~1计分,评定的时间范围为"现在"或"最近一周内",由被试者按量表说明进行自我评定,依次回答每个条目,各项评分累加即为抑郁原始分,原始分乘以1.25后取整数部分,获得标准分。

2. 结果分析　按照我国常模,总粗分超过41分,标准分超过53分可考虑筛查阳性,即可能有抑郁存在,须进一步检查。抑郁严重指数=总原始分/80。指数范围为0.25~1.0,指数越高,反映抑郁程度越重。

(三)焦虑自评量表

焦虑自评量表(self-rating anxiety scale,SAS)此量表也由宗氏(Zung)于1971年编制(附表4)。从量表的构成形式到具体的评定方法,都与抑郁自评量表(SDS)很相似,是一种分析患者主观症状的简便临床工具。适用于有焦虑症状的成年人,用于反映其有无焦虑症状及严重程度,也可用于流行病学调查。

1. 评定项目及标准　该量表由20个与焦虑症状有关的项目组成。评定的时间范围为"现在"或"最近一周内",每个项目后有1~4级评分选项,即"很少有""有时有""大部分时间有""绝大部分时间有"4个级别,并分别按1~4计分,其中项目5、9、13、17、19为反向评分项目,按4~1计分,由被试者按量表指导语进行自我评定,依次回答每个条目,各项评分累加即为焦虑原始分,原始分乘以1.25后取整数部分,获得标准分。

2. 结果分析　总分超过40分,标准分超过50分可考虑筛查阳性,即可能有焦虑存在,须进一步检查。分数越高,反映焦虑程度越重。

四、认知测验量表

认知测验量表的目的,一方面是为了筛查痴呆病例或者痴呆早期人群;另一方面,通过测定认知功能(包括综合认知功能和特定区域的认知,如情境记忆、语言能力和执行功能等)、日常生活能力、精神行为症状、痴呆严重程度分级等,来确定患者有无痴呆、痴呆的分

ER-8-5

各类自评量表的内容及使用

型、病因、严重程度及疗效,并为提出照料、康复计划提供客观依据。

(一)简易精神状态检查量表

简易精神状态检查量表(Mini-Mental State Examination,MMSE)由美国精神医学家福尔斯坦(M. F. Folstein)等编制于 1975 年,国内常用张明园的中文修订版本(附表 5)。它是最具影响的认知缺损筛选工具之一,能全面、准确、迅速地反映被试者智力状态及认知功能缺损程度,为临床心理学诊断、治疗以及神经心理学的研究提供科学依据。MMSE 信度良好,联合检查 ICC 为 0.99,相隔 48~72 小时的重测法,ICC 为 0.91。它和 WAIS 的平行信效度也良好。该量表包括以下 7 个方面:时间定向力、地点定向力、即刻记忆、注意力及计算力、延迟记忆、语言、视空间。共 30 项题目,每项回答正确得 1 分,回答错误或答不知道评 0 分,量表总分范围为 0~30 分。测验成绩与文化水平密切相关。

划界分标准为:文盲>17 分,小学>20 分,初中及以上>24 分。应用前述分界值检测痴呆,敏感性为 92.5%,特异性为 79.1%。目前也有研究认为 28 分以上为正常,25~27 分为轻度认知功能损害。

(二)蒙特利尔认知评估量表

蒙特利尔认知评估量表(Montreal Cognitive Assessment scale,MoCA)是一个用来对轻度认知功能损害进行快速筛查的评定工具,由加拿大 Nasreddine 等根据临床经验并参考 MMSE (简易精神状态检查)的认知项目和评分而制定,2004 年 11 月确定最终版本。包括了注意与集中、执行功能、记忆、语言、视结构技能、抽象思维、计算和定向力等 8 个认知领域。MoCA 总分 30 分,测试根据文化程度,将受教育年限≤12 年,其分界值为 25 分;而教育年限>12 年的分界值为 26 分,得分越高者其认知功能越好。MoCA 各项目附有详细操作说明,检查者易于理解,临床检查时可操作性强。但 MoCA 受教育程度的影响大,低文化程度的老年人,筛查的敏感性、特异性很低,需要使用修改版;同时,MoCA 的一些题目受文化背景差异的影响较大,同时检查者使用 MoCA 的技巧和经验,检查的环境及被试者的情绪及精神状态等均会对分值产生影响。

五、其他评定量表

随着护理学的不断发展,护理科研水平的不断提高,作为量化收集资料、评价护理效果的评价量表受到了越来越多的关注。以下主要介绍在护理工作及护士职业状况评价中比较常用的 2 种量表。

(一)护士用住院患者观察量表

护士用住院患者观察量表(nurses' observation scale for inpatient evaluation,NOSIE)由 G. Honigteld 等人于 1965 年编制,主要用于评定住院成年精神病患者和老年期痴呆患者的生活、行为和情绪等方面的状况。护士用住院患者观察量表包括 30 项和 80 项两种版本,以下主要介绍 30 项版本(附表 6)。

1. 评定项目及标准　此量表由 30 项条目组成,由经过量表评定训练,最好是患者所在病室的护士根据对患者的连续观察实施评定。每次评定由 2 名护士同时分别评定,记分时将 2 位评定者的各项评分相加;如果只有 1 名护士评定,则其结果应当乘以 2。该量表根据患者最近 3 天(或 1 周)的情况评分,评定分为 3 次,在治疗前、治疗后 3 周和 6 周各评定 1 次。评分为 0~4 分的 5 级评分(第 1~30 项),"无"代表 0 分,"有时有"代表 1 分,"常常有"代表 2 分,"经常有"代表 3 分,"几乎总是如此"代表 4 分。另有 2 个附加项目,即第 31 项

"病情严重程度"及第 32 项"与治疗前比较",这两项由评定者根据经验,按 1~7 分的 7 级评分。

2. 结果分析　包括因子分计算和总分计算两种方法。病情估计分越高,说明病情越轻,病情估计分越低,说明病情越重。

NOSIE 的因子分计算方法如下:

(1) 社会能力[20-(13、14、21、24、25 项组分和)]×2。

(2) 社会兴趣(4、9、15、17、19 项组分和)×2。

(3) 个人整洁[8+(8、30 项组分和)-(1、16 项组分和)]×2。

(4) 激惹(2、6、10、11、12、29 项组分和)×2。

(5) 精神病表现(7、20、26、28 项组分和)×2。

(6) 迟缓(5、22、27 项组分和)×2。

(7) 抑郁(3、18、23 项组分和)×2。

总消极因素:4、5、6、7 项因子分之和。

总积极因素:1、2、3 项因子分之和。

病情总估计:(128+总积极因素-总消极因素)。

以上结果分析方法,是根据量表作者 1975 年对 2 415 名住院精神分裂症患者的 NOSIE 评定因子分析结果稍加修正后得出。其中,常数项主要是为了避免负分的出现;"×2"是为了便于一名评定员时的评定结果和规定的 2 名评定员的结果类比,如为 2 名评定员,在因子分计算时只需将两者的评分相加便可。

NOSIE 是由护士依据对患者病情纵向观察进行评定,弥补了仅根据交谈进行评定的某些量表的不足。根据不同时间 NOSIE 评定结果所绘制的廓图,能够反映研究治疗中病情的演变及治疗效果。

(二)工作倦怠量表

工作倦怠(job burnout)是指在以个体为服务对象的职业领域中,因为不能有效地应对工作上延续不断的各种压力而产生的一种长期性反应,包括情感耗竭、人格解体和低成就感的症状。因此,1982 年诞生了国外广泛使用的 MBI 量表(Maslash Burnout Inventory,MBI)。主要适用于为人群服务的工作人员,如医生、护士、老师等。通过对职工进行工作倦怠量表的测量,来探讨工作倦怠对职工生理、心理健康和职业生命质量的影响。这一量表有 3 个版本,已有多种语言版本,得到广泛认可,被称为是测量工作倦怠的"黄金准则"。2002 年,李超平对该量表进行了修订,在国内获得了较好的信度和效度。以下介绍由李超平修订的版本(附表 9)。

1. 评定项目和标准　此量表包括 3 个维度,分别为情绪衰竭、玩世不恭(人格解体)和成就感低落,共 15 个条目;3 个维度分别为 5 个条目、4 个条目和 6 个条目。采用 7 分等级评定,即 0 代表"从不"、1 代表"极少"、2 代表"偶尔"(1 个月 1 次或者更少)、3 代表"经常"(1 个月几次)、4 代表"频繁"(每星期 1 次)、5 代表"非常频繁"(1 星期几次)、6 代表"每天",与自己情况完全不符合计 0 分,完全符合计 6 分。

2. 结果分析　各维度的得分为该维度所有条目的总和。其中,成就感低落条目的计分方式为负向计分;情绪耗竭和玩世不恭的得分越高表示工作倦怠程度越重,个人成就感得分越高表示倦怠程度越轻。

学习小结

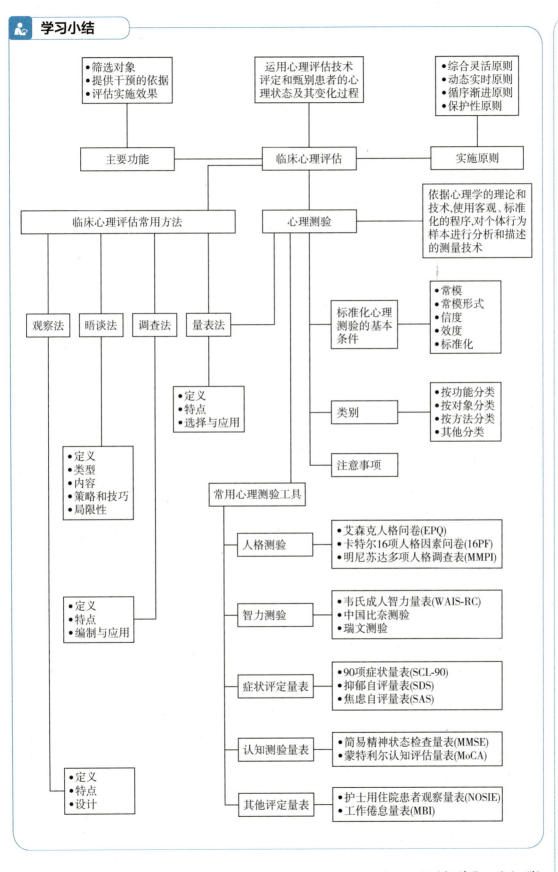

- 筛选对象
- 提供干预的依据
- 评估实施效果

运用心理评估技术评定和甄别患者的心理状态及其变化过程

- 综合灵活原则
- 动态实时原则
- 循序渐进原则
- 保护性原则

主要功能 —— 临床心理评估 —— 实施原则

依据心理学的理论和技术,使用客观、标准化的程序,对个体行为样本进行分析和描述的测量技术

临床心理评估常用方法 —— 心理测验

观察法 晤谈法 调查法 量表法

标准化心理测验的基本条件
- 常模
- 常模形式
- 信度
- 效度
- 标准化

- 定义
- 特点
- 选择与应用

类别
- 按功能分类
- 按对象分类
- 按方法分类
- 其他分类

- 定义
- 类型
- 内容
- 策略和技巧
- 局限性

注意事项

常用心理测验工具

人格测验
- 艾森克人格问卷(EPQ)
- 卡特尔16项人格因素问卷(16PF)
- 明尼苏达多项人格调查表(MMPI)

- 定义
- 特点
- 编制与应用

智力测验
- 韦氏成人智力量表(WAIS-RC)
- 中国比奈测验
- 瑞文测验

症状评定量表
- 90项症状量表(SCL-90)
- 抑郁自评量表(SDS)
- 焦虑自评量表(SAS)

认知测验量表
- 简易精神状态检查量表(MMSE)
- 蒙特利尔认知评估量表(MoCA)

- 定义
- 特点
- 设计

其他评定量表
- 护士用住院患者观察量表(NOSIE)
- 工作倦怠量表(MBI)

(杨科华 张钰群)

扫一扫,
测一测

复习思考题

1. 简述临床心理评估的主要功能。
2. 简述临床心理评估常用方法及优缺点。
3. 简述标准化心理测验基本特征及适用范围。
4. 试述常用心理测验的分类,熟悉常用量表的功能作用。

第九章

心 理 干 预

学习目标

识记：
1. 能准确说出心理干预的基本概念和层次。
2. 能准确复述心理咨询与心理治疗的概念、对象、范围及原则。
理解：
1. 能比较心理咨询与心理治疗的异同点。
2. 能比较不同常用心理干预技术的适用范围。
运用：
能根据所学的心理干预技术为患者提供个体化心理护理措施。

　　心理干预作为继药物、手术、理疗之后的第四大治疗手段已受到普遍重视。护士学习心理干预的相关技术，将其整合在入院宣教、健康指导等心理护理过程中，有助于挖掘患者自身潜力、提高患者自我认识，这对治疗疾病起到事半功倍的效果。心理咨询和心理治疗是心理干预的重要组成部分，在临床心理护理实践中应用范围最广。本章在简介心理干预基础上，重点阐述心理咨询和心理治疗相关的技术。

第一节　心理干预概述

　　随着实践的发展，心理干预的领域不断拓宽，已从早期单纯的个体训练扩展到团体或特殊群体的多层次干预，干预的范围不局限于对已有心理障碍的诊断、治疗，还关注对高危人群的预防性干预和普通人群的健康促进。

一、心理干预的概念

　　心理干预（psychological intervention）是解决个体心理问题的重要手段，是在心理学相关理论和技术指导下，有计划、按步骤地对一定对象的心理活动、个性特征或行为问题施加影响，使之发生指向预期目标变化的过程。

　　为达到有效预防和应对心理障碍，目前心理干预包含三个层次的干预措施，即健康促进、预防性干预和心理治疗，它们又分别称为一级干预、二级干预、三级干预。心理干预三个层次的干预对象和目标各有侧重，层次之间既层层递进又相互独立，具体如图9-1所示。护士根据临床实际情况，可选择性或综合性使用。

健康促进	预防性干预	心理治疗
干预对象:普通人群 目标:提高心理健康 水平和幸福感	干预对象:高风险人群 目标:减少发生心理障 碍的危险性	干预对象:已有心理障碍的 个体 目标:减轻或消除心理障碍

图 9-1　心理干预三个层次的对象和目标

团体心理咨
询的起源与
发展

二、心理干预的分类

(一)根据心理干预的形式划分

1. 个体心理干预　是指一对一形式的心理干预。这是心理咨询与心理治疗的常用形式。双方可以在保密、安全的条件下开展深入沟通,有针对性地探讨心理问题和干预措施。因此,个体心理干预有助于了解寻求心理帮助或存在心理缺陷的个体心理问题及形成原因,分析并制定个体化的心理干预计划。

2. 群体心理干预　是指一对多或者多对多形式的心理干预,如团体心理辅导、家庭治疗、心理剧等。在心理干预过程中,应把整个群体作为对象,有利于对象之间交流知识与经验,便于感觉、情绪的表达与处理。

(二)根据心理干预的对象划分

1. 发展性心理干预　是指根据不同年龄阶段个体身心发展的一般规律和特点,帮助个体尽可能圆满完成各自心理发展任务,妥善解决心理矛盾,更好发展潜能,促进个性发展与人格完善的过程。它要求护士帮助患者学会有效的应对策略和行为方式,最大限度发挥个人现存能力,提高个体适应能力。

2. 障碍性心理干预　是指为各种有心理障碍的患者提供心理援助、支持和治疗,减轻或消除患者心理障碍的过程。它要求护士在临床护理过程中给予恰当的劝告、解释、支持和帮助,或运用心理治疗技术和方法开展简短的心理干预,帮助患者恢复身心健康。

第二节　心 理 咨 询

一、心理咨询概述

心理咨询(psychological counseling)又称心理辅导,国外称为咨询心理学(counseling psychology),是一门相对独立的心理学应用学科。临床研究发现,许多疾病的发生与心理、社会应激密切相关,其中包括社会适应不良、严重的情绪困扰等。掌握一定的心理咨询相关知识,不仅有助于护士帮助患者辨识疾病的性质并提供适当的心理干预措施,还可以促进护患交流,改善护患关系,提高护理质量。

(一)心理咨询的定义

心理咨询是指在建立良好咨询关系的基础上,由受过专门培训的心理咨询师运用心理学方法,凭借语言、文字等沟通形式,帮助来访者正确认识自己、克服心理困扰,促进个体适应和发展的过程。

(二)心理咨询的对象

当个体面对重大生活事件需要做出选择,或在个人发展中遇到情绪困扰和内心冲突时,需要心理咨询师系统地为其进行分析和疏导。心理咨询对象应符合以下条件：

1. 具有合理咨询动机　如果来访者没有咨询动机或咨询动机不强烈,难以主动地谈及真实的自我,将直接影响咨询效果。一般来说,动机越强烈,咨访双方越容易配合,就越容易取得良好效果。

2. 具有一定的智力水平　一般要求来访者的智力在正常范围内,具有一定的理解领悟能力,能自述求助问题及其相关情况,能理解咨询师的意思。

3. 咨询内容合适　一些心因性问题,尤其与心理社会因素有关的适应不良、情绪调节问题,教育与发展问题等更适合做心理咨询。

4. 具有基本的交流能力　来访者应能够清楚、简洁地表达自己求助的问题,能够理解咨询师所表达内容的含义,并能配合咨询师采取行动。

5. 人格基本健全　来访者应没有严重的人格障碍,因为人格障碍不仅会阻碍咨询关系的建立,还会影响咨询的正常进行。

6. 对心理咨询有一定的信任度　来访者对心理咨询、咨询师及咨询师采用的理论方法要有一定的信任度。相信心理咨询的有效性,信任咨询师的咨询能力,并能配合咨询师采取行动,这样才能取得良好的咨询效果。

（三）心理咨询的种类

心理咨询涉及的范围很广,凡在学习、工作、家庭、疾病、预防、康复等方面出现的心理问题,都属于咨询的领域。

1. 学校心理咨询　一般大、中、小学都设有专职的心理学工作者,以解决师生的心理问题。如新生适应、师生关系和同学关系、学习适应、升学就业等问题。

2. 职业心理咨询　不同行业对雇佣人员的个性特征、心理素质等都有不同的要求,咨询师可通过帮助择业者增进自我了解或指导其如何自我完善,进而选择适合的理想职业。

3. 家庭婚姻心理咨询　包括婚前关系、夫妻关系、家庭人际关系调适以及亲子教育等方面的咨询与辅导。

4. 医学心理咨询　医学心理咨询着重处理的是医学领域中的心理问题,目的是帮助患者或寻求医学帮助的人恢复身心健康。

二、心理咨询的形式和原则

掌握或了解各种心理咨询的形式和原则,能够促进护士在临床工作中根据心理咨询对象的特征选择合适的咨询形式或途径,帮助患者解决心理问题,提高临床护理工作效率。同时,把握正确的咨询原则能指导咨询过程的正常进行。

（一）心理咨询的形式

划分标准不同,心理咨询形式亦不同。本节主要根据咨询途径,将心理咨询分为以下六种形式：

1. 门诊咨询　门诊咨询(outpatient counseling)是指咨询师在门诊对来访者进行面对面的心理咨询,一般由综合医院、卫生保健部门和精神卫生中心等设立。此种形式的咨询,咨询师与来访者直接当面会谈,咨询内容能够比较深入,问题的解决也比较有针对性,因此一般效果较好。

2. 电话咨询　电话咨询(telephone counseling)是指利用电话对来访者进行支持、劝慰并给予问题解决建议的咨询形式。电话咨询起源于国外开设的热线电话,主要是为了预防由于心理危机所导致的恶性事件,如自杀、犯罪、暴力行为等。电话中心有专业工作人员24小

笔记栏

时值班,有条件的还设有流动的急诊小组,以便及时通过电话或必要时赶到现场提供疏导帮助。电话咨询的优点是方便、快捷,来访者通过电话咨询可达到一定的情绪宣泄,对处于危机境地的来访者更能及时开展心理危机干预,精神崩溃者也可以通过电话告急、诉苦和求援。目前,此种形式的咨询方式开展的比较多。

3. 信函咨询　信函咨询(letters of counseling)是指咨询师与来访者以通信的方式进行心理咨询。咨询师根据来信中所描述的情况和提出的问题,进行疑难解答、疏导教育并解决问题。其优点是不受时空的限制。缺点是咨询的效果受来访者书面表达能力、理解能力和个性特点的影响较大。

4. 专栏咨询　专栏咨询(column of counseling)是指在报纸、杂志、电台、电视等大众传媒中开设的心理咨询专栏,主要介绍心理健康的一般知识和应对技巧,或针对公众提出的典型的心理问题进行公开解答。其优点是覆盖面大、受益面广、治疗与预防并重、科普性强;缺点是模糊、浅显、容易泛泛而论,针对性不强。

5. 现场咨询　现场咨询(on-site counseling)是指咨询师深入学校、社区、门诊等现场,当场对来访者的问题给予指导、帮助的咨询形式。这种形式对于一些有共同背景或共同特征的心理问题有较好的效果。

6. 网络咨询　网络咨询(network counseling)是指以网络为媒介,运用心理学理论和方法,帮助来访者以恰当的方式解决其心理问题的过程。目前,网络心理咨询方式主要包括即时聊天软件、电子邮件、电子布告等。网络咨询的优点是方便快捷、便于保密、便于存储和查询案例等。缺点主要包括以下几点:①咨询的问题可能是凭空编造或被夸大,因而缺乏真实性;②咨询过程是一种间接的人际互动,双方不能通过直接接触获得更有价值的信息,往往导致咨询师不能获取全面信息;③咨访关系的不稳定;④受制于心理网站服务器的稳定性、传输速度等客观因素的影响。

（二）心理咨询的原则

1. 保密的原则　此原则贯穿于心理咨询的始终,既是心理咨询中最为重要的原则,也是职业道德的集中体现。要求咨询人员尽可能保守来访者的隐私和秘密,不随意外泄。需要注意的是,当来访者出现危害自身或他人的情况,需要及时通知相关人员,暴露的程度也必须限定在最小范围内。

2. 来访者自愿的原则　确立咨访关系的先决条件是来访者必须出于完全自愿。咨询师不应主动寻找没有咨询愿望和动机的人,并为其进行心理咨询。只有自己感到心理不适,为此而烦恼并愿意找咨询师诉说以寻求咨询的人,才能获得问题的解决。

3. 价值中立的原则　要求咨询师观察和理解自己的价值观,并在咨询过程中随时保持中立。不能以自己的主观价值标准来评判求助者的行为,更不能将自己的价值观强加给求助者。

4. 助人自助的原则　咨询师在咨询过程中,不能替来访者做任何决定,而是通过咨询帮助来访者澄清问题的所在,调动其参与解决问题的积极性,发掘其内在潜力,提高其独立解决问题的能力。

5. 时间限定的原则　心理咨询必须遵守一定的时间限制,咨询时间一般规定为每次50分钟(初次咨询可适当延长),每周约谈的时间和频率相对固定。除非有特殊情况,否则不能随意延长或间隔咨询时间。

6. 延期做出重大决定的原则　心理咨询期间,由于来访者情绪不稳,原则上应该劝其不要做出诸如停学、停药、离职、离婚等重大决定。在咨询结束后,待来访者情绪稳定,整理好心情后再做出决定。

第三节　心　理　治　疗

一、心理治疗的概述

心理治疗(psychotherapy)又称精神治疗,即在治疗师与来访者建立良好关系的基础上,由经过专业训练的治疗师运用心理治疗的有关理论和技术,对来访者进行治疗的过程。其目的是激发和调动来访者改善现状的动机和潜能,以消除或缓解来访者的心理问题与心理障碍,促进其人格的成熟和发展。

二、心理治疗的对象和范围

心理治疗主要从临床实践中发展起来,其治疗的对象和范围十分广泛。

1. 心理应激障碍　各种心理应激因素引发的心理应激障碍,或患者因某些原因出现心理危机。

2. 慢性疾病患者的心理问题　一些慢性疾病病程长、无法全面康复,一般都存在较多的心理问题,并因此导致疾病症状复杂化。对这类患者应用心理治疗来改变其认知和行为,促进其慢性病的康复。

3. 心身疾病　心身疾病是心理社会因素在躯体疾病的发生、发展和转归中起重要作用的一组躯体疾病,因此,通过心理治疗可以消除致病的心理社会因素,或减轻、缓解这些因心理因素导致的心理应激反应,对重建心理和生理的平衡有着重要的作用。

4. 焦虑障碍　如广泛性焦虑、惊恐障碍、强迫症、恐怖症、疑病症、癔症以及自主神经功能失调。

5. 行为问题　进食障碍、睡眠障碍、成瘾行为(烟瘾、酒瘾)、口吃、儿童品行障碍、性心理障碍等,都可以进行心理治疗。

6. 社会适应不良　对社会环境适应困难,出现焦虑激越或退缩回避行为表现者也适用于心理治疗。

三、心理咨询与心理治疗的关系

(一)心理咨询与心理治疗的共同点

心理咨询与心理治疗都是经过专门培训的工作人员,运用心理学的方法和技术以助人为目的进行人际互动的过程。两者相辅相成、相互渗透,紧密联系。

1. 采用理论体系和技术方法相同　两者所依据的基本理论并无明显界限,都涉及精神分析理论、行为主义理论等。两者所采用的技术和方法既涉及解释、安慰等一般性心理治疗技术,也涉及精神分析疗法、行为疗法等专业心理治疗方法。

2. 工作对象和目标相似　心理咨询师和心理治疗师都有可能会面对在人际关系等方面出现问题的求助者,在医疗卫生机构,两者的工作对象几乎都是患者,极为相似。通过心理咨询和心理治疗促进个体成长并做出适应性改变,达到助个体恢复或保持身心健康的目标。

3. 实施过程相似　心理咨询和心理治疗的实施过程都需在建立良好关系的基础上开展以下环节:协助来访者自我探索→设定目标→实施干预→评估来访者转变→咨询/治疗结束。

（二）心理咨询与心理治疗的区别

心理治疗与心理咨询有许多相似之处，但两者又是相对独立、相互区别、不能相互替代的独特概念。它们之间的区别体现在以下几个方面（表9-1）：

表9-1 心理咨询与心理治疗的区别

项目	心理咨询	心理治疗
工作对象	正常人	心理异常的患者
工作内容	适应或发展方面的问题	心理障碍和心理疾病
工作模式	发展性指导模式	矫正病态模式
工作目标	挖掘潜能，促进身心健康发展	弥补已形成的损害，促进人格的成熟和发展
工作场所	社区、学校、单位、心理咨询机构等	医疗机构
治疗时间	一般较短	一般较长

第四节 心理干预的常用技术

心理干预以各种不同的心理学理论为基础，在实践中发展了各种技术和方法，它们从不同实践领域和哲学倾向解决心理问题。现代心理工作者倾向于采用综合方法，以求获得最大成效。

 课堂互动

患者，王某，54岁，因"肺癌"被收入院接受手术治疗。手术当天早上，护士遵医嘱给患者做术前准备，发现王某虽然体温正常，但心率较前增快、呼吸急促、血压较前增高，皮肤潮红，双手不由自主地颤抖。患者自述从手术前一天就自觉紧张、睡眠差，早上醒来心里更加慌乱。

请思考：

1. 根据上述情况，分析该患者出现了什么问题？
2. 根据患者目前情况，可以采取哪些心理护理干预措施？

一、支持疗法的常用技术

支持疗法（supportive psychotherapy），全称支持性心理治疗，是指采用劝导、启发、鼓励、说服等方法，为来访者提供精神支持的基础心理干预方法。该疗法主要用于帮助来访者舒缓消极情绪，增强其安全感，鼓励其积极行为，使其能够正确面对各种困难或心理压力。以下简要介绍几种支持疗法的常用技术。

（一）倾听

倾听是治疗者通过来访者言语或非言语信号，接受和理解其思想及情感并对此作出反应的过程。倾听时，治疗者应表达积极的关注，如治疗者上身前倾，与来访者保持自然的目光接触，点头示意，可重复来访者的个别词语，或做"哦""嗯""原来这样"等简单反应，鼓励来访者表述；适当使用提问、复述、情感反应等技术，以澄清来访者所谈到的问题；还应敏锐察觉其非言语信号,包括面部表情、肢体动作、语音语调等。倾听是心理干预的第一步,也是治疗者了解来访者心理问题的必要途径。

(二)提问

提问是治疗者深入理解来访者的心理活动,帮助来访者发现解决问题方法的一种技术。开放式提问用于会谈开始或进行时,通常使用"什么""如何""为什么"等词,需要做出解释和说明。当需要验证某一假设,或会谈临近结束需要补充了解某些细节时,可以采用封闭式提问,通常使用"是不是""对不对""有没有"等词。使用提问技术时,避免使用专业术语,用词不带评判含义,避免暗示。治疗者以积极提问的方式,可帮助来访者认识到原先的认知偏见或解决问题的新策略。

(三)共情

共情是指治疗者通过倾听,以感同身受的方式体验来访者的主观想法与情绪,然后跳出来访者内心世界,把对来访者的理解传递给他,让来访者感受到被理解。共情已成为大部分心理干预方法的基本技术。通过共情,有助于促进双方建立良好的关系和深入交流,促进来访者产生自我接受感并在困境中自我调整。

(四)鼓励

鼓励是指治疗者通过言语或非言语方式对有消极心理的来访者传达理解和支持,并对其情绪和行为产生积极影响作用的一项技术。运用鼓励技术时,应注意真诚而不夸大,具体而不笼统,及时而不随意。恰当的鼓励能有效地调动来访者的主观能动性,激发其潜能,提高应对能力。

(五)解释与建议

解释与建议是依据一定的理论知识或个人经验对来访者的问题做出说明,使来访者从一个全新的、更全面的角度来审视自己的问题并借助新的观念加深对自身思想、情感和行为的了解,产生领悟,促进改变。进行解释与建议时,治疗者应了解来访者的心理特点及其问题和困扰,明确解释内容,注意使用方式。

在临床护理过程中,护士应根据患者的实际情况选择恰当的支持疗法技术,灵活运用。

二、精神分析疗法的常用技术

精神分析疗法(psychoanalytic therapy)是在精神分析理论指导下,通过"自由联想"等方法将压抑在患者潜意识中的心理冲突(主要是幼年时期的精神创伤和焦虑情绪体验)挖掘出来,使其进入意识领域,通过解释使其领悟并转变态度,消除心理防御机制。精神分析疗法的常用技术如下。

(一)自由联想

自由联想(free association)是精神分析的基本技术。治疗者可借助于自由联想,使来访者将潜意识心理冲突带入意识领域,通过分析和解释使来访者有所认识并加以领悟,重建现实、健康的心理。

具体操作方法是:将来访者置于一个安静、光线柔和的房间,舒服地躺或坐在沙发或长椅上,治疗者站或坐在其后方,避免与来访者目光接触。鼓励来访者打消顾虑,全身放松,随意联想,将自己想到的一切都说出来,无论其内容是否微不足道、有伤大雅,甚至违背道德,都无需加以掩饰。整个过程以来访者为主,治疗者不随意打断,必要时予以适当引导。治疗者的任务是鉴别和解析潜意识被压抑的事件与来访者有关的资料。特别是当来访者出现停顿或避而不谈时,所涉及内容往往是问题的关键,可能成为精神分析的突破口。

笔记栏

（二）释梦

释梦（interpretation of dreams）就是对梦进行解析，发掘压抑在潜意识中矛盾冲突的过程。弗洛伊德认为，人在睡眠时，自我控制力减弱，潜意识的欲望趁机表现出来，但此时精神仍处于一定的自我防御状态，这些欲望伪装变形后进入意识层面，这就成为梦。梦境是潜意识心理冲突与自我监察力量对抗的一种妥协，并不能直接反映现实情况。因此，不宜孤立地对来访者的某一次梦进行分析。治疗师可以将释梦和自由联想技术结合起来，使来访者以梦的形式将无意识内容展现出来。

（三）阻抗分析

阻抗（resistance analysis）是指治疗过程中，来访者会有意或无意地回避某些问题，或在行动上表现出不合作态度的现象。这就需要对阻抗进行分析，往往涉及心理防御机制。弗洛伊德认为，任何行为都可成为心理防御机制。阻抗本质上是潜意识中阻止被压抑的心理冲突进入意识的倾向，意味着来访者希望维护现状，或害怕面对现实而阻碍改变。因此，阻抗是不以人的意志为转移的伴生现象，是找到核心问题的信号。若潜意识中所有阻抗都被逐一克服，来访者已能在意识层面重新认识自己，表示心理分析治疗已接近成功。

（四）移情分析

移情（transference analysis）是指来访者将对其他人的情感、态度转移到治疗者身上，并将治疗者作为情绪反应对象的过程。移情可表现为正移情或负移情，正移情表现为喜欢、尊重、依赖、爱恋等情感；负移情则表现为憎恨、不信任、疏远等。移情分析是精神分析的重要工具，出现移情标志着咨询和治疗进入新阶段。治疗者通过对移情的分析，可以了解来访者既往经历和心理问题。如果治疗者分析恰当，可帮助来访者洞悉埋藏在内心深处对某个或某些"重要人物"的看法、情感或反应，并逐渐解决潜意识冲突。

🔍 知识链接

反 移 情

反移情是体现在治疗者身上的移情反应，来自治疗者意识范围之中的无意识冲突。美国心理学家辛格（Barry Singer）认为反移情有三种表现形式：治疗师对来访者过分热情和关切，或过分敌视和厌恶，或表现出紧张恐惧的情绪。《心理动力学心理治疗简明指南》提出，反移情能够唤醒治疗者自身细微的情感反应，治疗者可通过观察自身的反应注意来访者的核心冲突性问题，从而更好地理解来访者。可以说，反移情具有促进治疗过程的潜力。

经典精神分析理论认为，反移情对面谈和治疗可能是一种阻碍，需尽早发现和处理。例如某位治疗者在为一位父母最近因车祸身亡的来访者咨询时，竟泣不成声。这使她和来访者都感到很尴尬。事后，该治疗者意识到她的强烈反应与自己类似经历有关——童年时期自己一位玩伴突然在车祸中丧失父母。因此，治疗者应及时察觉反移情的存在，并把其显现在意识层面中加以修正，变不利为有利，使心理干预继续进行，否则可以中断治疗关系，进行转介。

（五）阐释

阐释（interpretation）是精神分析治疗者向来访者解释其所说话中潜意识的内涵，分析其陈述的事物、思想、情感和行为，推测潜意识里存在的心理冲突，使之克服压抑作用，恢复正常的现实生活。通过阐释,可以帮助来访者克服抵抗,将潜意识的思想情感召回到意识中。

三、行为疗法的常用技术

行为疗法(behavior therapy)是以学习理论为指导,按照一定治疗程序,消除或纠正人们的身心异常或不良行为的方法。个体行为问题可分为两类:一是行为表现过剩,如酗酒、过度吸烟、吸毒等;二是行为表现不足,如社交焦虑、广场恐怖等。以下简要介绍几种行为疗法的常用技术。

(一)放松训练

放松训练(relaxation training)是指通过机体主动放松达到降低神经系统兴奋水平,调节因紧张反应所造成的心理与生理功能紊乱的一种治疗方法。其基本的原理是通过肌肉放松可以降低大脑皮质的唤醒水平和交感神经的兴奋性,减少机体能量消耗,进而达到降低紧张、焦虑情绪的效果。

实践证明,放松训练不仅对一般的精神紧张、焦虑等症状有显著疗效,对与心理应激密切相关的疾病同样有效。放松训练有很多种操作方法,包括腹式呼吸法、渐进性肌肉放松训练、中国的气功、印度的瑜伽和日本的坐禅等,既可以单独使用,也作为其他治疗方法的一部分。

渐进性肌肉放松训练是一种主要的放松训练,由美国心理学家雅各布森(Jacobson)创建,主要通过肌肉紧张和松弛的转变来降低肌肉的张力。该技术使练习者在感受肌肉紧张和松弛区别的前提下,尽可能体验深度松弛以达到调节机体紧张反应的作用。

放松训练在临床护理中已得到广泛应用,不仅可以用于有焦虑、恐惧情绪的患者,还可以用于失眠症、慢性疼痛或某些心身疾病患者。护士可以将渐进肌肉放松训练的指导语进行录制并提供给患者,其疗效会更好。接受放松训练次数越多,坚持的时间越久,效果越明显。但此法并不适用于所有人,肌肉无法放松、年龄较小或症状较轻的患者最好不要使用。

ER-9-2
放松训练实施过程

(二)系统脱敏疗法

系统脱敏疗法(systematic desensitization)又称为交互抑制疗法,由沃尔普(J. Wolpe)创立,主要是诱导来访者渐进性地接触导致焦虑恐惧情绪的刺激情境,并通过放松肌肉的方法来对抗这种情绪,以消除不良反应。其基本原理为,肌肉放松状态与焦虑情绪状态是一组对抗过程,一种状态的出现会对另一种状态起抑制作用。

ER-9-3
放松训练指导语

系统脱敏疗法操作步骤如下:

1. 放松训练 以全身肌肉能迅速进入放松状态为合格,具体方法较多,常用的是渐进性肌肉放松训练。

2. 设置恐惧或焦虑等级 让来访者确认引起恐惧或焦虑的刺激,并报告每一刺激恐惧或焦虑的程度。将来访者报告的恐惧或焦虑事件根据等级程度按由小到大的顺序排列。表9-2是一位怕蛇来访者的主观等级层次列表。一般所建立的等级层次以6至10个为宜,最多不能超过20个。

表9-2 一位害怕蛇的来访者害怕的主观等级层次

等级层次	害怕的内容	等级分数
1	闲谈中有人提及蛇	20
2	偶尔看见纸上画的蛇	40
3	观看电视画面上的蛇	60
4	近距离观看玻璃柜中的蛇	80

3. 脱敏训练 让来访者全身肌肉放松后,然后按照设计的焦虑(恐惧)等级表由弱到强依次逐级脱敏。可以对患者先进行的是幻灯片或想象脱敏,当他通过了全部层级后,可以陪患者进入真实情境进行脱敏,在现场中重复上述情境。一般来说在模拟情境中能够做到全身放松的患者,在现实情境中也能做到,现实情境中患者也能放松即宣告治疗结束。

(三)冲击疗法

冲击疗法(flooding therapy)又称满灌疗法,是将来访者直接暴露于导致其最焦虑或恐怖的刺激情境,达到物极必反的效果,从而消除不良反应的一种快速行为疗法。

冲击疗法实施前向来访者说明具体治疗方法,采取自愿原则,并接受体检,以便排除心脑血管疾病、重型精神病等相关危险因素。当与患者达成协议后,治疗时可以陪同来访者一起进入焦虑情境,并鼓励来访者坚持、绝不退缩,直到不再恐惧。期间禁止其采用堵耳、闭眼、哭喊等任何躲避措施。该疗法适用于有焦虑或恐怖倾向者,其缺点是无视来访者的心理承受能力,甚至加剧恐惧反应。

(四)厌恶疗法

厌恶疗法(aversion therapy)是利用条件反射的原理,将某种不愉快刺激与来访者某些不良行为相结合,使来访者产生厌恶的心理或生理反应,最终达到抑制或消除不良行为的目的。

实施厌恶疗法时,要求靶症状具体且尽量不要夹杂其他不良或正常的行为,还要在安全无害的前提下选择合适的厌恶刺激,将厌恶刺激与不良行为相结合,在患者出现不良行为的同时或随后给予其已选定的厌恶刺激,使其行为与不愉快的体验形成条件反射,促使来访者自动阻止或消除不良行为。此法适用于恋物癖、酒精依赖、强迫症等。在临床护理中,实施过程中与患者建立良好护患关系,必要时最好取得家属的配合,以增强患者治疗的信心。

(五)正强化技术

正强化(positive reinforcement)是指通过呈现某种刺激而使某种反应概率增加的事件。正强化技术是一种以操作条件反射理论为依据,通过正强化的方式塑造和巩固某一行为的技术。

实施过程中,首先要明确期望改变的不良行为,强化物的选择应考虑个体的年龄、人格特征、身体状况、社会地位等。当患者出现适应行为或要塑造和巩固的行为时,立即给予强化物并描述被强化的具体行为,直至这一行为巩固。该技术一般适用于肥胖症、孤独症、恐惧症、神经性厌食症,以及矫正某些社会行为障碍、儿童不良习惯和康复治疗期患者。在临床护理中,正强化技术是一种最容易使用、成本最低、起效最快的技术。

(六)示范法

示范法(modeling therapy)是指提供特定行为的模型、范本进行示范,使个体通过模仿学习并建立正常行为从而达到治疗目的的一种方法。根据班杜拉的行为模仿学习理论,通过模仿学习、替代性强化过程,个体也能学会行为。

在示范过程中,选择合适的示范榜样,在条件允许的情况下,从情境示范转入真正的参与性活动,综合运用鼓励、幻灯、动画视频、实地学习等手段,使个体获得自己能够战胜情境的心理优越感。该疗法适用于恐怖症、社会焦虑和退缩行为、冲动控制障碍、攻击性和犯罪行为等。在临床护理中,通过现场示范进行健康指导,增加了护患互动,有助于提高健康教育效果。

笔记栏

（七）生物反馈疗法

生物反馈（biofeedback）是指借助电子仪器将人体内部生理活动变化的信息,如心率、血压、肌电、脑电节律等加以记录、放大,并通过显示系统转换成能够被人们所理解的听觉或视觉信号,通过对这些信号的认识和体验,学会在一定程度上有意识地控制自身生理活动、促进功能恢复,从而达到治疗疾病的过程。生物反馈疗法（biofeedback therapy）就是个体运用生物反馈技术,有意识地控制机体生理反应,以达到调整机体功能和防治疾病目的的治疗方法,是一种通过内脏学习来改变自己不当生理反应的认知行为疗法。

四、认知疗法的常用技术

认知疗法（cognitive therapy）是以个体的认知（主要是认知方面的偏差和失调）为切入点,对个体的思维方式进行重新建构。以埃利斯（A. Ellis）的理情行为疗法和贝克（A. T. Beck）的认知行为疗法为代表。

（一）埃利斯的理情行为疗法

理情行为疗法（rational emotive behavior therapy,REBT）又称合理情绪疗法,由美国著名心理学家埃利斯于 20 世纪 50 年代创立。理情行为疗法认为,导致个体形成情绪困扰和行为问题的（emotional and behavioral consequences,C）,其实并不是某一外在诱发事件（activating events,A）所引起的,而是个体对这一事件的解释和评价,即个体对该事件的态度和看法（beliefs,B）。个体要处理情绪困扰问题,首先必须改变其不合理的思维方式,重建合理的思维方式。因此,合理情绪疗法的理论又被称为 ABC 理论。

ER-9-4

埃利斯理情
行为疗法
ABCDE
模型

理情行为疗法是在 ABC 理论的基础上,让当事人认识到自己持有的不合理信念是产生不良情绪和行为问题的根源。通过驳斥（disputing,D）使当事人放弃不合理信念,建立新的合理信念并产生有效的治疗效果（effect,E）。因此,理情行为疗法的基本过程与步骤也被称为 ABCDE 模型。此疗法的实施分为以下四个阶段:

1. 心理诊断阶段　治疗者在与来访者建立良好的工作关系后,找出来访者情绪和行为不适的具体表现（C）以及与这些反应相对应的诱发事件（A）,再对两者之间不合理信念进行初步分析,找到问题的关键。然后直接或间接地向来访者介绍 ABC 理论,帮助其认识到"境由心生"的道理,解释其不合理信念与不良情绪的关系,使患者积极参与到干预过程中来。艾利斯指出,非合理信念具有三大特征。第一,绝对化的要求,即从自己的意愿出发,认为某事一定会发生或一定不会发生,通常与"应该""一定""必须"等字眼联系在一起。第二,过分概括化,是一种以偏概全的思维方式,即以某一具体事件、某一言行来对自己进行整体评价。第三,糟糕至极论,即如果某一件不好的事情一旦发生,其结果必然是非常可怕、糟糕至极、灾难性的。

2. 领悟阶段　此阶段治疗者和来访者一起,逐个分析和讨论诱发事件,充分挖掘来访者针对诱发事件所持有的信念,并进一步分析哪些信念是不合理的、是怎样导致情绪困扰的以及形成的原因,使来访者充分领悟到改变这些不合理信念就能改变自己的情绪状态。来访者要在以下三方面领悟:①自己的情绪不是由外界诱发事件直接引起的,而是自己的非合理信念所造成的;②自己的情绪状态之所以仍然存在,正是因为自己还沿用过去的非合理信念;③只有改变这些非合理信念,才能消除情绪困扰。

3. 修通阶段　此阶段治疗者主要采用辩论法动摇来访者的非合理信念。治疗者通过与来访者的不合理信念进行反复辩论,帮助来访者认清其信念的不合理性,并决心放弃之;再帮助来访者学习以合理的思维方式代替不合理的思维方式,以避免重复过去的模式,导致症状重现。此阶段是该疗法最重要的阶段,治疗者可结合布置认知家庭作业或进行合理情绪想象等技术加强疗效。

4. 再教育阶段 在来访者发展新的合理观念之后,治疗者可要求当事人多次重复诵读该观念,不断强化和暗示,使这些理性信念被来访者接受并进入个人信念体系,内化成新的自我语言,以获得巩固效果。

(二)贝克的认知行为疗法

认知行为疗法(cognitive behavior therapy)由美国心理学家贝克于 20 世纪 70 年代创立,最初主要用于治疗抑郁症,是帮助来访者修正和对抗歪曲的信念、假设和自动化思维,进而采取合理的想法来平衡情绪的一种心理治疗方法。

贝克认为,人有一种未被意识到的、自动化的信息加工过程,不良的过去经验或精神创伤导致这种信息加工过程的功能失调,使个体倾向于对自己采取消极的思维模式进行评价。在某些重大事件发生时,个体便会产生大量负性的自动思维,而负性自动思维的产生会导致个体情绪的失落,后者又进一步助长和加强了前者的力量。如此循环往复,致使问题持续不止。

贝克认知行为疗法的基本思想

贝克的认知行为疗法是采用言语质询和行为实验等方法检测来访者虚假的认知假说,从而纠正其原有的认知曲解。该疗法强调双方共同合作,且操作方法简洁、干预评估客观可靠,受到广泛重视。实施认知行为疗法时应把识别和检验负性自动思维作为重点环节,具体技术如下:

1. 向来访者说明认知治疗的原理和对他采取认知治疗的理由,调动来访者参与和配合干预的积极性。

2. 识别与检验负性自动思维 负性自动思维是表层错误观念,是来访者对自己不适宜行为的一种直接、具体的解释。这种思维方式已经构成来访者思考方式的一部分。大多数人并未意识到不愉快情绪出现之前会存在这些想法。故治疗过程中来访者首先应学会识别其自动思维,尤其是识别那些在愤怒、悲观和焦虑等情绪之前出现的特殊想法。贝克将自动负性思维的常见表现形式归纳为以下六种:

(1)任意推断:即缺乏足够的事实根据,草率下结论,如“他刚才没有跟我打招呼,肯定是对我有意见”。

(2)过度引申:即以偏概全,如“我这次考试不及格,我是个失败者”。

(3)选择性概括:即依据个别细节,下一般结论,如“这个人的穿着有点不修边幅,这个人肯定不学无术”。

(4)夸大或缩小:即任意扩大自己的失误和缺陷,贬低自己的成绩和优点。

(5)全或无思维:即将事情看成非黑即白,非对即错。

(6)个人化归因:即认为一切不幸、事故等都是自己造成的,因而自疚自责。

在实施过程中,治疗者可让来访者通过想象、模仿或角色扮演等方式帮助其识别自身存在的负性自动思维。

3. 识别与检验功能失调性假设 贝克认为,功能失调性假设又称深层错误观念,分为三类:成就失调假设、人际接受失调假设、事物控制假设。功能失调性假设的特点与负性自动思维差不多,但它更加一般、概括、抽象,更加隐匿于内心,因而也更加难以识别,它是负性自动思维的基础。因此在认知干预过程中,不仅要找到并检验负性自动思维,更要找到并检验功能失调性假设。这样,才能从根本上解决问题。

4. 通过行为进一步改变认知 认知过程决定着行为的产生,行为的改变也会影响认知的变化。因此,治疗者通过行为矫正技术改变来访者不合理的认知观念是治疗中的又一重要技术。该技术不仅可以改变来访者的行为,还可以将行为与认知联系起来,并努力在两者之间建立起一种良性循环。

5. 巩固新观念　通过布置作业或制定行为计划,鼓励当事人进一步检验其原有假设、并巩固其新的功能性假设,使其思维模式和信息加工过程得以矫正。治疗者一般给来访者布置一定的家庭作业,如使用三栏笔记法进行记录(表9-3),让其反复练习,以巩固新的认知结构。

表9-3　三栏笔记法

事件	负性自动思维	理智的思维
一次面试失败	我是个失败者(过度引申)	这只是一次失败而已,应吸取教训,认真准备下一次面试
孩子考试不及格	我不是一个好母亲(个人化归因)	孩子考试不及格并非都是母亲的过错,应具体分析原因

五、来访者中心疗法的常用技术

来访者中心疗法(client-centered therapy)是指在人本主义治疗思想指导下的个别谈话治疗。治疗中贯彻非指导性原则,认为治疗者的态度第一,理论和技术其次。如果治疗者能为来访者创造一个真诚一致、无条件积极关注和设身处地理解的氛围和条件,使来访者自由地表达自己、了解自身的体验,就能开发这种自我实现的倾向,使之成为治疗资源。

(一)真诚——表里一致地表达

来访者中心疗法中,"真诚"是三个基本条件中最重要的。要求治疗者要意识到自己内心的情感和态度并毫无保留地表达出来,即使这些情感和态度有时并不是治疗者本人满意的。在治疗关系中,要做一个真诚一致的人,不掩饰自己、做到表里如一、真诚自然地以自己真正的形象与来访者相处。

(二)关注——无条件的积极关注

治疗者要把来访者视为一个独立的、有特色的个体,允许有属于他自己的感受和经验,不管这些感受与经验是好还是不好。治疗者应把来访者作为有价值的人而加以尊重,这种价值不受其条件、行为或情感的影响。治疗者接受和尊重来访者此时此刻的态度,不管这种态度积极还是消极,或是否与他之前的态度相矛盾,对他起伏不定的方面也不加以评估和判断,而是一概全部无条件地接受、尊重。这样就为治疗提供了温暖的、安全的咨访关系。

(三)共情

是指治疗者要敏感地、设身处地地理解来访者的世界。治疗者应该注意倾听来访者的情感和思想,不仅接受来访者的情感和思想,也要接受来访者,以便使他们自由地探索被隐藏起来的经验。罗杰斯认为,设身处地就是暂时生活在别人的生活中,体贴入微,流连忘返,而不妄加批评。

若治疗者具备真诚、无条件积极关注和共情的态度及相应技术,治疗会使来访者的内心体验发生一系列变化,来访者可变成一个对自我有更清晰的认识,一个开放的、协调一致的人。

笔记栏

六、叙事疗法

叙事疗法(narrative therapy)是指治疗者通过倾听来访者的故事,运用适当的问话,帮助来访者找出遗漏片段,使问题外化,从而引导来访者重构积极故事,以唤起来访者发生改变的内在力量的过程。该疗法由澳大利亚的临床心理学家麦克·怀特(Michael White)以及新西兰的大卫·爱普斯顿(David Epston)提出。

其基本思想认为,人类的行为和体验充满意义,这种意义的交流工具就是故事,来访者在述说生命故事时会维持主要信息,但也会遗漏一些片段,治疗者聚焦于唤起来访者生命中积极的内容来找到遗漏的片段,从而引导来访者发生改变并帮助其走出困境。叙事疗法具体操作步骤如下:

(一)问题外化——将问题与人分开

问题外化是指把困扰来访者的问题客观化或拟人化,使问题变为可以和人分开的实体的过程。问题外化是叙事疗法中最具特色的技术之一。叙事疗法认为人应该与问题分开,把贴上问题标签的人还原,让问题是问题,人是人,出现问题不是任何人的错。问题外化后,人的内在本质会被重新看见和认可,从而有能力去解决自身的问题。例如对于一个焦虑的来访者,治疗者把焦虑拟人化,让来访者发现自己本身不是问题,问题可以来,也可以走,从而促使来访者感受到能够使用自己的力量去和问题抗争。

(二)寻找特例事件

特例事件是指人的生活经验中那些未引起来访者注意,却包含着来访者为追求美好生活而反抗主流故事压制的偶发事件,也就是偶尔解决问题或突破困惑的意外事件。他们在对话初期难以发现,治疗者鼓励来访者回溯过去的生活经验,运用想象力,利用有意义的资源来展开故事情节,从而帮助来访者找到在生活中和人际关系中曾经被忽视的部分。特例事件可以帮助来访者开启那些尘封已久,却因为与主线故事冲突而甚少被留意的生活经历,为生活的全新诠释提供了切入点,也为解决来访者生活中的问题提供了参考和支持。

(三)重构故事——重新编排和诠释故事

叙事疗法的目标是通过寻找特例事件打开通往新故事的大门。当来访者发现了不受问题困扰的特例事件时,新故事的构建便开始了。此时,治疗者与来访者一起在特例事件基础上重新构建并用更多的特例事件丰富一个新故事。治疗者应帮助来访者不断扩大对特例事件的注意和体验,使新故事的力量逐渐强大,减少压迫性,增加解放性,直到能够与旧故事相抗衡,最终取代旧故事的支配地位。在叙事疗法中,故事不是描述生活,而是构建生活,因此构建一个积极的新故事对来访者而言就意味着其现实生活变得更积极。

(四)善用文本和仪式

叙事疗法将信件、证书等文本和仪式作为有效的心理干预工具。叙事疗法认为使用文本工具及仪式能够强化叙事疗法中来访者对于改变自己行为的信心,将问题外化后,帮助来访者寻找其生命的意义。因此,使用证书、宣言并举行一定的仪式授予来访者,甚至邀请"重要他人"来见证重要时刻,掺杂了许多难以控制的无关因素。怀特通过他的咨询治疗实践证明,这些文本工具及仪式确实非常有效。

(五)由薄到厚——形成积极有力的自我观念

叙事疗法认为来访者积极的资源有时会被自己压缩成薄片,甚至视而不见。如果将薄片还原,在意识层面逐步加深自己对积极资源的察觉,由薄到厚,就能形成积极有力的自我观念。叙事疗法采用的"由单薄到丰厚"的策略,将来访者的力量在对话中逐步被发现和挖掘出来。来访者可以邀请一些已经在生活中甚至生命之外的重要人物与其对话,如多年没有联系的朋友或者过世的奶奶,这又称为成员重组对话。这些重要人物对来访者身份认同的构建具有很大影响力。

叙事护理以叙事疗法的理论与技术为基础,是新型的心理护理模式,护士通过认真倾听、分析、反馈患者的故事,帮助患者实现生活、疾病故事意义重塑,并发现护理要点,继而对患者实施护理干预。叙事护理可帮助护患建立良好的关系,促进有效沟通,引导患者走出困境。近年来,叙事护理在我国已逐渐应用于临床护理实践和护理人文教学等领域,其理论和方法得到了不断发展和验证。

七、表达性艺术治疗的常用技术

表达性艺术治疗,主要包括沙盘游戏、心理剧、绘画疗法等。

(一)沙盘游戏

沙盘游戏疗法(sand-play therapy)又称为箱庭疗法,是指在治疗者营造的安全、温暖的环境下,通过非语言手段让来访者使用沙盘及一些模型玩具进行自由创作和表达,以帮助其实现潜意识与意识的沟通,促进人格发展的一种治疗方法。沙盘游戏中选择的沙具模型、制作的各种场景以及所表现出来的种种关系都具有一定象征意义,多为来访者现实生活的体现,就是使"无意识意识化"。

知识链接

沙盘游戏中的无条件关注技巧

治疗者对沙盘所呈现内容的尊重与接纳,也是对来访者接纳、尊重和关注的一部分。通过无条件关注能够使对方进入无意识的内心世界,使"无意识意识化"。因此,沙盘游戏疗法中必须善于运用无条件关注的技巧。

在来访者开始制作沙盘时,治疗者静静地、专注地观看整个沙盘游戏过程。选择什么沙具、沙具如何放置都是由来访者决定的。治疗者不施加任何干涉,距离不要太近,大概半米到一米,为来访者创造一个自由而受到关注的空间。

在游戏过程中,治疗者在恰当的时机对来访者行为进行描述和追踪,即通过对来访者表现出来的行为做口语上的反应,让来访者感受到治疗者是与他同在的,不仅可以帮助来访者感受到自己已经被关注,同时也增加来访者对自己行为的觉察。

(二)心理剧

心理剧(psychodrama therapy)又称社会剧,20 世纪 20 年代由团体心理学家莫瑞努(Moreno)创立,是在安全的场所下,由一群可以信任的成员以表演的形式将心理事件展示出来从而达到治疗效果的一种治疗方法。通过表演过程可为来访者提供观察和实践社会行为的机会,通过来访者内心领悟和治疗者的引导,使来访者获得自我了解、化解内心冲突和矛盾,实现自我整合和人际关系和谐。心理剧作为一种心理干预技术,通过角色扮演可以帮助个体更好透视自己和其他人。在临床心理护理中,通过心理剧帮助患者实地演练存在困难

笔记栏

的社交场景或某些心理应对技巧和方法,已取得良好的效果。

八、其他干预方法的常用技术

(一)团体心理干预

团体心理干预(group psychotherapy)又称为集体心理干预,是指利用集体心理动力和团队精神来解决某些共同的心理问题,治疗者将多个患者集中起来进行心理干预,以改变个体不利的心理定势和行为倾向的方法。团体心理动力学理论认为,当个体的活动是遵照"其他人都这样,我也这样"时,这种行为就称之为"遵从行为"。该方法不仅直接作用于参加集体活动的患者,还能够通过患者之间的影响,起到积极干预作用,是一种既省时又省力的方法。团体心理干预方法很多,如 T 小组技术、相遇技术、格式塔小组等。目前团体心理干预已广泛应用于儿童青少年及家长、老年人、躯体疾病患者等具有共同问题的群体。

> **♡ 思政元素**
>
> ### 帮助患者、愉悦自我
>
> 组织学生进行相遇技术"盲行"体验。体验结束后,角色扮演双方各自谈论自己的感受。
>
> 1. 扮演"患者"角色的学生表示,当自己处于这种困境中(看不到、也不知道身处何地)时非常希望能够获得帮助来减轻不安全感。但同时也渴望自己有一定的自理能力以减轻家人和社会的负担。
>
> 2. 扮演"患者"陪伴者角色的学生表示希望自己能从多方面帮助患者。这种帮助除了直接照顾患者日常生活外,还包括向患者提供一些安全信息或提前对环境做好相应防护,比如在走廊设扶手,桌角等尖锐地方贴防撞护角等。
>
> 通过上述体验对今后护理工作的启示:
>
> 1. 当一个人进入患者角色时,个体往往希望自己有一定的自理能力。在护理过程中,护士应加以引导,帮助患者实现自理,从而提高患者自信与自尊,促进其恢复健康。但应做好相应的防护措施以保证患者安全。
>
> 2. 护理是一个利他行业,护士在帮助患者的过程中虽然有些辛苦,但同时也会收获愉悦和幸福感,从而维护自身心理健康。希望同学们在今后的护理工作中能尽自己所能帮助患者。

(二)家庭治疗

家庭治疗(family intervention)由美国心理学家麦尔(Meyer A)提出,是指以家庭为干预单位,通过会谈、行为作业及其他非言语技术消除心理问题现象,促进个体和家庭系统功能的发挥,达到处理和消除问题目的的一类心理治疗方法。家庭系统理论认为,家庭是一个系统,其中包含很多子系统,以父母和子女组成的子系统最常见,相对处于领导地位。家庭中的每个成员都有自己的角色。家庭成员在行使自己角色的过程中不断影响着家庭与其他成员,个体的心身症状往往是家庭问题的表现。因此,家庭功能的改善不是某个成员的责任,而是每个成员的责任。在临床心理护理过程中,家庭治疗主要用于精神心理疾病、传染病、慢性病和危重病患者的干预。

（三）正念减压

正念减压（mindfulness-based stress reduction，MBSR）是以平和的方式引导干预对象调动自身的能量和定力来关注自己当前的体验，不做任何评判，使躯体和内心在最大程度上得到放松，从而实现对压力的调节和管理。20世纪70年代，美国麻省大学卡巴金（Kabat-Zinn J）首次将佛教禅修中的正念引入心理学领域，并以此为理论基础发展出正念减压疗法。正念的核心在于两点：一是将注意力集中于当下；二是对当下所呈现的所有观念均不作评价，即培养一种对此时此地的觉知力，并保持开放和接纳的态度，不埋怨自己、环境和他人，充分感受当下心身状态或经验的必要条件。正念减压疗法已被运用于护理教育、临床护理和护理管理等领域。

🔍 知识链接

接纳与承诺疗法

接纳与承诺疗法（acceptance and commitment therapy，ACT）是由美国内华达州大学心理学教授斯蒂文·海斯（Steven C. Hayes）与其同事在20世纪末创立，是基于正念技术的新型认知行为疗法。该疗法以功能情境主义和关系参照理论为基础，促使个体接纳当下和自我，提高心理灵活性。ACT将人类心理问题的核心根源归纳为四个方面，分别是思维融合、经验评价、经验回避和行为解释。而个体保持心理健康的策略有三点，分别为接纳反应和正念、选择符合自己价值观的方向、做出行动。ACT有6个核心过程，包括正念、接纳、认知解离、以自我为背景、明确价值和承诺行动。这6个过程中的每一个都有颇具特色的技术以及相应的练习和家庭作业。ACT已被应用于慢性病、恶性肿瘤、精神心理疾病等多种患者的心理护理中。众多研究证明，ACT能够有效改善患者的生理及心理状态。

（四）危机干预

危机干预（crisis intervention）是对处于困境或遭受挫折的人予以关怀和短程帮助的一种心理干预方式。危机干预主要以解决问题为目的，强调时间紧迫性和效果，多用于个人或群体性灾难的受害者，重大事件目击者，有伤害自身或他人企图等人群的心理干预。危机干预过程中可使用心理急救技术、支持性技术、稳定化技术、问题解决技术、危机事件应激晤谈技术以及哀伤处理技术等，如在危机事件早期，个体往往处于警觉、高唤起状态，情绪反应强烈，此时提供心理支持极为重要。

总之，学习心理干预的常用治疗技术，对临床护士开展心理护理有很重要的意义。这不仅可以帮助护士增强对患者心理行为问题的理解，还能使护士按照相应技术方法对患者心理行为问题加以矫正。通过科学化、程序化的心理干预技术可帮助护士指导患者最大限度地挖掘自身潜力、提高自我认识，并及时调整情绪，从而为提高患者心理健康水平、促进疾病恢复带来更大成效。

笔记栏

学习小结

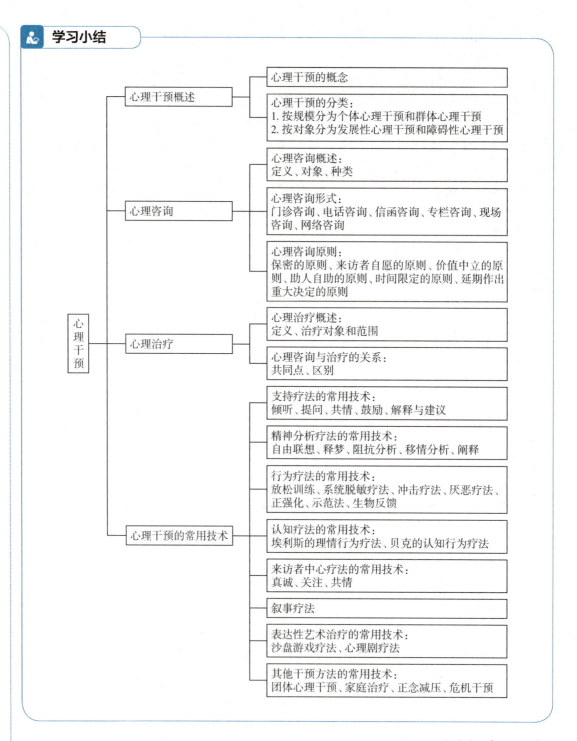

心理干预概述
- 心理干预的概念
- 心理干预的分类：
  1. 按规模分为个体心理干预和群体心理干预
  2. 按对象分为发展性心理干预和障碍性心理干预

心理咨询
- 心理咨询概述：
  定义、对象、种类
- 心理咨询形式：
  门诊咨询、电话咨询、信函咨询、专栏咨询、现场咨询、网络咨询
- 心理咨询原则：
  保密的原则、来访者自愿的原则、价值中立的原则、助人自助的原则、时间限定的原则、延期作出重大决定的原则

心理治疗
- 心理治疗概述：
  定义、治疗对象和范围
- 心理咨询与治疗的关系：
  共同点、区别

心理干预的常用技术
- 支持疗法的常用技术：
  倾听、提问、共情、鼓励、解释与建议
- 精神分析疗法的常用技术：
  自由联想、释梦、阻抗分析、移情分析、阐释
- 行为疗法的常用技术：
  放松训练、系统脱敏疗法、冲击疗法、厌恶疗法、正强化、示范法、生物反馈
- 认知疗法的常用技术：
  埃利斯的理情行为疗法、贝克的认知行为疗法
- 来访者中心疗法的常用技术：
  真诚、关注、共情
- 叙事疗法
- 表达性艺术治疗的常用技术：
  沙盘游戏疗法、心理剧疗法
- 其他干预方法的常用技术：
  团体心理干预、家庭治疗、正念减压、危机干预

（心理干预）

扫一扫
测一测

（沈 玮 王 宪）

复习思考题

1. 试比较心理咨询与心理治疗的区别。
2. 简述支持疗法的常用技术，并讨论这些技术对心理干预的意义。
3. 简述埃利斯的理情行为疗法三大不合理信念的特征。
4. 试对使用呼吸机1个月后患者出现"呼吸机依赖"的原因进行分析，并用所学心理干预技术为患者制定脱机计划。

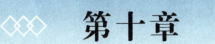

第十章

临床心理护理程序

学习目标

识记：

1. 能准确说出心理护理的定义、基本要素及作用。

2. 能正确概括心理护理的主要实施形式。

理解：

1. 能比较心理护理与其他护理方法之间的异同点。

2. 能举例说明临床心理护理程序的步骤。

运用：

能查阅资料，概括临床心理护理基本环节并评价其实施效果。

　　心理护理是临床护理工作中必不可少的组成部分，在整体护理过程中占有重要地位。随着现代医学模式的转变，心理护理作为一种护理手段，贯穿于临床护理的全过程，要求护士不仅具有扎实的心理学理论知识，还应具有适宜的心理学干预技术。在心理护理实践过程中，护士通过与患者之间的治疗性互动，能够及时发现患者的心理问题，有助于选择适宜对策，促进患者身心康复。

第一节　心理护理概述

　　心理护理是实现整体护理目标和提高临床护理工作绩效的关键环节，明确心理护理的核心内涵，有助于将其与临床基础护理工作有机结合，也能使心理护理工作以更灵活的方式贯穿于护理工作的始终，最大限度地发挥心理护理对患者身心健康的积极作用。

一、心理护理的定义

　　心理护理(psychological care)是指在护理过程中，护士通过各种方式和途径(包括主动运用心理学的知识和技能)，积极地影响患者的心理活动，帮助患者在其自身条件下获得最适宜的身心状态。

　　心理护理的概念有广义和狭义之分。广义的心理护理，指不拘泥于具体形式，给患者心理活动以积极影响的护士的一切言谈举止。狭义的心理护理，指护士主动运用心理学的理论和技能，按照护理程序，将患者的身心状态调控至最适宜水平的过程。

　　护理工作的全过程都可以开展心理护理，护士实施的各种护理措施，只要是使患者保持或获得适宜身心状态的护理行为，都属于心理护理的范畴。学习相关心理学理论及技能，能帮助护士准确地评估患者的心理状态和心理问题,并选择最有效的干预方式帮助患者,以期达到理想的护理效果。

二、心理护理与相关方法的联系与区别

心理护理是整体护理的核心内容,凭借护士与患者接触最密切的优势,致力于患者心理问题的评估与解决,为患者营造良好的身心健康氛围。

(一)心理护理与心理咨询和心理治疗的联系与区别

心理护理与心理咨询和心理治疗是有联系也有区别的不同概念,三者的相同之处在于实施过程中运用的理论基础和技术要求相同,实施对象也有重合。三者的区别在于实施对象的侧重点有所不同。心理咨询的实施对象是正常人,注重的是求助者现实生活中的适应和发展问题,强调教育和心理支持;心理治疗的实施对象是神经症、人格障碍等精神异常的患者,是除药物治疗之外的主要辅助治疗方法,由经过专业训练的治疗师运用心理治疗的有关理论和技术,对求助者进行帮助,以消除或缓解求助者的心理问题和障碍,促进其人格向健康、协调方向发展;心理护理则侧重精神健康人群的心理健康维护,主要针对患有躯体疾病或身心疾病的患者,当其因疾病或环境影响出现心理适应不良时,护士运用良好的护患关系和心理学技能帮助其达到相对理想的身心适应状态,以利于躯体疾病的整体康复。

(二)心理护理与其他护理方法的联系与区别

1. 心理护理与其他护理方法的联系　心理护理与其他护理方法的联系主要体现在以下三个方面。第一,心理护理作为一种具体的护理方法,属于护理方法的组成部分之一,与其他护理方法(如给药法、吸氧法等)共存于整体护理模式中。第二,心理护理与其他护理方法的实施对象相同,都是患者/健康人群。第三,心理护理的实施既可与其他护理操作同时进行,也可单独开展,但不能脱离其他护理方法而单独存在。心理护理只有在护理过程中与其他护理方法联合开展,才能充分发挥其作用,凸显其自身优势。

2. 心理护理与其他护理方法的区别　心理护理与其他护理方法既有联系,又有区别,详见表10-1。

表10-1　心理护理与其他护理方法的比较

项目	心理护理方法	其他护理方法
核心问题	关注与"增进和保持健康"紧密关联的心理学问题	围绕着"增进和保持健康"的中心
交互影响	强调心理、社会环境与个体健康的交互作用	重视生理环境对个体健康的影响
工作机制	较多地通过激发个体的内在潜力,充分调动其主观能动性,以心理调节等方式去帮助个体实现较理想的健康目标	较多地借助外界条件或客观途径,以生物、化学、机械、物理等方式去帮助个体实现较理想的健康目标
护士要求	要求护士既具备相应的专业基础知识,又对心理学理论和技术有较系统、较全面的掌握	要求护士对疾病与健康的专业知识有较扎实的理论功底和较丰富的实践经验,掌握心理学的基础知识

三、心理护理在整体护理中的地位和作用

现代医学模式认为,医学研究的对象是处于一定社会条件的有思想、有感情的人,健康

的内涵不仅是躯体没有疾病,还要有完整的生理、心理状况和社会适应能力。因此,护理的重点不仅关注生物学意义上患病的人,更应把人视为一个整体,根据患者身心、社会、文化需求,提供适合于个人的、最佳的整体化护理。

(一)心理护理是整体护理的重要组成部分

整体护理(holistic nursing)是一种现代护理模式,也是护理行为的指导思想或护理观念,是指以人为中心,以现代护理观为指导,以护理程序为基础框架,把护理程序系统化地运用到临床护理和护理管理各个环节的工作模式。整体护理的目标是根据人的生理、心理、社会、文化、精神等多方面的需要,提供适合人的最佳护理。

在临床护理工作中,护士在关注患者疾病的同时,还要关注影响患者疾病与康复的环境、心理状态、物理因素等。目前,普遍认为心理状态对躯体健康具有直接或重要影响作用。大量临床实践已经证实,疾病本身带来的躯体痛苦、器官或肢体的丧失,患者生理功能障碍,身体形象改变,甚至面临死亡等,都会令人产生负性情绪反应,不仅阻碍躯体的康复进程,而且还对未来工作、家庭及社会造成影响,这就反映了身-心互动的机制。

美国一项调查研究证明,接受心理护理的患者利用医疗服务的程度明显低于没有接受心理护理的对照组患者,他们的平均住院日缩短,大大降低昂贵的医疗费用。可见,心理护理是整体护理中不可或缺的一部分,没有心理护理就不能称之为整体护理。

(二)心理护理贯穿于整体护理的全过程

心理护理是连续、动态的过程。即从患者入院到出院,护理的全过程均可开展心理护理。护士在为患者提供连续的床边护理服务时,应时刻关注和评估患者的心理状态,分析导致患者产生心理问题的主要原因,选择适宜的方式实施心理护理,使患者以积极的心态面对疾病和生活改变。如针对新入院患者的焦虑情绪进行心理护理有助于建立和发展良好的护患关系;对接受药物治疗或手术前的患者进行心理护理有助于更好地发挥药物的疗效,缓解患者术中、术后的焦虑情绪,避免术后并发症;对接受各项诊疗措施前的患者进行心理护理有助于各项操作的顺利开展;此外,恰如其分的心理护理还有助于预防患者身心疾病的发生或恶化。

在繁忙的日常护理工作中,心理护理可与其他护理工作同步进行。当护士进行床边交班、评估患者、护理操作、巡视病房、健康宣教等护理实践时,都可将心理护理贯穿其中。患者在就医的不同阶段,会出现不同的心理反应和适应不良状况,护士需按照疾病不同发展阶段的心理反应与变化规律,给予全程的、专业的心理护理,帮助患者达到有利于治疗或康复的最佳身心状态。

四、心理护理的主要实施形式

(一)个性化心理护理与共性化心理护理

1. 个性化心理护理 是一种目标比较明确,针对性比较强,用以解决患者特异性、个性化心理问题的心理护理方式。它要求护士准确地把握患者在疾病过程中所表现出来的、对患者身心健康有明显危害的不良心理状态,及时采取因人而异的有效对策,迅速缓解患者所承受的强大心理压力。如多数患者在病情好转后出院会非常开心,但个别独自居住的老人却因为担心再次发病时不一定能及时被送往医院而担忧。又如针对心肌梗死患者的恐惧心理,给予个性化心理护理可尽快降低患者的心理负荷。

笔记栏

案例分析

　　王先生,52岁,大学本科,因胸闷不适、胸痛6小时,心电图显示急性前壁心肌梗死而入院。入院后医生决定为王先生立即进行急诊经皮冠状动脉腔内血管成形术。王先生知道后,原本就十分紧张的他变得沉默了。细心的护士小李发现了王先生的情绪变化,来到了患者床边。

　　护士:王先生,您胸痛好些了吗?

　　患者:唉!(王先生叹了口气),挂了这瓶水,胸痛好多了。但是刚才医生告诉我,要马上做手术!毕竟这是在心脏动手术,风险一定很大!我担心万一手术失败,我还能回到自己家吗?

　　护士:是的,我非常能理解您现在的担忧。手术总是有一定风险的。不过,您要做的这个手术是一个微创手术,比外科手术风险小多了。手术时只需在您的大腿根部打一点麻醉药,然后穿刺插管就可以了,就像平时打针一样稍微有些疼痛。我相信您一定能行,而且您在整个手术过程中始终是清醒的。

　　患者:我不怕疼,只是我的血管已经堵塞,万一手术时不小心把血管捅破了,我不就没命了吗?

　　护士:您放心,我们几乎每天都做这种手术,还未发生过类似的情况。为您做手术的医生是一位非常有经验的主任。您瞧,隔壁王大爷都74岁了,上星期也做了与您同样的手术,现在已经下床活动了!

　　患者:看样子他是恢复得不错。(脸上带着微笑)

　　护士:为了您能与医生更好地配合,我来跟您讲解一下手术过程和术后注意事项,好吗?

　　患者:好的,我正想知道这些内容。

　　……

　　在护士小李的耐心疏导下,王先生消除了顾虑,以较好的情绪接受了手术治疗。

　　2.共性化心理护理　共性化心理护理一般有两个维度的运用。首先是从满足患者需要的一般规律出发,解决患者共同性质或共同特征的心理问题。它要求护士善于归纳和掌握同类患者心理问题的内在规律,在实践中遵循这些规律。对患者尚未明确但随时可能发生的潜在心理问题进行必要的预防性干预,以防止其产生较严重的心理问题。如当前各临床科室开展较多的"手术前患者的心理护理""癌症患者的心理护理""慢性疾病患者的心理护理"等,均使用了共性化心理护理方式。其次是指采用集体心理护理指导的方式,解决同类疾病患者同质心理问题。一般固定1~2名护士负责,将类似性质或共同问题的患者组织在一起,讲解他们所患疾病的一般规律、治疗过程,帮助他们分析面临的共性问题,提供健康保健知识与指导等。通过鼓励、引导患者一起分享各自的治疗经验和内心体验,促进相互沟通、相互支持、相互帮助,使他们感受到群体的归属感和力量,从而增强战胜疾病的信心,促进康复。

　　值得注意的是,患者心理问题的共性化和个性化是相对的,对于不同的患者,共性化问题可含有个性化特征,个性化问题又可具有共性化规律。如同为晚期癌症患者,其心理反应除了会有一些共性规律外,也会有独特性(个性化)。如有些患者由疼痛引起的心理问题比较突出,有些患者由自我形象紊乱引起的心理问题比较突出,还有些患者由于不能正常履行家庭角色引起的心理问题比较突出。

（二）有意识心理护理与无意识心理护理

1. 有意识心理护理　是指护士自觉地运用心理学知识和技术,通过专业的语言和行为(合理的解释、善意的劝导、真诚的抚慰、有益的暗示等),对患者的心理进行支持和调控的过程。它需要有相应的科学理论体系和规范化操作作为支撑条件,要求实施者必须有心理护理的主动意识并接受过专业培训。

案例分析

陈女士,38岁,患急性粒细胞白血病。家属要求医护人员对其隐瞒病情。一次偶然的情况,患者知道了自己的病情,情绪极不稳定。护士来到床边……

患者:老天为什么这么不公平啊! 让我生这种病! 我不看了,你们别管我了,反正这个病也看不好了……呜呜呜……

(护士关爱地看着她,坐在她的床边,任其发泄。待其发泄之后,护士拿来了热毛巾,帮她擦去脸上的泪珠。)

护士:(温和地说)我很理解你的心情……(停顿一会儿,握着她的手)。不过事实上,你的病情经过治疗正在好转之中,各项指标都在逐渐恢复正常。现在你的状况就像黎明前的曙光,黑夜已渐渐褪去,黎明即将来临。(握紧她的手)。所以,你一定要鼓起勇气积极地配合治疗!

患者:(将信将疑地看着护士)。可是……白血病是绝症啊!

护士:以前大家都是这么认为。不过现在医疗技术发展得这么快,对白血病的治疗手段也越来越多。有很多患者来的时候病情比你重多了,但经过治疗病情得到控制,他们又返回到正常的生活中去了。你应该保持乐观的情绪。因为,过度的悲伤会使你的大脑活动功能降低,引起免疫力的降低,反而不利于你的身体康复。所以你要振作起来,积极地配合治疗,通过我们的共同努力,一定会慢慢好起来的! 我给你一位病友的电话号码,你可以打电话跟她聊聊。

……

在护士的劝慰下,患者的情绪逐渐稳定下来,开始配合治疗,病情得到了控制。

2. 无意识心理护理　是指客观存在于护理工作的每一个环节中、随时可能对患者心理状态产生影响的护士的一切言谈举止。在繁忙的护理工作中,除特别安排的心理护理外,护士的一言一行、一颦一笑、一项操作、一个问候,只要同患者产生沟通交流,无论护士自己能否意识到,都能产生无意识心理护理的效用。这就要求护士经常、主动地反思自己在患者面前的一切行为,并使之尽可能成为患者心中健康的催化剂。

需要指出的是,临床心理护理无论以何种形式实施,最终的实施效果绝非以护士自身的主观意志为转移。护患交往中,护士对患者心理状态的影响,来自护士有意或无意的举手投足中,并不是运用了心理护理的理论就一定能达到理想的结果,这其中会受很多因素的影响。因此,护士应特别注意约束自己的言行,防止对患者产生负面影响。

第二节　心理护理的要素及其作用

心理护理是一个复杂的人际交互过程,在实施心理护理的过程中,要牢牢抓住心理护理的四个基本要素。这四个基本要素是启动心理护理运转系统的四个前提条件,也是实施心理护理的根本所在。

一、心理护理的基本要素

心理护理的基本要素,指影响心理护理的科学性、有效性的关键因素,是启动心理护理运转系统的前提条件,主要包括四个方面:护士、患者、心理学知识、患者的心理问题。同时,患者亲属、医生及其他工作人员、其他患者等因素也可影响临床心理护理的

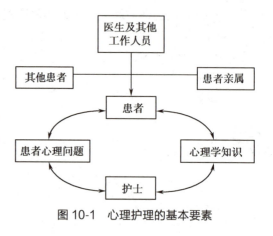

图 10-1　心理护理的基本要素

实施效果,但只是对心理护理的运转起推动或干扰作用,并无决定作用,因此不属基本要素的范畴。各要素之间的相互影响模式如图 10-1 所示。

二、心理护理基本要素的作用

(一)心理学知识及技术是实施心理护理的指南

临床心理护理实施是否具有科学性,很大程度上取决于护士能否较好地掌握可以指导临床实践的心理学理论和技能。临床心理护理过程中经常会使用到的心理治疗理论和技能主要涉及人本主义治疗理论与技术、认知和行为治疗理论与技术等。临床护士应普遍掌握和应用临床心理护理的新理论、新技术,并通过总结实践经验上升至理论高度转而指导实践,心理护理的基本目标才能顺利实现。

大量临床实践表明,只有较系统地掌握心理护理的理论知识和应用技术的护士,才能较准确地把握患者心理反应的一般规律;才能较深入地分析患者心理失衡的个体原因;才能较科学地评估患者心理问题的主要性质、反应强度及其危害程度;才能正确地选择心理护理对策。

(二)患者心理问题的准确评估是选择心理护理对策的前提

评估患者的心理问题,主要把握三个环节:①确定患者主要心理反应的性质,如以焦虑为主,恐惧为主还是抑郁为主等;②确定患者主要心理反应的强度,如是属于适度焦虑还是过度焦虑等;③确定导致患者负性心理反应的主要原因,如是因为对疾病的认知态度造成的,还是因为人格特征、社会支持或环境因素造成。确定导致患者心理问题的原因非常重要,只有护士寻找到真实原因,才能有的放矢地进行心理护理干预,真正达到心理护理的目的。

护士清晰、准确地描述患者的心理问题,有助于对患者的不良情绪状态实施调控。如经分析发现某患者产生不良情绪的主要原因,是对外来刺激的高敏反应,此时心理护理的主要对策,就是控制对患者构成心理压力的外界影响因素。如另一评估结果表明某患者因对疾病认知不当导致消极情绪状态,此时的心理护理对策,便是运用认知治疗的手段,改变患者的非理性核心观念,进而改善其对疾病的不良认知。

(三)患者的积极配合是开展心理护理的基础

心理护理的实施能否取得成效,护士除了要具备扎实的心理学知识和技能外,建立良好的护患关系,取得患者的积极配合也是实施心理护理的基础。患者在与护士的交往互动中,总是愿意向自己认为比较善解人意、可以信赖的护士诉说自己心理上的困扰。一旦建立了信任关系,患者对心理护理的合作性就会加强,实施效果也较好。若患者不信任护士,不愿

意与护士合作,即使护士对患者的心理问题有准确的评估和适宜的对策,也会因得不到患者的积极配合而无功而返。

能否与患者建立良好的护患关系,取得患者的积极配合,主要依靠护士的护患沟通技巧和职业素养。在与患者的沟通交流中,护士应维护患者的个人尊严和隐私,尊重患者的意愿和个人习惯,用真诚而又富有责任感的态度与患者共情,这样才能建立和巩固与患者的良好关系。

(四)护士积极的职业心态是心理护理的关键

护士职业要求从业者终日围绕服务对象进行全身心的护理服务,在此过程中,某些护士会产生职业倦怠感,以至于无法再满腔热情地服务于患者。因此,护士如何保持自身心理健康和积极的职业心态是为患者提供高品质心理护理服务的关键。

在实施心理护理的过程中,护士的职业心态越积极,其内在潜力就越能得到充分调动,工作就越具有主动性和创造力,其工作的水准和质量就越高。积极的职业心态,可以变护士的"要我做"为"我要做",其效果会截然不同。尤其是心理护理,与其他护理方法相比,更是一项付诸艰辛却不一定能"立竿见影"取得成效的护理工作。故保持健康、稳定、积极的职业心态,让护士能够始终如一地主动关心患者,凡事多替患者着想,把心理护理的举措渗透到护理工作的每一个环节,能起到事半功倍的效果。

总之,被系统熟练掌握的心理学知识及技术、经过准确评估的心理问题、积极配合的患者、具有积极职业心态的护士,这四个心理护理的基本要素在实施心理护理的过程中缺一不可。若护士缺乏系统的心理知识,没有一定的心理干预技能,就只能对患者进行安慰或劝告,但并不是心理护理;若对患者心理问题的评估不准确,所采取的心理护理措施就不能有的放矢;若患者不信任、不配合,就会影响心理护理工作的有效性;若护士缺乏工作热情、心身疲惫,工作没有主动性,就会应付了事,使心理护理流于形式。这4个基本要素相互依存,构成一个环状的运转系统,其中任何环节的空缺,都会导致整个系统的运转失灵。

第三节 临床心理护理程序

临床心理护理程序是指导临床护士进行心理护理的理论框架,是护士实施心理护理的行为指南。护士在临床工作中需依照临床心理护理程序的步骤,有目的、有计划地开展心理护理。

临床心理护理的程序是一个综合的、动态的、具有决策和反馈功能的过程,共包括5个步骤、8个基本环节(图10-2)。

一、建立良好的护患关系

护士在实施心理护理的过程中,应始终将建立良好的护患关系放在首要位置,并贯穿心理护理程序的始终。建立良好的护患关系应特别注意以下两点:

(一)遵循伦理学三原则

护士在实施心理护理的过程中,应始终遵循伦理学三原则,即"无损于患者身心健康,不违背患者主观意愿,不泄露患者个人隐私",以获得患者的信任及合作。

"无损于患者身心健康"又称为不伤害原则,要求护士在为患者提供护理服务时,其动机与结果均应避免对患者的身心造成伤害。强调护士在为患者进行心理评估或实施心理护理干预措施时,应首先保证患者身心健康、避免带来不必要的伤害。"不违背患者主观意愿"是

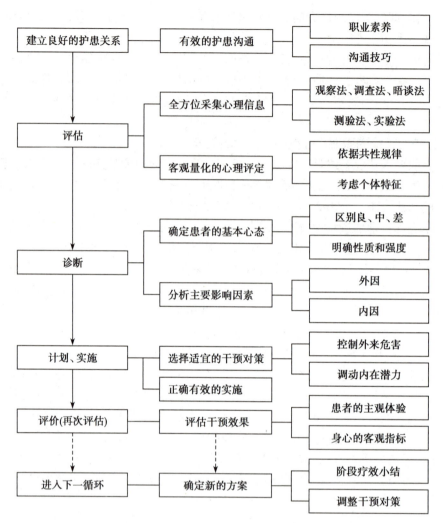

图 10-2　临床心理护理程序

指护士在心理护理过程中要尊重患者的自主权(自主选择权、知情同意权),如护士在制定心理护理方案前应与患者进行充分沟通和交流,向患者提供相关信息,了解可供所选的措施以及各个措施的利弊,保证患者自主权的充分行使。"不泄露患者个人隐私"要求护士在心理护理过程中要保护患者的隐私权,未经同意,不向他人泄露患者的隐私。护士在心理护理过程中尊重患者、保护患者,能够保障患者的根本权益,增强患者对护士的尊重和信任,有利于建立和谐的护患关系;还可使患者感受到自身的价值,从而调动患者主动参与护理决策的主观能动性,有利于护理决策的合理性和顺利实施。

(二)有效的沟通技巧

在实施心理护理的过程中,护士应充分运用各种语言沟通及非语言沟通的形式与患者进行有效沟通。语言沟通是指以语词符号为载体实现的沟通,主要包括口头沟通、书面沟通和电子沟通等,在心理护理中运用较多的为口头沟通。非语言沟通,是指人们运用表情、手势、眼神、触摸等方式进行的人际沟通。

护士应将各种沟通方式合理、熟练地运用到心理护理工作中,使患者感受到护士的热心、关心以及耐心,以建立良好的护患关系。为了做到有效沟通,护士应注意做到以下几点:

1. 学会倾听　全神贯注,面带微笑,表情随和,不随意发笑或打断患者谈话,注视对方眼睛,保持一定距离,一般以能清楚听到对方谈话为宜。

2. 善用非语言行为 护士在护患沟通中应合理地控制其面部表情,学会在各种场合恰当地运用表情,让患者感知到护士能与其同忧共乐;应恰当地使用目光接触,用目光传递对患者的尊重、支持和关爱;应适宜的实施触摸行为,使患者感受到护士的情感支持与关注。同时注意患者非语言性信息的流露,密切观察患者的情绪、体态、姿势和手势,如处于焦虑、抑郁状态的患者可表现为无效行为的增多或减少。

3. 善于交谈 交谈是临床护士收集资料、建立关系、解决问题的最主要方式和基本能力。要做到有效的护患沟通,护士在与患者交谈时,应注意充分准备,多使用开放式提问,认真倾听,通过复述、澄清、沉默等方式给予恰当反应;注意语言的针对性,艺术性,不卑不亢,语言温和,吐字清晰,语调适中,简单明了,通俗易懂,教育指导有理有据生动形象;同时注意安慰性语言,礼貌性用语的应用。

🔍 知识链接

重视护患沟通中的框架效应

框架效应是指一个问题在两种逻辑意义上相似的说法会导致不同的决策判断,最早由阿摩司·特沃斯基与丹尼尔·卡内曼在 1981 年提出。

吸烟警示信息宣传是一种最常用的控烟途径,大量研究表明吸烟警示信息存在框架效应。研究者将强调吸烟或不戒烟带来危害的警示语类似"如果你吸烟,你将会变得很不健康"称为损失框架吸烟警示信息,将强调戒烟或不吸烟带来益处类似"如果你戒烟,你将会看上去很健康"称为收益框架吸烟警示信息,研究发现,收益框架吸烟警示信息的控烟效果优于损失框架,该效应称为吸烟警示信息框架效应。

前景理论解释框架效应时指出,当面对"有风险的大损失"和"较确定的小损失"选项时,个体会偏爱风险,倾向于选择有风险的大损失;当面对"有风险的大收益"和"较确定的小收益"时,个体规避风险,倾向于选择确定的小收益。这说明语言信息改变了描述方式,人们的认知参照点发生改变,人们对待风险的态度不同。在临床护理工作中,护士要重视护患沟通中的框架效应,采取适宜的语言表达方式。

二、患者的心理评估

对患者的心理状态进行及时、准确的评估是心理护理的重要步骤,可为之后的心理护理奠定基础。

(一)全方位收集心理信息

指护士根据实际情况,选择性地运用观察法、访谈法、量表法、问卷调查法或多种方法相结合的方式收集患者各方面的心理信息。评估的内容应尽量全面详尽,包括既往心理健康状况、此次患病与心理因素的关系、患病后的心理反应及心理需求以及家庭经济状况、家庭支持系统、家族史等,以便确定患者的心理状态,确保下一步心理护理科学有效的实施,具体包括以下方面:

1. 主观资料

(1)患者的婚姻状况、职业和教育程度:婚姻状况对心理健康起重要作用,一年之内的任何婚姻状态变化都是社会性应激源;职业状况可以提供关于患者社会角色和工作能力的信息;受教育程度可以提示患者在接受心理疏导和健康教育时理解信息的能力。

笔记栏

（2）患者对疾病的感知：包括患者对过去健康问题的感知和对目前所患疾病的感知。这些问题回答起来比较复杂，因为它需要记忆，也需要患者运用思维过程。从患者对这些问题的回答中，护士可以判断该患者的健康意识、心理承受能力等。

（3）患者自我认知和常用的应对方式：对这部分信息的了解能帮助护士识别实际存在的或潜在的心理社会问题。患者的人格特征决定了患者对疾病威胁的认知与评价，护士可以依据这方面的资料来预测患者今后可能存在的负性情绪，并积极加以引导。

（4）疾病对患者及其家庭的影响：包括躯体结构或功能改变对患者的意义、患者对家庭的主要责任、能否回到原来的工作岗位等，这些问题可以提示患者将面临的压力。

（5）患者家属对患者的反应：一个家庭成员不论因什么疾病住院，都足以成为较强的社会性应激源，而如何应对则没有统一的模式。了解家庭系统对患者住院危机的应对方式，将影响护士评估和推测患者的心理反应。

2. 客观资料

（1）营养与代谢：食物与液体的摄入方面的信息也是帮助识别焦虑和抑郁的重要临床资料之一。患者常伴有自主神经功能变化，包括食欲、睡眠、能量水平和性功能改变。如怀疑有情绪问题，评定应包括以上每一个功能范围。如某一功能表现异常，可能提示患者存在负性情绪，通常是抑郁和焦虑。

（2）排泄功能：情绪失调也是导致排便或排尿功能变化基本病因之一。由于负性情绪常伴有自主神经功能改变，而交感神经系统反应过强或过弱均可刺激肠道或膀胱，改变正常排泄方式。焦虑、恐惧等负性情绪均可引起腹泻或频繁排尿；抑郁和长时间悲伤可能易造成便秘。

（3）能量水平：能量水平是反映正常功能的重要指标之一，也可作为衡量康复潜能的参考。慢性低能量的患者康复过程趋慢，而能量过高的患者则倾向有更多的并发症。如果患者在近期出现了持续的活动量减少，沉默寡言、食欲缺乏、精疲力竭、自信心不足，应高度警惕抑郁症状。

（4）睡眠与休息：情绪变化可以影响睡眠方式和质量，甚至导致睡眠障碍。当患者诉说睡眠发生改变、近几周入睡困难时，护士要耐心询问患者，帮助查找和分析可能的原因，尤其要注意患者工作单位或家庭关系相关问题。疾病和住院都会加重睡眠问题。

（5）感知和认识：是心理社会评估的重要部分之一，主要评估患者目前的意识状态和认知能力。

1）定向力和意识水平：在评估时，如发现任何思维混乱的证据，护士应提出一些时间和人物定向的问题，如"现在是上午还是下午？""您叫什么名字？""您的年龄？""现在在什么地方？"等，很多情况下，患者的思维混乱是由于意识障碍所引起。

2）仪表与行为：人的精神面貌和情绪状态也体现在穿着、发型等仪表方面。评估时要注意患者总体外表看上去如何，是否整洁，患者的姿势和总体行为是否有特殊表现等。护士应该通过询问患者和患者家属，仔细观察患者目前的仪表和行为，并记录下来，与其他人的观察结果相互印证，以便在情况变化时，有基础资料用以比较。

3）语言沟通：观察患者的语速是否过慢、过快，词语清晰、含糊，有无语句错乱，非语言沟通方式是否有明显的变化。

4）情绪状态：观察患者是否有抑郁或焦虑，如护士发现患者有抑郁或焦虑反应，可用前面章节中所推荐的抑郁自评量表（SDS）和焦虑自评量表（SAS）来确定患者的抑郁、焦虑程度。

5）思维过程：判断患者的陈述是否有意义，逻辑性如何，是否反映了有组织的思维过程,是否符合现实情况。在精神分裂症、情感性精神病等严重精神障碍时,这方面经常有异常表现。

6)记忆:患者短时记忆与长时记忆都可能受损。短时记忆损害更普遍,患者对新近事件的记忆能力部分或全部丧失。例如有的患者刚刚服完药,过几分钟就不知道是否服过药;有的患者刚见过责任护士,并知道了该护士的姓名,过一会儿就又忘记了。焦虑、抑郁、无效应对,或某些脑器质性疾病早期易导致记忆损害。

(二)客观量化的心理评定

指护士借助常用的测定方法和心理评定量表对患者的心理状态进行客观量化的评定。在心理评估的过程中,客观量化的评定结果,既能够反映出患者心理活动的共性规律,也可帮助护士甄别患者心理的个性特征。因为即便是对于患有相同疾病的患者,不同年龄阶段、不同性别、不同文化程度等均会影响患者的心理状态,从而需要差异化的心理护理。

虽然所有患者都在某个阶段有过焦虑情绪体验(只是程度不同而已),但具体情况也会有差异,若观察患者处于焦虑状态,可选用焦虑自评量表(SAS)进行评估;若在上一步骤收集心理信息时了解到患者在日常生活中也经常会出现焦虑状态,就可选用状态—特质焦虑问卷(STAI)进行评估,除了解患者当前焦虑症状的严重程度外,还可以判定患者一贯或平时的焦虑情况。

所以,此环节要求护士能够根据患者的具体情况选用恰当的评定方法和测评工具,客观地分析出患者心理问题的性质、程度及主要原因。

三、患者的心理护理诊断

(一)确定患者的基本心态

心理状态是指人在某一时刻的心理活动水平。例如一个人在一定时间里是积极向上还是悲观失望,是紧张、激动还是轻松冷静等。心理状态犹如心理活动的背景,心理状态的不同,可能使心理活动表现出很大的差异性。确定患者的基本心态即基本心理状态,可以减少实施心理护理的盲目性,以确保一些患者的严重心理失调得到重点调控。

首先,根据心理评估已收集信息对患者的基本心态进行判断,基本心理状态可总体判断为"好、中、差";其次,分析患者是否存在"焦虑、抑郁、恐惧、愤怒"等负性情绪,确定其占主导地位的心理反应;再次,根据心理评估的结果确定患者负性情绪的强度,以"轻、中、重"区分。

如某位患者除情绪反应属于焦虑状态外,其他情况均较为正常,即可将其整体心理状态判断为"中";其占主导地位的心理反应为"焦虑";然后根据 SAS 得分(将 20 个项目的各个得分相加,即得粗分;用粗分乘以 1.25 以后取整数部分,就得到标准分),判断该患者具体的焦虑程度(按照中国常模结果,SAS 标准分的分界值为 50 分,其中 50~59 分为轻度焦虑,60~69 分为中度焦虑,70 分以上为重度焦虑)。

(二)分析主要影响因素

个体所患疾病、认知评价、社会环境及人格类型等方面各不相同,当其遭遇疾病、意外等情况时就表现出不同的心理反应强度和不同的应对方式。因此,为增强心理干预的针对性,就必须分析产生心理问题的主要影响因素。临床患者心理状态的主要影响因素包括以下几个方面:

1. 疾病本身　疾病如其他的心理应激事件一样,会引发一系列的生理和心理反应。当个体突发疾病时,患者的主要心理问题是对突发疾病的担忧,主要源于疾病对生命造成的威胁而产生的不确定感。慢性疾病患者的心理反应没有急性疾病患者那么强烈,但由于病程长且迁延不愈,故心理问题的影响因素较前复杂,心理干预难度较大。疾病造成的负性心理反应会对治疗效果和病愈康复带来不利影响,其中焦虑、抑郁都是患病过程中较为普遍的心理反应,焦虑多见于患病初期,随着病程延长,疾病经久未愈或有致残后果时,患者常会出现伤心、自责、无望或无助感以及注意集中在个人内部世界等抑郁的表现。

2. 认知因素　患者对自身疾病的认知会直接影响其内心感受和行为,也是造成心理问题的根源所在,故患者心理问题的严重程度不仅与其疾病的严重程度有关,也与其对疾病严重程度的认知相关。临床患者主要的心理问题是对于疾病的焦虑。受个体的认知评价能力、个性倾向和其他身心因素影响,重症疾病者的焦虑以担忧为主要特征,有防御或逃避行为,并通过不同程度的情绪性反应表现出来。一般情况下,患者因罹患某种重症疾病而产生一定程度的焦虑是正常的,但过度的焦虑并伴有严重的情绪、生理、行为反应时,则对患者非常不利,应采取时效性较强的认知行为疗法进行矫正。

3. 人格特征　人格特征受生物遗传因素、环境因素、社会实践和自我教育的影响,不同人格特征的患者,其心理状态和行为模式也各有差别。如有人偶染微恙便愁眉不展,有人身患绝症仍笑对人生。具有神经症型或偏执型人格特征的人,当面临疾病时,更容易出现焦虑、抑郁等心理问题;而外向、自信、开朗的患者,即使病情危重,也能够接受医护人员的建议,适时地调整自己的心态。护士在临床工作中应充分认识到个体的人格特征对患者心理状态的影响,理解并找寻患者负性情绪和心理问题的始因,选择针对性的心理护理方法,帮助患者意识到自己的心理问题,并与医护人员合作共同消除其对疾病康复不利的因素。

4. 社会环境　人们在日常生活中的沟通交流、言谈举止会对彼此的心理和行为造成相互影响。医院和病房是一个特殊的社会环境,病友之间、医护人员和患者之间的沟通和交互影响无处不在。如果病房环境是以理解、开放和支持为主体,那么患者感受到的积极的情绪体验,有益于他们克服病痛的困扰。医护人员应努力营造积极的病区环境氛围,护士在临床护理工作中,多给患者一些鼓励、信心和赞美,避免患者将个人的挫折或负性情绪传递给其他患者乃至整个病区。患者家属的情绪状态也对患者的心理产生重要影响,由于亲人之间的情感默契度高,正性的或负性的情绪会很快传递给患者。所以护士在关注患者心理状态的同时,也要关心患者家属的情绪状态,当出现负性情绪时要积极疏导,让其在陪护患者时保持积极的心态,并对患者的心理起到积极的带动作用。同时,护士也应控制好自己的情绪,在工作中保持积极、饱满的情绪状态,不能带着不良情绪上班,更不能把个人的消极情绪发泄到患者或同事身上。只有先保持自己的心理健康,才能把积极的情绪传递给周围的人,使患者和患者家属处于正性的"传递效应"中,缓解因疾病带来的负性情绪。

另外,患者的家庭经济状况、社会支持系统等,也会对其心理产生影响。

知识链接

社会支持的价值

许多研究者都指出社会支持在缓解应激方面的作用。当人们有他人可以去依赖时,能够更好地处理工作压力、失业、婚姻困扰、严重疾病以及他们日常生活中遇到的各种问题。谢利·泰勒(Shelley Taylor)和她的同事研究了不同种类的社会支持对癌症患者的有效性,患者对各类社会支持的作用进行了评价,认为亲人的"存在"对他们来说是非常重要的;同时,从医务人员和其他癌症患者那里得到信息也非常重要(图 10-3)。

对比被评定为最有帮助的社会支持对于癌症患者和其他非致命慢性疾病患者的作用,其数据再一次显示,不同的压力,有效社会支持的类型是不一样的。

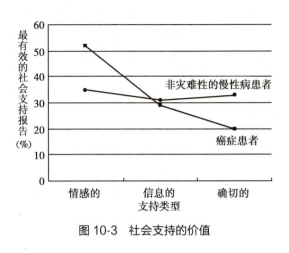

图 10-3　社会支持的价值

四、心理护理的计划与实施

（一）选择适宜的干预对策

护士依据前几个步骤的结果选择适宜的心理护理干预对策,是影响心理护理质量的关键。对患者实施个体化心理护理过程中,护士首先要遵循患者心理状态的共性规律,考虑心理护理对策的总体模式,然后再结合患者的个性特征,制定个性化干预对策。只有在实际运用中举一反三,灵活运用,才可解决患者的心理问题。

制定心理护理的计划,是心理护理实施的指南,主要包括以下 4 个步骤:

1. 排序　护士确定患者的护理诊断后,通常按照首优、中优、次优排序,从威胁生命的问题到使患者一般性不适的心理社会问题。值得注意的是,一旦在护理评估过程中,护士发现患者表现出较紧急的心理社会危机,则暂时停止收集正式的基础性资料,立刻采取危机干预措施。

2. 设定护理目标　一般情况下,一个护理目标来自一个护理诊断。目标陈述中应使用具体日期,可观察、可测量,注意运用能、会、执行、解释、增加、减少等动词,不用含糊不清的词语。

3. 选择护理措施　护士需拟定符合实际的、患者能够做到的护理措施,以达到预期的护理效果。

4. 计划成文　一般用护理计划表格,包括:日期、护理诊断、预期目标、护理措施、效果评价及护士的签名等项目。

（二）正确有效的实施

对患者实施心理干预时,一方面遵循共性规律,根据患者心理反应强度区分等级,决定干预所需的人力、时间等;一方面考虑患者的个性化特点,因人而异实施相应对策。为保障心理护理的质量,针对处于特殊临床情境的患者做各种解释时,应使用统一、规范的指导语,以避免护士因执业时间、工作经验的不同而影响护理服务质量。正确有效的实施心理护理有赖于护士对各种干预措施的熟练掌握。在临床心理护理干预策略中,护士向患者提供信息和情感支持具有普适性,易于掌握且可操作性强,下面主要介绍护士向患者提供信息支持的作用、要点、措施及具体步骤。

1. 作用　患者的心理状态和心理反应,受其知识,信仰及其对知识渴望的强烈程度影响,借助信息支持的心理护理,能够向患者提供信息,并使其保持在一定水平,不仅促使患者产生符合现实的期望值,减少患者因不了解信息而产生的恐惧、压力和疑惑,还可引导患者有效地参与治疗并加强自我护理。

2. 要点　①保证信息完整:传递方的信息与接收方的信息常常不对等,即使护士已向患者或家属传递某些信息,但并不意味他们已领会,并会准确地记住护士的信息,因此患者被告知信息后,并不表示其会听到理解并记住,为保证信息的完整,护理人员必须接受信息交互过程的考验,如寻求保证、摒弃存在危险暗示的信息等。②保证信息可靠:在提供信息的过程中,需要护士常回到患者身边,以检查传递给他的信息是否发生变化,防止所提供的信息已偏离原始版本,需要检查并重新加强。认为患者一旦接受过知识宣教,其所接收的信息就稳定可靠,这种判断并不正确。

3. 措施 ①营造氛围:指提供信息注重沟通氛围,营造一种更强调干预者与患者之间的沟通及信息提供、互相支持的氛围。②监督运作:指提供信息需确定承担组织信息支持任务的护士,并督导其运作过程中,有无根据患者的需要和能力给予其足够信息,并保持其良好的状态。③适宜水平:指给患者提供信息时,须保证所提供信息在适宜的范围内,包括在患者基本理解水平范围内、符合患者现实期望水平、有助于提高患者依从性。④专业沟通:指利用专业技巧对患者进行信息和教育干预。制定沟通信息任务,应十分专业且人性化,这要求提供信息者应接受信息支持等干预方法的训练,以便专业地使用相关技巧。⑤相互合作:指医护成员间、医生或护士与患者之间提供信息的合作性,保证小组中各成员都明确每个患者的照护计划,并及时更新。

4. 具体操作步骤:见表 10-2 IIFAR 清单。

表 10-2 IIFAR 清单

初始核对(Initial check)	最终的准确性核对(Final Accuracy check)
● 患者的认知和情感状态 ● 患者是否适合接收信息 ● 患者已经具有哪些信息 ● 患者所需信息的语言和复杂水平	● 要求患者用自己的话概述信息 ● 核对准确性,如果有必要再次传递信息
信息交流(Information exchange)	反应(Reactions)
● 将信息打包,再间断地进行提问 ● 运用图表和笔记帮助患者记忆信息 ● 核查患者是否存在信息量过大与理解困难	● 核对患者对信息的认知、情感反应

五、心理护理效果评价

(一)评估干预效果

心理护理效果评价开始于护士与患者相互交流的瞬间,并在整个心理护理过程中都在同时进行着。心理护理的效果评价应为综合性评价,应同时评价患者的主观体验以及患者身心的客观指标(生理、心理的指标)。如对焦虑状态的患者实施心理干预后,除了解患者的主观体验外,还应对患者生命体征(生理指标)及焦虑程度(心理指标)的变化情况进行评价。

目前临床需要建立起一套心理护理效果的评价体系,需要有规范统一的评定标准。这里,还牵涉到如何设置实验组和对照组,如何控制复杂的干扰因素,如何使结果具有可比性等许多问题,值得护理工作者进一步研究、探讨。

(二)确定新的方案

在进行心理护理效果评价后,应对前阶段心理护理对策的效果进行小结,根据不同结果确定新的方案。对实施心理护理后获得适宜身心状态的患者,心理护理干预可暂时中止;对负性情绪已经部分改善的患者,应着眼于如何巩固与加强已取得的效果;针对负性情绪持续未得到控制的患者,需重新进行评估、进一步进行原因分析,调整心理护理对策。

对于需要调整心理护理对策,确定新方案的情况,首先应对未实现的目标寻找其原因。护士应提出下面的问题:所收集的基础资料是否欠准确;是否有必要与其他护士或其他专业人员沟通,获得更充分的资料,以识别问题的原因;护理诊断是否正确,患者情况是否有变化,是否要提出新的护理诊断或合作性问题,是否有必要对护理诊断重新排序;护理措施是否恰当,是否有效地执行了,如果没有实施原因是什么;患者的态度是否积极,如不积极,原因在哪里。然后根据所找到的原因,制定有针对性的措施,以确定新的方案。

护士在为患者实施心理护理时,应将上述程序贯穿于日常的护理工作中,在相互信任的护患关系的基础上,及时发现患者的心理问题,找准原因,制订适宜的措施,运用已经掌握的心理学知识和技能帮助患者及其家属,使其能积极面对疾病和生活,保持较健康的心理状态。

随着医学的发展,越发凸显心理护理是整体护理不可缺少的一个部分。对于护士来说,对任何患者实施的心理护理,都不可能是一劳永逸的。对患者实施心理护理的过程永远是一个动态的过程,这是因为患者的心理活动总是受到其疾病过程中各种因素的影响,而且不一定与其所患疾病的严重程度成正比。因此,心理护理的程序是相对的,心理护理的步骤是灵活的,心理护理的过程是循环往复的,心理护理的理论也需要在临床实践中不断地发展和完善。同时,护士必须具备良好的专业修养和心理素质,丰富的心理学知识和深厚的实践经验,灵活掌握心理护理的程序,才能达到良好的心理护理效果,提高护理质量,满足患者的健康需求。

学习小结

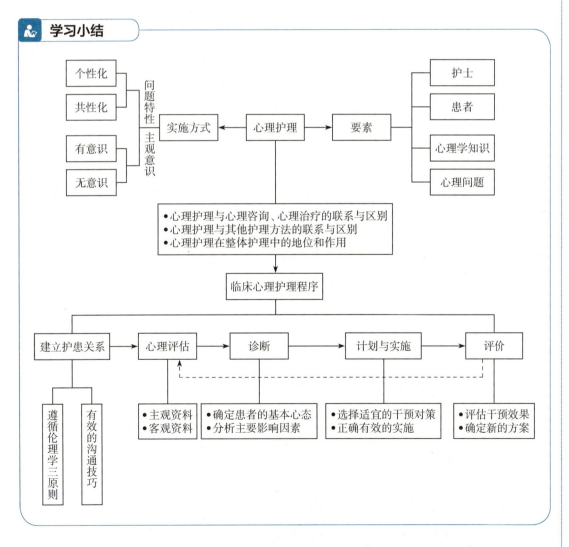

（卜秀梅）

171

复习思考题

1. 影响患者心理状态的主要因素有哪些?
2. 分析心理护理与其他护理方法的区别及联系是什么?
3. 依据不同的分类标准,心理护理的实施形式包括哪些?

第十一章

临床心理护理实践

学习目标

识记：

1. 能正确说出慢性病、急危重症、手术患者心理特点和心理护理要点。

2. 能准确复述传染病患者和临终患者的心理特点和心理护理要点。

理解：

1. 能举例说明慢性病、急危重症、手术患者、临终患者在认知、情绪、行为和人格方面心理变化。

2. 能比较慢性病、急危重症、手术患者、临终患者心理护理措施的异同。

运用：

运用心理护理理论知识，能够针对具体病例分析患者心理状态，实施有效心理护理。

临床各类患者中，以慢性病患者、急危重症患者、外科手术患者等较为常见，他们由于疾病迁延不愈、病情危急或需外科手术治疗而产生焦虑、恐惧等负性情绪，进而影响疾病的治疗效果和机体的康复过程。同时，某些特殊病症或处于疾病的特殊阶段，患者也会产生不同程度的心理应激。因此，护士应该了解临床各类患者的心理反应特点，运用心理护理知识和技能，及时为其实施有效心理护理。

第一节　急危重症患者的心理特点和护理

随着现代医学的进步，许多急、危重症患者的躯体疾病得以救治，但在救治过程中患者会产生恐惧、焦虑等一系列心理反应，甚至机体处于持续应激状态，这些不良情绪影响疾病的转归和患者的生活质量。因此，护士应密切关注急危重症患者的心理反应，实施相应的心理护理，促进其全面康复。

一、急危重症患者心理特点

（一）急诊患者的心理特点

1. 认知变化　急诊患者因各种外伤、高热、大出血、剧烈疼痛、休克等突然起病，随时有生命危险，常处于强烈的应激状态。此时，患者的认知范围狭窄，如注意力多局限于自身病情变化，对周围事物的判断容易出现偏差。如有的患者仅根据主观感受认定医护人员对其重视不够或处置不当，甚至发生过激言行等。

2. 情绪变化　由于起病突然、病情凶险且发展迅速,急诊患者及其家属往往出现情绪冲动、不知所措、急躁等情绪,迫切渴望第一时间得到救治,对任何自认为有可能影响治疗康复的细节都十分敏感,迫切希望得到更多关注。而这与急诊室患者多、医护人员相对较少且忙碌之间存在矛盾,患者及其家属常因候诊时间长于心理预期而产生易激惹情绪,易与医护人员发生冲突。

值得注意的是,意外创伤患者因突发意外事件而受伤,心理毫无准备,会产生一系列特殊心理需求和心理反应,直接影响患者的治疗和康复。意外创伤患者常出现情绪休克,即心因性木僵状态和心因性朦胧状态。神志清楚的伤者可表现为出人意料的镇静和冷漠,反应阈值提高,反应速度迟钝、强度减弱,对医护人员答话简单,对治疗反应平淡。这是一种心理防卫机制,因为受伤者既往体格健壮,创伤事件发生突然且后果严重,因而造成个体强烈的心理冲突,在一定程度上对个体起保护作用,这种心理反应有时可以持续数天。意外创伤患者还因急于得到救治,期望从医务人员处得到与自身病情、治疗、预后相关的信息,他们害怕疼痛、残疾、死亡,当上述需求得不到满足时,也会产生紧张、焦虑情绪。

此外,一些公共性危机事件后,由于创伤患者数量众多,医疗资源有限,为了方便救治和病情观察,他们往往被安置在同一个病房,陌生且拥挤的环境,不断发出报警声的监护仪器,表情严肃和工作节奏紧张的医务人员,抢救危重伤员的场景等,这些不良刺激源可加剧其紧张、恐惧、悲伤、无助等反应。

3. 行为变化　急诊患者因起病方式、年龄特征、性别差异、个体经历等不同而表现出意志行为主动性下降、依赖性增强、行为退化等。如一向很有主张的人突然变得犹豫不决、优柔寡断;本身缺乏主见的人更是行为退缩,惊慌失措。他们较多依赖于医生、先进救治手段等尽快解除病痛,却较少考虑如何发挥自身主观能动性、积极配合医护人员等。

4. 人格变化　患者在急诊等特殊情景中,人格也会发生变化。一些意识清醒的患者因受到亲人的关心和照顾,会变得软弱无力,对自己日常行为和生活管理缺乏自信心。患者耐受性较差,常因一些躯体不适而大喊大叫,或因医生护士关注不够、亲友照顾不周等发脾气。不善于控制同自己的治疗护理目标相违背的愿望、动机和行为,变得以自我为中心,放纵自己。

（二）重症监护患者的心理特点

意识清醒的监护患者,由于病情危重,随时面临生命危险,其心理反应极其复杂。做好此类患者的心理护理,是促进救治成功的关键因素之一。

1. 认知变化　主观感觉发生异常改变,常把注意力高度集中于自身,对重症监护室的灯光、温度、监护仪报警声音等异常敏感,而且对自身生理活动方面的变化也极为敏感。有些患者会出现幻觉或错觉。同时,患者长时间卧床,皮肤受压部位易出现压疮,却无明显疼痛感觉,主要是因患者感受性降低,感觉阈限增高。此外,有些患者会出现时间与空间知觉异常。

2. 情绪变化

（1）焦虑、恐惧:突出表现在进入监护室的第1~2天。患者因病情凶险,救治困难,处于死亡威胁之中,他们表现出对死亡的恐惧;病房的各种抢救仪器和设备、医护人员严肃的面孔及紧张的抢救过程等,加重焦虑情绪。这是一种合理的心理反应,但少数患者严重焦虑到惊恐的程度,伴有不停出汗、失眠,心跳、呼吸也发生变化,不利于康复。

（2）抑郁:一般在入监护室第5天以后出现,属于心理损失感反应。这是由于患者感到失去了工作能力、生活自理能力、性生活能力、社交能力等,并且给家庭带来了经济困难,发展前途也可能受到影响而造成。主要表现为消极压抑、悲观失望、自我评价降低、孤僻寡言,

笔记栏

常感到孤立无助,严重时可出现自杀倾向。

3. 行为变化　否认是患者角色行为缺如的表现,多出现在进入监护室后的第2天,一般持续2~3天,可能有反复。表现为患者声称自己根本没有病,或虽有病但不需监护治疗,坚决要求自动出院或转回普通病房。短期的否认是常用的心理防御反应之一,可以缓解患者紧张、焦虑的情绪;但长期的否认则不利于患者适应疾病过程和康复。

此外,有些患者病情明显好转且允许其离开监护病房时,他们却因熟悉并习惯、认同监护病房环境对其生命安全有较大保障而产生依赖行为,不愿意离开监护室。

4. 人格变化　重症监护患者自我概念发生紊乱。由于病情危重,疾病所造成的应激反应会损坏患者的自主感,导致患者缺乏自信,产生自我评价过低、低自尊等。

二、急危重症患者心理护理

(一)急诊患者的心理护理

1. 针对患者认知狭窄的心理护理　进行有效的信息沟通,治疗前要做好解释工作,让患者有思想准备,避免紧张心理;及时告知患者疾病信息,以增强其信心。此外,急诊室要保持环境安静,在诊治和抢救患者时不谈论与工作无关的事,以免增加患者的焦虑。

2. 针对患者负性情绪的心理护理

(1)重视"情绪休克"反应:护士需密切关注受伤者早期的"情绪休克",因为安静的行为表现并不意味着伤势不严重,要防止被表面现象所迷惑,延误抢救时机。实际上,面对大批受伤者时,那些沉默不语的个体,有时反而比某些痛苦呻吟的个体伤势更重些,或面临更大的心理危机。

(2)注重早期情感及信息支持:意外创伤早期伤者特别需要社会及家庭在精神上、经济上的帮助支持。患者住院虽只是个体行为,但患者能否安心治疗、得到有效照顾和心理支持,与家庭密不可分。良好家庭支持系统能促进患者更好地配合治疗与护理,促进康复。护士应对伤者家属同步实施心理辅导,取得理解和配合,充分发挥意外创伤早期家属的作用,稳定伤者情绪,并主动勇敢地参与以后的康复历程。

(3)正确与积极引导:由于意外创伤早期伤者不能完全正确地认识自己的伤情,也较少思考和关注自身的积极因素,从而出现焦虑、抑郁、恐惧、紧张和绝望等负性情绪,护士此时应提供正确的伤情信息,缓解由于伤者想象的病情严重程度和实际的严重程度之间的差距造成的不良情绪,引导伤者关注自身的积极因素。对由于严重创伤而可能留有后遗症的伤者,应告知早期积极配合进行心理、生理康复的重要性,将创伤降低到最小限度。

3. 针对患者依赖行为的心理护理　在患病初期,患者出现被动依赖行为是正常且必要的。但长期而持久的被动依赖行为不仅有损患者的信心,还会影响康复的进程。因此护士尽量调动患者在疾病过程中的主观能动性,必要时,逐渐减少患者所受到的特殊照料,对严重被动依赖者应给予必要的心理指导或心理治疗。

4. 针对患者人格变化的心理护理　针对患者的冲动、攻击、以自我为中心以及缺乏自信心等人格变化特点,护士应该科学分析患者人格改变原因与患者自我概念紊乱有关。针对自我概念紊乱的原因,减少应激源的刺激、减轻患者的应激反应对身体的损害,鼓励、帮助患者适应疾病治疗护理过程,对患者的努力与进步及时予以肯定和鼓励,从而增强患者的信心。

(二)重症监护患者的心理护理

1. 纠正患者的认知偏差　针对患者的否认,应密切观察患者的各种表情、动作及情绪反应,采用测量法了解患者的人格特征、焦虑程度,及时了解患者对其疾病的认识。将这些信息整合起来,有目的地纠正其认知的偏差,必要时向患者介绍病情的相关信息,进行特殊治疗及检查前,向患者介绍治疗的作用和意义、可能的并发症及副作用,以缓解患者的紧张情绪和心理压力。

2. 改善患者的负性情绪　运用语言沟通和非语言沟通等人际交往的技巧,与患者建立融洽的护患关系,把信任与相互尊重放在心理护理基本程序的首位。沉着、冷静、有条不紊地进行抢救和护理,以恰当言行稳定患者的情绪,增加患者的安全感和对护士的信任感;避免在患者面前谈论病情;护士应充分理解患者的过激行为,不训斥患者,使其感受到温暖;告诉家属在患者面前保持镇定的重要性,要求其尽量不在患者面前流露悲伤情绪,以免增加患者的心理负担;鼓励患者合理宣泄,向护士或亲友倾诉烦恼,以缓解心理压力,稳定情绪。

3. 克服交流障碍　患者带呼吸机时,与护士的交流存在困难,应引导患者用点头、示意等肢体语言或指认图片、简单书写等方式表达自己的需要。护士应理解和准确判断患者的意图,如大小便、变换体位、找医生、喝水等,及时给予帮助。

4. 改善患者依赖行为　部分患者易对监护室环境和护士的特殊照顾产生依赖心理。依赖虽有助于提高患者的遵医行为,但过度依赖则不利于调动患者的主观能动性,影响其康复。因此,对即将撤离监护病房的患者,护士要告知因其已经度过了危险期,需要转到普通病房继续治疗,并说明普通病房也有良好的救治条件,以消除其顾虑。必要时,逐渐减少患者在监护室所受到的特殊照料,为撤离监护室做好心理准备。

5. 维护患者的尊严　在监护室中,要维护患者的自尊心,尽可能保证患者间应有一定的间隔距离。在各项治疗和操作中,注意保护患者隐私,使用隔帘减少暴露患者。多给予爱抚和安慰,尽量避免患者看到同病室危重患者的抢救场面。对于长期在监护治疗的患者,可根据病情酌情安排家属及亲友必要的探视。

6. 控制外来干扰因素或不良刺激　进入监护室以前,提前向患者介绍环境。使用规范用语,对患者进行必要的教育、解释和说明,防止过于随意的语言给患者造成医源性心理伤害。对于手术后准备进入监护室的患者,可以让患者熟悉监护室的环境,消除患者心理负担和陌生感。监护设置应尽可能趋向家庭化,以增加生活气息,减少患者的紧张情绪,如室内设置有明显的时间显示,严格区分昼夜,夜间减少灯光刺激,将各种仪器的报警声降至最低限度,集中进行各种处置。对入睡困难者,必要时给予镇静剂,保证其足够的睡眠。

案例分析

　　王某,64岁,某天吃晚饭时开始感觉眩晕、虚弱,眼前的一切变得模糊,右侧的肢体感到麻木。他想告诉大家自己要发生脑卒中了,但一个字也说不出来,随后,他突然摔倒在地,口眼歪斜、半身不遂,紧急住院治疗。

　　在住院的最初2天,老王不知所措,有时歇斯底里。随着病程的进展,老王除表现为运动功能缺陷外,还出现了情绪低落、悲观、失望、紧张、恐惧;还会无原因地哭或笑。经过医护人员的精心治疗和护理,在家人的关心和照顾下,老王的病情最终趋于稳定,但脑卒中后遗症迫使其不得不停止正在从事的兼职工作,他不愿参加社交活动,安心于家人的照料和体贴,甚至连吃饭也要家人喂养。

　　问题:

　　1. 该患者心理反应有哪些特点?

　　2. 如何实施有效的心理护理?

第二节 手术患者的心理特点和护理

手术作为一种有创性治疗手段,使患者产生强烈的心理应激,导致不同程度的情绪反应,而这些负性情绪会反作用于机体,影响手术效果和术后康复。护士应当具体分析手术患者的心理特点,提供有针对性的心理护理,减轻患者的负性情绪影响,帮助其顺利度过围手术期,达到更好的治疗效果。

一、手术期患者的心理特点

(一)术前患者的心理特点

1. 认知变化 手术作为躯体性应激源,可引起生理和心理应激,两者均可直接或间接引起患者认知活动的变化,出现感知、记忆和思维方面的特异性和非特异性表现,主要包括:主观感觉异常,对外界刺激和自身生理活动方面变化较为敏感。如对家属和医生的谈话,会猜测自己的病情恶化;部分患者会出现幻觉和错觉;也有患者感受性降低,如美味食物如同嚼蜡,缺乏食欲。术前由于受到即将手术的紧张等情绪和缺乏有关疾病手术相关知识,从而影响患者记忆和思维判断能力。如:术前患者或家属出现不愿签署手术知情同意书,或签后又反悔等表现。

2. 情绪变化 主要表现为恐惧、焦虑,患者对手术治疗常存在趋-避冲突,希望通过手术缓解自己的病痛,又担心手术、麻醉的安全性、手术效果、术中疼痛及术后康复以及并发症,且顾虑手术费用、人际关系及工作问题等。心理反应在术前晚最明显,有些患者即使服用安眠药仍难以入睡,表现为紧张不安、忧心忡忡、焦躁、失眠多梦;过度焦虑者可出现心悸、胸闷、胸痛、气促、手发抖、坐立不安、出汗等心身反应。

对于一些特殊手术的患者,如器官移植,在准备手术的过程中,患者不断与死神进行着搏斗,求生的意志随时可能被恶化的病情或延长的等待时间所磨灭,尤其听到病友突然死亡或因移植器官排斥反应而失败的消息时,会产生无限的恐惧和不安。当得知可以进行移植手术时,患者既有绝处逢生的希望,又有对手术焦虑和恐惧的情绪反应。特别是手术较为复杂、病情严重、预后不明确的情况下,期待性焦虑较易发生。对于依赖性较强的老年人和儿童,分离性焦虑最为明显。

有调查显示,术前发生过情绪障碍者,术后半数患者会出现并发症或适应不良。一般社会适应良好、术前仅轻度焦虑、较充分了解手术且有合理期望、对治疗充满信心、康复动机较强、智能良好者,均可预期其手术预后良好。

3. 行为变化 患者在术前可由于认知改变、情绪不稳定等影响因素出现退行行为。其主要特征包括:

(1)高度以自我为中心:要求别人照料自己的生活琐事,稍有不满意,就情绪不稳定。

(2)兴趣狭窄:对病前感兴趣的事物也不感兴趣。

(3)依赖性增强:如儿童入院前可以主动自己吃饭,入院后手术前需要父母喂饭;成人即使有能力做的事,也不愿意做,要护士或家属替做。

(4)对自身状况过度关注:对身体功能细微变化特别敏感,包括饮食、排泄以及睡眠等。术前患者行为退化有利于能量重新分配促进痊愈的过程,对患者有一定帮助作用。

4. 人格变化　患者术前可表现敏感多疑,可泛化涉及整个医疗过程,包括手术治疗、用药、检查、护理等。如:术前担心被误诊,曲解别人的建议等。由于手术会不同程度地影响自我概念中的身体心象、角色表现、自我特征和自尊,因此患者可出现自我概念紊乱,表现为对疾病的治疗缺乏信心,而且自尊心、自信心下降,自主感和自负感受到损害。

（二）术中患者的心理特点

患者推入手术室后,环境的改变对其心理也是一个较大的刺激,没有家人的陪伴,陌生的环境、不知名的仪器、全副武装的医护人员、身体的暴露等都会给患者造成极大的心理压力,致其产生焦虑和不安的情绪反应。

（三）术后患者的心理特点

1. 认知变化　主观感觉异常,患者感受性降低,部分患者术后在重症监护室内,局部皮肤受压变红或水肿,却无明显感觉。有些患者可能出现时间与空间知觉的异常,在监护室内感觉度日如年,时间过得特别慢。

2. 情绪变化

（1）短暂喜悦:患者手术后随原发病痛的解除和手术麻醉的安全度过,在正常状态下常会出现疾病痛苦解除后的一种轻松感觉。尤其是大手术后的患者,一旦从麻醉中醒来,当获悉手术成功、不再受病痛折磨或死亡威胁时,会有再生后的惊喜,此时他们渴望了解自己疾病的真实情况和手术过程及效果。

（2）焦虑、抑郁:短暂的喜悦过后,伴随着切口疼痛、不舒适,患者会担忧疾病的病理性质、病变程度、并发症及康复预后,担忧手术对今后生活、工作及社交带来的不利影响等,因此可能再次进入焦虑状态。研究显示,术前焦虑与疼痛程度和术后恢复存在线性关系,即术前焦虑水平高的患者,术后疼痛剧烈,机体康复的速度较慢。术后抑郁状态,主要表现为患者的悲观失望、自我感觉欠佳、睡眠障碍、缺乏动力、兴趣丧失、自责、自杀意念。

（3）猜疑心理:由于对手术的认知不足,常常把术后疼痛、不适等正常反应视为手术不成功或并发症,对疾病预后进行不客观的猜疑,少数患者甚至会长期遗留心理障碍,不能恢复正常生活。

（4）罪恶感与排斥感:主要见于器官移植术后初期患者,患者对所移植器官的供者最普遍的心理反应是难以排遣的罪恶感。多数患者很难接受"以损害他人健康为代价来延续自己生命"的事实,即使知道器官的"供体"已经亡故,仍觉得自己的生存机会是建立在他人死亡的基础上,易陷入极度的忧郁与自责。有些患者一想到陌生人的器官在自己体内,就会产生一种强烈的异物感和排斥感,为自己丧失原本的个体独特性和完整性而悲伤,总感到移植器官与自己的机体功能不协调。

3. 行为变化

（1）行为退化:患者自我中心加强,一切以自我为中心,以一切事物和人际关系是否有利于自我存在为行事前提,过去他考虑并照顾到他人的需要,现在则主要为了自己,常被指为自私自利。随着病情好转,患者有可能开始自理生活,关心邻近患者和周围事物,自我中心减轻是病情好转的一个信息。值得注意的是,医护人员要根据病情好转情况,鼓励患者逐渐恢复社会功能。

（2）自杀行为:因为组织或器官切除产生的心理丧失感所致悲观失望,患者自我感觉欠佳,自责、自罪,甚者出现自杀行为。这些多见于术后容貌、体像、性功能改变、躯体的完整性遭到破坏的患者。

（3）行为强化：习惯性是一种心理定势，患者患病之初，总幻想自己并没有患病，可能是医生搞错了，这是习惯性思维造成的。而当疾病好转后，或可以撤离监护室又认为自己没有好转或完全恢复，要求继续在监护室监护或住院观察和治疗，不愿出院。

4. 人格变化

（1）兴趣改变：患者可能全神贯注自身机体，而对以往感兴趣的事物表现冷漠。不但对病前感兴趣的事物失去兴趣，而且对兴趣的领域会收缩变小。应采取措施吸引患者对事物的广泛兴趣，转移他对自身的注意。

（2）自我概念的变化：手术所致的应激反应会损害患者的自主感和自负感，使患者对自己控制生命的能力缺乏信心，从而产生无助和依赖感；疾病使患者丧失了包括健康在内的许多东西，患者感到忧郁、悲哀，导致自我价值感或自尊心降低；手术后患者会担心自己不能应付外界的挑战，从而自信心下降的同时，患者自尊心增强，自认为应受到特殊的照顾和特别的尊重，特别注意医护人员的态度，稍有不妥即视为对其不尊重而生气。

二、手术期患者的心理护理

（一）术前患者的心理护理

1. 提高患者对手术治疗的认知　护士应热情接待入院患者，如手术前各种检查和准备的目的、手术的大致过程、主刀医生的技术水平、麻醉的方式等，尤其要对手术的安全性做出恰当的解释。另外，对手术室环境的介绍可帮助患者减轻进入手术室陌生环境后的恐惧感。对于需要移植手术的患者应介绍器官组织配型知识，讲解移植的过程、排斥反应的类型、免疫抑制剂的作用、术后的饮食要求等移植基本知识，帮助患者正确认识手术，积极配合治疗。

2. 实施恰当的支持性心理护理　心理支持应贯穿于整个围手术期护理中，不论是术前、术中、术后都要重视心理支持。在建立良好的护患关系的基础上，针对患者术前紧张、恐惧、焦虑的心理，采用倾听、解释、指导及鼓励等支持性心理治疗技术，鼓励患者说出内心感受，给予患者强有力的心理支持，帮助患者宣泄情绪，使其身心放松。对于术前焦虑较为严重的患者，可采用以下行为控制技术：①放松训练：采用渐进性肌肉松弛训练法、腹式深呼吸法，帮助患者减轻焦虑和恐惧心理；②示范法：让患者学习手术效果良好的患者克服术前焦虑及恐惧的方法，从而树立信心，以积极的心态应对术前焦虑等不良情绪；③催眠暗示法：医护人员通过采用正性暗示语，增加患者的安全感，降低心理应激程度；④认知行为疗法：可通过帮助其改变认知偏差，来减轻术前焦虑反应。

（二）术中患者的心理护理

患者进入手术室后，护士应热情问候、主动介绍手术室环境、先进的医疗仪器设备、经验丰富的医师及麻醉师、术中配合方法，增强患者对手术的信心。医护人员谈话应轻柔和谐，遇到意外需冷静，以免对患者产生消极暗示。尤其是患者在清醒状态下手术时，医护人员应避免令患者恐惧、担心的言语，如"止血困难""包块太大""广泛转移了"等，也不应谈论与手术无关的话题。对于需要做病理检查、等待检查结果以决定是否进一步实施手术的患者，护士应给予安慰。巡回护士应始终陪伴在患者旁边，密切观察其病情变化及心理反应，可指导进行深呼吸，以分散注意力。

（三）术后患者的心理护理

1. 及时反馈手术信息　术后患者最关心的问题是手术进行的是否顺利和效果如何。

患者麻醉苏醒后,医护人员及时告知手术完成情况,向患者多传达有利信息。对于手术过程不顺利,或病灶未能切除者,应注意告知的时机与方式。

2. 避免压力性损伤　加强基础护理和专科护理,避免患者由于压力、冷、热等刺激的感受性降低而引起压力性损伤。

3. 有效缓解术后疼痛　患者术后的疼痛不仅与手术部位、切口方式和镇静剂应用有关,还与个体的疼痛阈值、耐受能力和对疼痛的经验有关,噪声、强光等环境以及烦躁、疲倦、注意力过度集中、情绪过度紧张等心理状态都会加剧疼痛。因此,护士应理解患者对于疼痛的感受和表现,给予舒适环境,根据疼痛情况,除了及时遵医嘱给予镇痛剂外,还可鼓励患者运用放松技术、暗示疗法、音乐疗法、冥想法等减轻患者的疼痛,有助于提高止痛效果。

4. 强化社会支持系统　护士应尽量促进患者与家人、朋友之间的交往,在医院制度范围内增加和鼓励家属的探视,从而减轻患者的孤立无助感,激发其对疾病康复和生活的信心。同时,促进病友间的良性交往,如安排患者与心理状态好的同类型病患交流,分享对疾病的感受和态度,使患者从病友处获得帮助和启发。

5. 进行个性化护理　在执行各种护理操作过程中尽量减少患者身体的暴露,特别是隐私部位的暴露,尊重患者的人格。重庆医科大学附属第一医院护理部倡议推广的护理"五心"(接待热心、治疗细心、护理精心、解释耐心、征求意见虚心)优质服务,值得推广。

6. 做好出院心理准备　待患者术后病情好转,护士应鼓励其逐渐恢复生活自理能力,避免退行行为持续时间过长。在患者出院前,护士应向患者进行出院指导,如自我护理、心理调适、定期复查等内容。对有些角色行为强化的患者,因其担心不能重返工作岗位,不愿出院,护士应鼓励患者建立信心,争取早日回归社会和家庭。

案例分析

　　张某,一名 43 岁的医疗接待员,离异,计划 3 个月后再婚,当医生告诉她可能患有乳腺癌时,她非常沮丧。临床检查证实了医生的判断,医生告诉她需要进行乳房切除术。手术被安排在两周之后。在这两周期间,张某处于极度焦虑之中。她的正常工作和日常社会活动受到影响,社交也面临着严峻考验。她夜间也不能放松,躺在那里好几个小时睡不着,心怦怦地跳,警惕性紧张使她无法入睡。她花了大量时间通过网络来接触那些进行过乳腺癌切除术的妇女。她还拜访了一位乳腺癌护理咨询师。虽然她一直保持焦虑和担心,但随着手术日的临近张某变得能应付了。她主要担心癌细胞继续扩散的危险,以及失去乳房对自我形象的影响。

　　问题:

1. 目前患者存在的主要心理问题是什么?

2. 护士应如何针对患者的心理问题进行心理护理?

第三节　慢性病患者的心理特点和护理

　　慢性病患者由于患病时间长、病情反复、治疗效果欠佳等原因,容易产生复杂的心理活动。围绕慢性病患者的心理特点及疾病特征进行有效的心理护理,使他们感到自己得到了他人的理解和尊重,振奋精神,树立与疾病顽强斗争的信心,保证其处于最佳的身心状态,将有利于疾病的控制、生存质量的改善。

一、常见慢性病患者的心理特点和护理

（一）常见慢性病患者心理特点

1. 认知变化

（1）主观感觉异常:长期的患病,使慢性病患者角色强化,过分认同疾病状态,会导致注意力转向自身,他们感觉异常敏锐,甚至对自己的呼吸、心跳、胃肠蠕动的声音都能觉察到。由于躯体活动少,环境安静,感觉的主观性和敏感性增强,感觉阈值下降,对躯体不适的感受性增高。不仅对声、光、温度等外界刺激很敏感,甚至对自己的体位、姿势也过于关注。同时,由于主观感觉异常,患者还会出现对客观事物错误的知觉,如产生时间错觉,他们总感到时间过得慢,特别是对于病情迁延,治疗效果不佳的患者,有度日如年之感。久病卧床者会出现空间知觉的异常,他们躺在床上会感觉房间或床铺在摇晃或转动等。

（2）其他认知障碍:患者可能出现记忆力受损,有些患者不能准确地回忆病史,不能记住医嘱,甚至刚发生在身边的事,刚放在身边的东西,也难以记起;思维方面,主要表现在逻辑思维的能力受到损害,如一些患者即使面对不重要的抉择也表现得犹豫不决。

2. 情绪变化

（1）抑郁心境:慢性病使患者劳动力部分或完全丧失,事业发展、家庭生活、经济状况等均受到不良影响,而期待康复的希望又难以实现,因此,患者的自信心和自我价值感降低,甚至丧失生活热情。主要表现为忧心忡忡、沉默不语、悲观失望、愁眉苦脸、怨天尤人,甚至产生"生不如死"的轻生念头。

（2）自卑与自怜:慢性病患者往往产生自卑、自怜的心理。对他人求全责备,内心有无数的怨恨需要发泄,认为自己久病不愈,是医护人员未尽职责及家人照顾不周等。在治疗过程中,表现出过于敏感、情绪冲动、百般挑剔,常难以控制自己的情绪,用摔打物品等破坏性行为来缓解内心的压力。

3. 行为变化

（1）依赖增强:有的慢性病患者由于长期依赖于医护人员的治疗及他人照顾,易形成其患者角色的习惯化。此时其患者角色作用极易成为慢性病患者身心康复的巨大障碍,甚至妨碍其疾病的良好转归。

（2）不遵医行为:某些患者感觉自己是家庭和亲人、朋友的负担,不愿意与他人交流自己的情绪体验,不能及时疏导不良情绪,导致其自责、退缩、消极反应逐渐加重,从而对治疗丧失信心,表现为回避、拒绝治疗的行为。

4. 人格变化 由于慢性病患者病情反复迁延,自身又缺乏医学知识,常常会对自己的病情、治疗、用药、护理等过于敏感、胡乱猜疑。

（二）常见慢性病患者的心理护理

1. 改变认知 许多慢性病患者的负性心理是由于对疾病持有错误观念和思维模式造成的,如有些患者认为是自己加重了家庭的经济负担,干扰了家庭的日常生活,认为自己将被社会所抛弃等,因而负性情绪越来越严重。护士可采用理情行为疗法改变认知,帮助患者消除这些不合理的信念,重建对慢性病的正确认识,达到减轻或消除疾病症状的目的。

2. 提高疾病适应性 患者经过诊断初期的震惊、思绪混乱之后,多数能进入患者角色。

笔记栏

通常情况下,能够有效适应慢性病的患者,会采用适当的应对技巧来处理遇到的困难和问题,如客观评估自身的实际情况,选择合适的职业,提高生活质量。而有些采取过度逃避方式或患者角色强化的患者会产生适应不良,加重身心健康的损害。所以,护士应指导患者及其家属,进行积极调整个人的工作、学习、饮食、生活方式等,以更好地适应疾病,提高其对治疗及护理方案的依从性。

3. 提供心理支持　护士要通过支持性心理护理,帮助患者维持最佳心理状态,树立战胜疾病的信心。

(1) 初次、急性发病的慢性病患者:护士询问患者的需求,给予安慰及恰当的心理指导;对情绪不稳定、紧张、焦虑、恐惧的患者,更应关心、安慰、解释,以调动其主观能动性,积极配合治疗和护理。

(2) 病程长、反复发作的慢性病患者:紧紧围绕慢性病易反复、疗效欠佳,甚至终生带病的特点,安慰、鼓励患者,调节其情绪。①心理与生理护理相结合,心身相互促进。护士在实施专科护理、改善患者疾病症状的同时,运用解释、安慰、共情、暗示等方法,改善患者的负性情绪,使其主动配合护理和康复训练。②创造舒适安全的环境。病房应安静整洁,空气新鲜,床铺洁净舒适,减轻患者因对环境不适应而造成的心理负担。③丰富患者的住院生活。根据患者不同的病情,组织必要的活动,如欣赏音乐、听广播等,活跃和丰富病房生活。

4. 疏导情绪　在建立良好护患关系的基础上,进行情绪疏导,帮助慢性病患者形成或提高有效控制负性情绪的能力。①真诚交流:针对慢性病的症状,使用鼓励性语言与患者进行真诚沟通和交流,满足他们被关爱的心理需求,促使其对护士产生信任感、信赖感。②鼓励倾诉:负性情绪长期得不到宣泄,很容易加重疾病症状,因此,护士应鼓励患者向亲友、医护人员或专业心理咨询人员倾诉内心的压力与烦恼,并努力做耐心、值得信赖的倾听者;也可通过运动、哭泣、写文章或日记等方法,进行宣泄。③技术指导:教会患者运用自我积极暗示、转移注意力、自我调控等技术,纠正负性情绪,切断负性情绪与疾病症状之间的恶性循环。

5. 取得社会支持　鼓励慢性病患者的家属及亲朋好友经常来探望患者,给予安慰和支持,以减少其孤独及隔离感。在家庭情感支持的同时,为患者提供必要的社会支持系统,帮助患者与训练有素的康复人员和志愿者建立联系,使患者有效利用各类社会资源,体验自身的价值,增强战胜疾病的信心。

二、血液透析患者的心理特点和护理

血液透析是利用血液透析设备将患者体内非代谢性产物清除出去的治疗方法,其疗效显著,但它仅为一种代替疗法,不能完全替代肾脏功能,患者死亡率仍较高。因此,护士应做好透析治疗患者的心理护理,使患者保持有利于治疗的最佳心理状态。

(一) 血液透析患者的心理特点

1. 认知变化

(1) 主观感觉异常:患者感觉的主观性和敏感性增强,感觉阈值下降,对躯体不适的感受性增高。有些患者可能出现时间与空间知觉的异常,特别是透析过程中、透析后效果不好、病情迁延不稳定时,经常会有度日如年的感觉。

(2) 其他认知功能障碍:由于反复血液透析控制疾病的发展,维持日常生活等原因,有些患者的记忆力可受到疾病应激的影响,不能准确回忆病史、记住医嘱,做事丢三落四,对刚说过或做过的事情难以记起;对新知识获取有明显困难。患者逻辑思维能力也可受到损害,一些患者在医疗问题抉择上常会表现出优柔寡断,犹豫不决。

2. 情绪变化

(1) 焦虑与抑郁:由于血液透析并不是根治疾病的措施,而是一种减轻症状、延长生命的替代疗法,虽可暂时改善肾衰患者的躯体不适,但此过程漫长而艰难,患者因对透析的效果、安全性、费用、家庭承受能力等问题顾虑重重,出现焦虑、抑郁情绪,其中抑郁被认为是透析患者最常见的心理反应。

(2) 对预后的恐惧:在漫长的治疗过程中,血液透析患者渐进性地、不可逆转地丧失了身体功能,依赖血液透析这种终生性、复杂而昂贵的治疗方式生存,忍受着疾病和治疗的双重折磨,面临着生理功能、正常的生活习惯、生活乐趣、经济能力、家庭角色、社会地位以及社会支持等多方面的"丧失",心理平衡机制容易遭到破坏,产生对未来的恐惧。

3. 行为变化 矛盾与敌对:血液透析治疗的患者总是面临健康与疾病、生存与死亡的矛盾,如果不透析对患者就意味着死亡;而依靠透析机器就能够带病生活。透析治疗过程的各种限制,如严格限制饮水量和饮食量,易引起患者不满情绪;少数患者对治疗方案和周围人抱怀疑态度,甚至敌对情绪。

4. 人格变化 疾病和每周2~3次的血透透析使大多数患者的正常工作和活动受到限制,不能完全正常地行使其社会角色功能,患者常感社会价值降低甚至丧失。

(二) 血液透析患者的心理护理

1. 认知调整 多数情况下,血液透析患者的心理健康水平低与其缺乏相应的知识有关。护士通过健康教育可以帮助他们获得相关知识,改变既往模糊、错误的想法,对疾病形成正确的认知。通过知识宣教、病友的现身说法,可帮助患者尽快适应角色转换,对透析反应有心理准备,并掌握自我防护措施,对控制心理应激,减轻焦虑、抑郁反应起到一定的作用。

2. 社会与家庭的支持 护士应重视家属对替代治疗患者的正向引导作用。家庭作为社会网络的最基本单位,作为患者支持的最佳来源,通过向患者提供支持、信息和帮助,可缓解患者的精神压力,减轻其负性情绪。护士应协调患者与家庭的关系,建立有效的家庭支持网,使患者获得更多来自家庭精神和物质上的支持。

另外,可帮助患者联系社会上的相关组织,如肾友会等,为患者创造一些就业或与他人沟通的机会。让患者在创造新价值充分发挥自身作用中增强愉悦感、满足感。

3. 增强患者的自信心 护士可通过多种途径重拾或提高患者对生活、生命的自信心。如鼓励患者参加适量的运动,从事一些力所能及的劳动,不仅可以改善患者的躯体功能,还可以增加患者对生活的掌控感,改善其心理状态。研究证实,通过规律性的运动,可以改善血液透析患者的心理状态,缓解抑郁。

三、癌症患者的心理特点和护理

(一) 癌症患者的心理特点

无论癌症患者处于疾病早期还是晚期,以及患者知情早或晚,大多数患者都会出现下述心理反应,但其反应的时间、强度则因人而异。

1. 认知变化 从个人因素来看,大部分癌症患者对癌症治疗缺乏合理的认知,往往认为癌症就是绝症,过度担心癌细胞的转移或复发以及治疗药物的副反应对身体的损耗,对治疗结果持过于乐观或消极的态度;癌症患者对生命意义的认知发生了改变。从疾病治疗因素来看,化疗可损害老年乳腺癌患者认知功能,主要表现在执行能力、注意能力及记忆上的不同程度改变。另外,癌症患者也具有主观感觉异常,对环境刺激感受性增高,对自身生理活动方面的变化极为敏感。

2. 情绪变化

(1)恐惧、焦虑:多发生于患者突然知晓罹患癌症时,持续时间短,数日或数周,此期患者的心理反应比较剧烈,可有惊恐、心慌、眩晕、昏厥甚至木僵状态等,其中最常见的是恐惧。在临床上,癌症患者有时主诉自己脾气改变是由于头晕、头痛和身体不适所造成,但通过深层分析往往可以发现,这是由于对死亡、疼痛或残疾等后果的担心和恐惧所造成,是一种焦虑反应。

(2)抑郁、愤怒:抑郁反应常需要经过更深入的晤谈或使用一定的症状量表才能被发现。抑郁通常是绝望、悲伤和无助的反映,并表现出孤独、活动减少或敌意倾向,这些又可进一步加重抑郁体验。患者因为体弱、代谢紊乱、药物的不良反应等身体上或医学上的原因,以及疾病迁延,也会出现愤懑情绪。这些负性情绪严重影响癌症患者的康复。

3. 行为变化

(1)怀疑与否认:当患者逐渐从剧烈情绪跌宕中冷静下来后,便借助"否认"的心理防御机制应对"癌症知情"所引发的紧张、痛苦体验,继而怀疑癌症诊断的确定性,四处就医,企图寻求推翻癌症诊断的可能证据,同时逐渐终止自己对家庭与社会的义务,专注于自己的"癌"、自己的生活。

(2)沮丧与绝望:当患者不得不面对所有会诊意见均支持原有癌症诊断、无法改变患癌这一残酷现实时,其情绪反应会再度动荡起伏,患者可有心烦意乱、愤怒、攻击性行为等表现;有的患者同时伴有悲哀、沮丧、绝望等恶劣心境,严重者甚至有轻生念头和自杀行为。

(3)适应与适应不良:随着病程的推进,多数患者只能无奈地接受和适应罹患癌症的现实,因此一般较难恢复其患癌前的平常心境。有的患者主动适应,能够冷静地面对现实,配合治疗,保持积极乐观心态;有的则被动适应,陷入慢性抑郁与痛苦体验中难以自拔。

4. 人格变化 从个人因素来看,大部分患者总是不自觉地将癌症与绝症挂钩,难以克服对"癌症复发"与"死亡"的恐惧,这种恐惧影响到了他们与家人、朋友的相处模式,部分患者因为疾病与家人、朋友的关系变得疏离,从而感到孤单与无助。从环境因素来看,癌症患者生病之后,家庭经济负担加重,夫妻关系、亲子关系等受到了挑战;患者住院后,居住环境不同于原有的家庭环境,心理负担加重;患者与朋友的关系、与工作单位同事的关系也会有所变化,患者生病后会产生一定的病耻感,会减少与朋友的联络,自我认同感降低。

(二)癌症患者的心理护理

1. 改变对疾病不合理的认知 生存需要是每个癌症患者最强烈的需要。然而,人们对癌症普遍存在一些诸如癌症不能治愈、化疗难于耐受等错误观念,使患者感到患癌就等于被宣判了死刑,丧失康复的信心、生活的勇气。事实上,癌症的诊断和治疗水平近年来有了很大的进展,患癌并不一定等同于死亡,"带癌生存"成为新的观念。因此,护士要加强对患者及家属的健康知识指导,及时向患者提供疾病的性质、程度、可能的治疗方案的优缺点、治疗过程中的注意事项等信息,增加患者对疾病的控制感,改变其对癌症的错误认识,促使他们以积极的心态面对疾病的考验和治疗中的不适。

2. 提高患者应对能力 患者一旦被确诊患有"癌症",就处在面临死亡的威胁之中,使用不同的应对技巧对不同患者可取得不同的应对效果。有研究显示,癌症患者病程越长,压力越小,应对能力随之越好,生活质量也随之改善。护士应积极引导、鼓励患者,帮助提高其应对能力。

3. 协助建立良好人际关系　良好的人际关系和广泛的社会支持是减轻不良情绪、提高机体免疫力的重要条件,可以帮助患者减少或忘记疾病所带来的痛苦,并可促其从中获得与疾病抗争的力量。因此,护士应主动关心、热情接待患者,还应重视和理解患者,注重与其沟通,尽量帮助其恢复社会支持系统,使其得到病友、亲友的帮助和安慰。

4. 增加患者的安全感　癌症患者需要得到安全保护,希望有一个舒适、清静、空气流畅、阳光充足的美好环境,更需要有医术精湛、态度和蔼、尽心尽责的医护人员为其治疗。这样可减少患者的焦虑和恐惧心理,使其获得安全感和信任感,从而达到心理上的稳定,对治疗起到积极作用。

🔍 知识链接

癌症患者心理弹性干预效果研究

据报道,癌症患者中抑郁和焦虑的发生率高达 20% 和 10%,严重影响了其治疗效果和生活质量。美国心理学会将"resilience"解释为"可以直面逆境、麻烦、强压的应变能力和心理过程"。不同学者对"resilience"的理解不同,我国香港学者将其译为"抗逆力",我国台湾学者将其译为"复原力",我国内地学者则将其译为"心理弹性""韧性"。心理弹性是指个体面对逆境、创伤、悲剧、威胁或其他重大压力时的良好适应过程,即对困难经历的反弹能力。心理弹性有助于减轻癌症患者的心理不适,减轻焦虑和抑郁,加强信心和希望,进而提高生活质量。

心理弹性水平是可干预的,目前多项研究针对癌症人群开展了心理弹性干预并验证了干预效果。心理弹性干预是利用了大脑中"奖励和恐惧作用回路"的可塑性这一生理学基础,如给予教育、训练、为患者提供信息支持等可提高心理弹性水平。有国外学者对乳腺癌患者的随机对照试验中采用心理团体干预有效改善了实验组的心理弹性。个体干预方法通过为患者提供疾病信息支持,了解更多相关知识和心理及情绪放松的调控方法,提供心理支持帮助重新建立心理防线等改变患者内在因素以达到干预目的。研究显示个体化和团体干预两种方式均能提高癌症患者的心理弹性。但是,研究中纳入的 13 篇文献中有 9 篇是研究乳腺癌的,其他癌症类型只有 4 篇,仍需要更多类型癌症的对照试验来证实该结论。

四、残障患者的心理特点和护理

残障患者,主要是指因外伤或疾病而致的心理状态、生理功能、解剖结构等异常或丧失,部分或全部失去以健全人方式从事某项活动的能力,在社会生活中难以充分发挥正常人作用的人,但不包括那些因严重的脑部受损或精神残疾而失去正常思维能力的人。

(一)残障患者的心理特点

1. 认知变化

(1)主观感觉异常:患者感觉的主观性和敏感性增强,感觉阈值下降,对躯体不适的感

笔记栏

受性增高。也有部分患者感受性降低，还会出现幻觉和错觉，如出现"蚁行感"或"患肢痛"等。

（2）其他认知功能障碍：由于残障不同程度影响患者生活自理能力，自我管理能力和自我效能感降低，对于治疗护理中挫折，以及与他人相处中可出现非理性认知，导致负性情绪。有些患者的记忆力可受到疾病应激的影响，不能准确回忆病史、记住医嘱，做事丢三落四，对刚说过或做过的事情难以记起；对新知识获取有明显困难。患者逻辑思维能力也可受到损害，一些患者在医疗问题抉择上常会表现出优柔寡断，犹豫不决。

2. 情绪变化

（1）自卑与孤独：孤独感和自卑感是残障人群中普遍存在的一种心理状态。多数残障患者认为自己从形体、外貌到缺陷部分的功能都无法和健康人相比，尤其是后天引起缺陷的内心创伤更严重。由于生理和心理上的缺陷，使他们在婚姻、事业、家庭、学习方面都会受到影响，得不到足够的支持和帮助，甚至遭到亲人和社会的抛弃和歧视，患者自认处处低人一等，自卑心理严重。自身残疾还导致他们活动受限，无法进行正常的沟通交流，缺少朋友，久而久之就会产生孤独感，这种孤独感会随着年龄的增长而逐渐增加。

（2）悲观与失望：残障患者对自己的不幸感到悲观，抱怨命运对自己的不公。由于会受到歧视，因而容易产生意志消沉、悲观失落的心理。如某些面部毁容患者惧怕见人，害怕别人看到自己时的表情和眼神，也不愿照镜子，不愿听到有关自己缺陷的议论，甚至产生绝望心理和轻生念头。

3. 行为变化

（1）暴力行为：残疾状态会导致残疾人过多关注别人对自己的态度，对他人的评价极为敏感，带有贬义、不恰当甚至无意的称呼常会引起残障患者的强烈反感。有的残障患者以暴发式情感表现，有的则以深刻而持久的内心痛苦隐藏于心，表现为无助与自我否定。如当别人称他们"聋子、瞎子、瘸子"时，感到人格受到污辱，非常气愤，甚至导致暴力行为。

（2）攻击行为：由于身体的缺陷，某些患者产生了强烈的应激心理反应。如某些残障患者抱怨父母、抱怨领导、抱怨命运不公，认为"天地之间难以容身，人海茫茫唯我多余"。他们爱发脾气，易激怒，感情脆弱，易激惹，甚至将心中的愤怒向他人、社会发泄，威胁到他人安全和社会稳定。

4. 人格变化

（1）敏感多疑：多疑既包括对没有发生事情的凭空想象，也包括对已发生事情结果的不相信或疑惑。

（2）自我概念紊乱：残障造成的应激反应损伤患者的自主感和自负感，患者身体心象、角色表现、自我特征和自尊不同程度受到伤残的影响，从而控制生命的能力下降，对自我评价过低，自信心缺乏；同时由于伤残，患者的身心丧失感增强，导致自我价值感或自尊心降低，担心不能应对外界环境变化的挑战，从而自信心下降。

（二）残障患者的心理护理

1. 理解与尊重患者　护士应理解、同情患者的痛苦，尊重他们的人格。与患者交流时注意谨慎用词，不在背后议论患者。耐心倾听患者的谈话，鼓励患者谈出自己的顾虑，以护士的职业情感体会患者的困难，尽量满足患者的各种合理需要。加强生活护理，如为不能自理的缺陷患者擦身，经常更换衣服、洗头、理发等，以整齐清洁的外貌来振奋精神、调节情绪，维持其自尊和自我形象。护士通过对患者无微不至的关怀和照顾,可使缺陷患者受创伤的心灵得到安慰。

2. 加强社会支持　残障患者的康复工作必须取得家属、社会的支持与鼓励,领导、同事、家人的探望及鼓励,社会相关组织的关怀,都会使患者感到没有被社会和家人所抛弃,使孤独、寂寞的心得以慰藉。护士还应鼓励主要亲友参与到支持、鼓励和加强患者独立的活动中。

3. 调动自身潜力　护士应对患者进行全面的指导,如情感指导、功能锻炼指导、矫形手术前后的指导、使用矫形工具的指导等,并应具体讲述功能锻炼的意义、锻炼的方法及注意事项、使用辅助工具及穿着打扮的技巧等。鼓励及支持建立切合实际的进展目标,对患者功能锻炼的微小进步都要及时给予肯定、赞赏和鼓励,支持患者从事力所能及的社会工作,从而调动患者的积极性,挖掘自身潜力。积极向患者介绍和提供社会支持性团体资源,促进他们联系互动。

第四节　常见传染病患者的心理特点和护理

传染病患者因所患疾病的特殊性导致不同的心理变化。护士学习此类患者的心理问题特点,采取有针对性的心理指导和护理,可以减少不良情绪对患者治疗康复的不利影响。本节主要阐述肺结核和乙型肝炎患者的心理特点及护理。

一、常见传染病患者的心理特点

肺结核素有"痨病"之称,患者得病后备受疾病的折磨,承受社会歧视及经济负担带来的心理压力。调查显示,住院结核病患者普遍存在心理问题,会引起患者免疫力下降,导致病情恶化、复发或迁延不愈。乙型病毒性肝炎是一种难以彻底治愈的传染性疾病,可进一步发展为肝硬化、肝功能衰竭等,疾病给患者带来躯体痛苦,还伴随着巨大的精神压力。

上述消极情绪给肺结核和乙型肝炎患者造成的痛苦和危害往往比疾病所致的器质性损害更为严重和持久。主要有以下几种心理特征:

(一)认知变化

1. 污名化　公众污名会严重影响患者的生活,从而降低生活质量。一项对乙型肝炎病毒(hepatitis B virus,HBV)研究显示,36%的人担心自己会受到更高程度的污名化。

2. 病耻感　患者担心失业或害怕将这种疾病传播给家人、朋友和同事,以及对该病的耻辱感是肝炎病毒感染最严重的负面影响,严重影响患者的生活,从而降低生活质量。此外,患者还被指控社交行为不检点,一旦被发现患此疾病,则存在被拒绝的风险,这也是他们感到愧疚的原因。披露慢性乙型肝炎的诊断结果可能也会给患者的家人带来压力。较高程度的耻辱感和对慢性乙型肝炎后果的担忧可能部分解释新诊断患者较高的情绪问题率。

(二)情绪变化

1. 焦虑与恐惧　初被诊断结核病时,患者易受"肺痨"是难治、不治之症的影响而产生焦虑、恐惧的心态,他们既担心自己的疾病不能治愈,或因此留有后遗症,惧怕死亡;又害怕将此病传染给家人,影响自己的将来和家人。特别是复治结核病患者,病程长,病情反复发作,治疗效果差,担心比上次治疗更长时间的用药对肝、肾损害,听力、视力下降,表现极为焦虑和恐惧的心态。在这种心理状态下,患者容易出现头昏、头晕、胸闷、心悸、呼吸困难、口干、尿频、出汗、震颤和运动不安等躯体症状。

2. 抑郁　结核病是慢性疾病,长期疾病的折磨使结核病患者劳动力、工作能力降低,严重影响事业发展、家庭生活,特别是长期不愈的结核病患者传染性强,有的患者甚至情绪极不稳定,他们多数有咯血史或有多种合并症,病情严重,治疗较复杂。抑郁状态下的患者常表现为情绪低落,兴趣减低,悲观,思维迟缓,缺乏主动性,自责自罪,饮食、睡眠差,担心自己患有各种疾病,感到全身多处不适,严重者可出现自杀念头和行为。

慢性乙型肝炎病毒感染患者中,焦虑症和抑郁症的发病率明显高于健康人。患者对肝炎的了解不足,关于感染源、控制感染及预后、病情进展和疾病并发症的信息不准确,均可能会导致心理困扰,从而增加精神健康问题(尤其是抑郁症)的风险。

3. 自卑　结核病患者顾虑自己患了传染病,怕受到亲人嫌弃,怕影响家庭关系;怕受到同事、同学或邻居的疏远或冷落;怕影响就业机会。自觉低人一等,不敢与他人接触,不愿让别人知道自己患病,害怕他人议论或疏远,产生强烈的自卑心理。回避人际交往,自尊心受挫,常表现为对自己的能力、品质评价过低,同时可伴有一些特殊的情绪体现,如害羞、不安、内疚、忧郁、失望等。

4. 孤独　排菌的结核病患者患病后需要隔离治疗,亲朋好友会有意无意疏远结核病患者,使其感到受冷落,进而产生苦恼、寂寞和孤独感。长期的隔离治疗,与外界沟通交流少,缺少家庭和社会的情感关爱,患者会变得少言寡语,情绪低落,不愿与人接触,也会产生孤独寂寞感。孤独感产生后随之带来的通常是情绪低落、忧郁、焦虑、失眠等不健康状态,严重影响正常的工作和生活。

(三)行为变化

患者因负面的自我形象、污名化等原因,出现社交退缩,表现为患者不愿与他人互动,避免参加聚会。同时,患者也可因长期治疗用药,经济负担较大,迁延不愈、治疗效果差,而出现依从性差,甚至产生不遵医行为。

二、常见传染病患者的心理护理

肺结核与慢性乙型肝炎患者的心理护理措施如下:

(一)认知调整

对自身疾病的认知影响患者的情绪和行为,护士可通过认知疗法帮助患者重新构建认知结构,改变对自身疾病的认识、增强治愈疾病的信心。

护士可向结核病患者耐心讲解结核病防治知识,帮助他们认识自身疾病发生发展的过程,让结核病患者了解正确的用药方法,让结核病患者清楚疾病的发生、发展和转归都与情感、情绪的变化有着重要的关系。

护士应让乙型肝炎患者及其家属充分了解病毒传播途径,在日常生活和工作中注意隔离,让处于备孕、妊娠和哺乳期间的患者及家属充分了解和掌握阻断乙型肝炎病毒垂直母婴传播的方法,对所患疾病有正确的认知,充分调动患者的积极性,增强其战胜疾病的信心。

(二)心理疏导

护士与患者多交谈,耐心倾听患者的感受,引导患者排解心理压力,帮助其勇敢面对疾病、社会舆论以及自身存在的问题。护士指导患者通过听音乐、运动、看电影、打游戏、倾诉、冥想、暗示等方式调节自己的心理状态;指导患者家属给予患者充分的关心、鼓励和陪伴,让患者感受到来自家庭的关爱和尊重;定期开展患者交流会,为患者提供更多排解压力的渠道。

(三)同伴支持

通过开展团体心理支持活动,让患者之间建立联系,定期见面,诉说各自内心的感受,宣泄情绪和交流心得,有利于患者重新建立生活的信心。

(四)生活方式指导

良好的生活方式对于疾病治疗和康复有重要意义。护士为患者提供推荐的食物和禁忌食物,戒除不良嗜好,提倡适量、清淡、低脂的饮食原则;倡导患者积极进行慢跑、健身操、自行车、太极拳、广场舞等有氧运动,运动量应合理,30~60min/次,3~5 次/周,避免运动量过大;强调培养稳定而规律的生活节奏。

(五)治疗依从性指导

良好的依从性直接关系着慢性传染病的治疗效果。因此,护士应使患者了解治疗方式、治疗用药、药物适应证等知识,指导患者识别和处理药物的不良反应,消除患者因对疾病的陌生感和不确定感引起的恐惧;重点强调规范性服用抗结核、抗病毒药物的必要性。

案例分析

张某,男,护理专业大三学生,临床实习前去医院体检,临床检查诊断为慢性乙型病毒性肝炎。患者由于担心毕业后就业问题,心理负担较重,出现紧张、坐卧不安、失眠、食欲下降等症状。

问题:
1. 病毒性肝炎会引起患者哪些心理反应?
2. 如何为患者实施心理护理?

第五节　临终患者的心理特点和护理

(一)临终患者的心理特点

美国心理学家伊丽莎白·库伯勒-罗斯(Elisabeth Kubler-Ross)提出临终患者的心理反应分期如下:

1. 否认期　得知自己即将离开人世的消息,患者常见的反应是运用否认进行心理防御。患者可能会采取转院、复查等方式试图证实诊断是错误的,否认是为了暂时逃避现实的压力,可减少不良信息对患者的刺激。

2. 愤怒期　在被证实诊断无误后,患者情感上难以接受现实,表现出痛苦、怨恨、嫉妒、无助等情绪,常将愤怒向医生、护士、家属、朋友等发泄,这是他们期望生存、为生命抗争,但同时会使其与周围人疏远、失去社会支持。

3. 妥协期　此期患者开始承认疾病已存在、接受临终的事实,但祈求奇迹发生,也会为了延续生命而许愿、多做善事,此时期的患者对自己的病情抱有希望,积极配合治疗。

4. 抑郁期　当患者发现身体状况日益恶化,协商无果时,会产生强烈的失落感,出现悲伤、退缩、沉默、哭泣,甚至自杀的举动。患者还因即将到来的死亡而产生抑郁,主要表现是沉默、不愿多说话。

5. 接受期　此期患者的体力也已处于极度疲劳、衰竭的状态,原有的恐惧、焦虑和痛苦逐渐消失,常处于嗜睡状态,情感减退,对外界反应淡漠。

每一个患者的心理活动并非都遵循以上各阶段的变化发展,有的可重合,或提前,或推后,或始终停留在某一阶段。

(二)临终患者的心理护理

在真正的临终关怀中,将死亡看作一个自然的过程,只在照顾的过程中关注心理和精神方面,帮助临终患者坦然、宁静地面对死亡,尊重患者的价值观和需要,并尽可能减轻临终前的生理和心理症状和反应,使之能有尊严、无憾、安详地度过人生旅程的最后一站,是护士应尽的职责。根据不同阶段患者的心理特点,提供适合的护理措施:

1. 否认期　护士应始终保持理解和支持的态度,既不明示患者的防御机制,也坦诚地回答患者对病情的询问,并注意与医生、家属在对患者病情上的言语保持一致。巡视病房时尽可能运用非语言交流方式,让患者感受到护士的关心,逐步让其接受病情恶化的现实。同时,应充分发挥家属的陪伴和支持作用。

2. 愤怒期　宽容和接纳是最好的照顾。护士要理解患者并不是针对护士本人,应认真倾听患者的心理感受、洞察患者的内心,允许、谅解、宽容患者以发怒、抱怨、不合作的行为来宣泄内心的不快。这个时期也要预防意外事件的发生。说服患者家属,并与医护人员合作,帮助患者度过这一时期。

3. 妥协期　护士应该积极引导,鼓励患者说出内心感受,尊重患者的信仰,并引导患者使其更好地配合治疗和护理,减轻痛苦,控制症状。

4. 抑郁期　忧郁和悲伤对临终患者而言是正常的,允许其以哭泣等方式宣泄情感,护士可以给予患者精神支持,细致入微的关怀,静静地聆听会取得较好的护理效果。尽量满足患者的合理需求,允许患者的家属陪伴和亲友探望,但要嘱咐家属控制自己的情绪,尽量不要让自己的负性情绪影响到患者。此期要注意患者的安全,预防患者的自杀倾向。

5. 接受期　这是临终的最后一个时期,护士应尊重患者,给予一个安静、舒适的环境,减少外界干扰,加强对其生活护理,减少外界干扰,支持家属陪伴,尊重患者的信仰,提高患者临终前的生活质量,让他安详、平静地离开人世。

总之,临终患者的生命非常脆弱,护士不应该放弃任何能够挽救患者生命的希望,在争取家属和患者配合的同时,应以热心和爱心给予患者临终关怀,使临终患者能以正确的心态,正视死亡,安然地度过生命的最后时刻。

知识链接

预立医疗照护计划

预立医疗照护计划(advance care planning,ACP)指患者在意识清楚且有决策能力时,依据个人价值观预立未来进入临终状态时的治疗护理意愿,并与家属及医务人员沟通的过程。既往研究表明基于患者 ACP 而制定的临终诊疗计划,可以提高患者依从性和满意度、改善临终生命质量、降低家属的不安和焦虑、同时合理按需配置医疗资源。目前,国外发达国家的 ACP 研究已形成初步的实践指南,并融入了医疗卫生体系。但相关研究发现,高质量的预立医嘱沟通常面临医务人员沟通时间紧缺、患者专业医疗知识欠缺、道德约束等障碍,进而限制了在临床高效地实践 ACP。

学习小结

```
                    临床心理护理实践
                    不同疾病类型患者的
                    心理特点和心理护理
```

急危重症患者的心理特点和护理

急诊患者
特点：
认知范围狭窄；情绪冲动；依赖性增强；耐受性较差
心理护理：
针对认知狭窄、负性情绪、依赖行为和人格改变的心理护理

重症监护患者
特点：
主观感觉异常；焦虑、恐惧、抑郁；角色行为缺如；自我概念紊乱
心理护理：
纠正患者的认知偏差；改善患者的负性情绪；改善患者依赖行为；克服交流障碍；维护患者的尊严；控制外来干扰因素或不良刺激

手术患者的心理特点和护理

手术患者心理特点
术前心理特点：
紧张；恐惧、焦虑；行为退化；敏感多疑
术中心理特点：
焦虑、不安
术后心理特点：
感受性降低；短暂喜悦；焦虑、抑郁；猜疑心理；罪恶感与排斥感；行为退化；自杀行为；行为强化；兴趣、自我概念变化

手术患者心理护理
术前心理护理：
提高患者对手术治疗的认知；实施恰当的支持性心理护理
术中心理护理：
热情问候、主动介绍、增强患者信心、密切观察其病情变化及心理反应
术后心理护理：
及时反馈手术信息；避免压力性损伤；有效缓解术后疼痛；强化社会支持系统；进行个性化护理；做好出院心理准备

慢性病患者的心理特点和护理

常见慢性病患者
特点：
主观感觉异常；其他认知障碍；抑郁心境；自卑与自怜；依赖增强；不遵医行为；敏感、胡乱猜疑
心理护理：
改变认知；提高疾病适应性；提供心理支持；疏导情绪；社会支持

血液透析患者
特点：
主观感觉异常；其他认知功能障碍；焦虑与抑郁；对预后的恐惧；矛盾与敌对；社会价值降低
心理护理：
认知调整；社会与家庭的支持；增强患者的自信心

癌症患者
特点：
敏感；恐惧、焦虑、抑郁、愤怒；怀疑与否认；沮丧与绝望；适应与适应不良；病耻感
心理护理：
改变对疾病不合理的认知；提高患者应对能力；协助建立良好人际关系；增加患者的安全感

残障患者
特点：
主观感觉异常；其他认知功能障碍；自卑与孤独；悲观与失望；暴力行为；攻击行为；敏感多疑；自我概念紊乱
心理护理：
理解与尊重患者；加强社会支持；调动自身潜力

传染病患者
特点：
污名化；病耻感；焦虑与恐惧；抑郁；自卑；孤独；社交退缩；不遵医行为
心理护理：
认知调整；心理疏导；同伴支持；生活方式指导；治疗依从性指导

临终患者
特点：
否认期；愤怒期；妥协期；抑郁期；接受期
心理护理：
针对妥协期、愤怒期、否认期、抑郁期、接受期患者心理特点进行心理护理

（解 东 曾艳丽）

扫一扫
测一测

复习思考题

1. 患者张某,男,56岁,工程师,已婚,糖尿病病史5年,不能严格遵守糖尿病治疗方案,血糖控制不理想。请为该患者制订一份心理健康教育计划?

2. 赵某,女性,45岁,本科学历,公务员,确诊为子宫颈癌,拟行子宫全切术。患者因担心手术后会失去女性特征,影响性生活及夫妻关系,而拒绝手术,父母劝解无效。作为护士,应该如何进行心理护理?

3. 简述急危重症患者的心理特点及心理护理措施?

4. 简述肺结核和慢性乙型肝炎患者心理特点及心理护理措施?

5. 患者,男,11岁,2020年7月22日随父母回山西省某市探亲,自行在家隔离,7月29日出现体温39℃,口服退热药后体温恢复正常,当日其父确诊为"新型冠状病毒肺炎患者"。患儿于8月7日行2019-nCoV核酸咽拭子检测结果为阳性,诊断为新型冠状病毒肺炎(普通型)。即刻由急救车接入某市人民医院。入院后住传染科负压隔离单间病房,予以完善相关检查,按照《新型冠状病毒感染的肺炎诊疗方案》进行治疗。患儿住院初期,失去了日常生活中父母的陪伴和关爱,缺失了同学和小伙伴的交流,表现出不爱说话、独自哭泣、情绪低落及严重孤独感,甚至排斥和抵触医务人员的诊疗活动,特别是进行引起疼痛的侵入性操作时,患儿的紧张恐惧心理加重。针对该患儿的心理问题,应采取何种心理支持与干预措施?

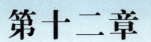

第十二章

中医情志护理

学习目标

识记：
1. 能正确说出七情、五志、五脏的概念。
2. 能准确复述中医情志疗法的基本原则。
理解：
1. 能用自己的语言解释七情、五志、五脏的关系。
2. 能比较分析中医情志护理基本理论之间的异同点。
运用：
能查阅资料尝试运用中医情志护理的方法解决临床常见情志问题。

思政元素

我国非常重视中医药发展

1. 2015 年 12 月 22 日，习近平总书记致中国中医科学院成立 60 周年的贺信中指出"中医药学是中国古代科学的瑰宝，也是打开中华文明宝库的钥匙。当前，中医药振兴发展迎来天时、地利、人和的大好时机，希望广大中医药工作者增强民族自信，勇攀医学高峰，深入发掘中医药宝库中的精华，充分发挥中医药的独特优势，推进中医药现代化，推动中医药走向世界，切实把中医药这一祖先留给我们的宝贵财富继承好、发展好、利用好，在建设健康中国、实现中国梦的伟大征程中谱写新的篇章"。

2. 2016 年 2 月 3 日，习近平总书记在江西考察江中药谷制造基地时的讲话中指出"中医药是中华民族的瑰宝，一定要保护好、发掘好、发展好、传承好"。

3. 2017 年 7 月 6 日，习近平总书记致金砖国家卫生部长会暨传统医药高级别会议的贺信中指出"传统医药是优秀传统文化的重要载体，在促进文明互鉴、维护人民健康等方面发挥着重要作用。中医药是其中的杰出代表，以其在疾病预防、治疗、康复等方面的独特优势受到许多国家民众广泛认可"。

4. 2020 年 2 月 23 日，习近平总书记在统筹推进新冠肺炎疫情防控和经济社会发展工作部署会议上的讲话提出"要加大重症患者救治力度，加快推广行之有效的诊疗方案，加强中西医结合，疗效明显的药物、先进管用的仪器设备都要优先用于救治重症患者"。中国的防疫抗疫工作取得世界瞩目的成就。

笔记栏

　　中国古代医家在长期的医疗实践中对人的情志活动形成了独特的见解。中医情志论是集历代医家的观察经验和认识,逐渐总结而成的中医心理思想体系。在临床护理中,不断吸取中医药文化之精髓,将中医情志护理的理论和方法拓展应用大有裨益。

第一节　中医情志护理的发展源流

　　中医情志论是中医学研究人的意识思维的理论。《灵枢·本神》指出"所以任物者谓之心,心有所忆谓之意,意之所存谓之志,因志而存变谓之思,因思而远慕谓之虑,因虑而处物谓之智"。中医学认为:心理活动始于对物质世界的认识,即"任物"于心;认识物质世界旨在改变物质世界,所以说"处物"于智。从"任物"到"处物"表达了中医学对"意、志、思、虑"的认知过程。

一、情志论的创生阶段

　　中医学有关情志对健康和疾病影响的认识较早,在《周礼》《左传》及《吕氏春秋》等早期先秦诸子文献中就已有初始记载。随着《黄帝内经》的问世及中医学理论体系的初步建立,中医情志论也显现雏形。历代医家秉承《黄帝内经》之旨,在不断积累临床诊疗经验的同时,也进一步丰富和发展了中医情志理论。现按其形成年代与主要观点,梳理如下:

(一)旧石器时期

　　据考古学家研究表明,约五万年前旧石器时代晚期山顶洞人的文物已有对避邪扶正、安慰祝福、怀念追悼等原始心理活动的反映。《素问·移精变气论》也记载了远古时期人们主要通过祝由等心理疗法,移易精神、变利血气以达到治病的目的。随着原始社会的解体,夏商奴隶制的建立,巫医经历了形成、鼎盛和分化的过程,古人对情志的认识也从此起步并发展。

(二)战国时期

　　诸子蜂起,学派林立,各家对人的情志活动非常重视,在其论述中可见一斑。《礼记·礼运》中曰:"何谓人情,喜、怒、哀、惧、爱、恶、欲,七者弗学而能";老庄则以"静""虚""无为"表达对心理健康的观点;《吕氏春秋·尽数》说:"大喜、大怒、大忧、大恐、大哀五者接神则生害矣。"《左传》《荀子》等诸子所论中亦有大量有关情志的记载。先秦诸子从修身养性出发,对情志的作用、情志与心神、形体及个性行为的关系等进行了初步探讨。然而,有关七情致病的论述仅散见于各诸子古籍文献中,对七情致病的认识大多源于直观、直接的生活经验,尚未形成系统的理论认识,故有学者把这一时期概括为"诸子散载时期"。

(三)秦汉时期

　　秦汉时期是中医情志学说的雏形阶段。奠定中医学理论体系基础的《黄帝内经》在情志医学方面有大量精辟的论述。《黄帝内经》中的心主神明、五脏藏神、情志致病理论是这一时期精神医学相关理论的核心内容,且一经形成,沿用至今。在形神合一、形质神用的朴素唯物主义影响下,秦汉时期心身一元论的医学观念成为中医精神医学观念的突出特征之一。在心身一元论的指导下,中医学对精神疾病病因和治疗的探索强调了对疾病整体状态从证候上作和躯体疾病大致相同的把握。

二、情志论的丰富发展阶段

　　晋隋唐时期,一些医家在中医情志致病方面提出了自己独到的见解,是情志学说的初步形成阶段;宋金元时期,明确提出了"七情"的概念,突出强调了情志因素在疾病发生发展中所起的重大作用;明清时期通过对文献的整理研究,使情志学说趋于成熟、臻于完善。

(一)晋隋唐时期

晋隋唐时期,一些医家在中医情志致病等方面提出了自己独到的见解,是情志学说的初步形成阶段。对于五志五气,《诸病源候论》指出:"怒气则上气不可忍,热痛上抢心,短气欲死不得气息也,恚气则积聚在心下,心满不得饮食,忧气则不可极作。暮卧不安席,喜气即不可疾行,不能久立。愁气则喜忘不识人语,置物四方,还取不得去处。"唐代孙思邈效法《黄帝内经》,从七情内伤立论,指出:"凡远思强虑伤人。忧恚悲哀伤人,喜乐过度伤人,忿怒不解伤人,汲汲所愿伤人,戚戚所患伤人",且进一步强调"怒气、恚气、喜气、忧气、愁气,此之为病,皆生积聚"。他认为长时期不良心理情绪的刺激,如心情抑郁、思欲无穷、喜乐过度等,都会导致心理失衡,成为损害健康的始动因素。同时,他还归纳了七情所致的各种证候。即"喜气为病,则不能疾行,不能久立;怒气为病,则上气不可当,热痛上冲心;短气欲死,不能喘息;忧气为病,则不能苦作,卧不安席;恚气为病,则聚在心下,不能饮食;愁气为病,则平居而忘,置物还取,不记处所,四肢浮肿,不能举止……"。

(二)宋代时期

宋代医家陈无择提出著名的"七情学说",被后人称为情志理论发展史上的一个里程碑。历代医家在创新和发展中医理论的同时,也从不同的角度丰富和完善了中医情志学说,为中医情志理论发展提供了可能性。

陈无择在《黄帝内经》病因学分类和张仲景的"三因学说"的基础上,将致病因素概括为三类,他在《三因极一病证方论·五科凡例》中指出:"其因有三,曰内,曰外,曰不内外。内则七情,外则六淫,不内不外,乃背经常。"陈无择在"三因学说"中明确提出了"七情"的概念,并将其作为一类重要的致病因素。"七情者,喜、怒、忧、思、悲、恐、惊是也",又曰"夫五脏六腑,阴阳升降,非气不生。神静则宁,情动则乱。故有喜、怒、忧、思、悲、恐、惊七者不同,各随其本脏所生所伤而为病。故喜伤心,其气散;怒伤肝,其气擎;忧伤肺,其气聚;思伤脾,其气结;悲伤心包,其气急;恐伤肾,其气怯;惊伤胆,其气乱;虽七诊自殊,无逾于气"。

(三)金元时期

金元时期,以金元四大家为代表的医家对情志理论进行了完善和发展。

1. 火热论　刘完素创立了"火热论",认为五志过极亦能化火,他说"五脏之志者,怒喜悲思恐也,悲一作忧。若五虑过度作劳,劳则伤本脏,凡五志所伤皆热也"(《素问玄机原病式》)。

2. 脾胃论　李杲以"内伤脾胃,百病由生"立论,认为情志不和,内伤脾胃是导致疾病发生的重要原因。他在《脾胃论》一书中指出"内伤病的发生,皆先由喜怒悲忧恐,为五贼所伤,而后胃气不行,劳逸饮食不节继之,则元气乃伤"。情志内伤脾胃的病机是"因喜怒忧恐,损耗元气,资助心火,火与元气不两立,火胜则乘其土位,此所以病也"。在论述"阴火"产生的病机时,也特别强调情志因素,指出"夫阴火之炽盛,由心生凝滞,七情不安故也"。

3. 攻邪论　张从正提出"陈莝去而肠胃洁,癥瘕尽而营卫昌"的观点,认为通过攻邪之法,可以调畅气机,疏达气血,"使上下无碍,气血宣通,并无壅滞",从而达到恢复健康的目的。张从正在临床治疗方面重视心理因素,发挥了《黄帝内经》的情志相胜疗法,他指出"悲可以治怒……喜可以治悲……恐可以治喜……怒可以治思……思可以治恐……"(《儒门事亲》)。

4. 相火论　朱震亨倡导"相火论",他认为相火妄动是导致疾病发生的根由,引起相火妄动的重要原因之一是情志过极。如"五脏各有火,五志激之,其火随起"(《局方发挥》),"相火易起,五性厥阳之火相扇,则妄动矣"(《格致余论》)。他对郁证的论证很有见地和成就,曰"气血冲和,百病不生,一有怫郁,诸病生矣"(《丹溪心法》)。因此,他所拟定的行气开郁的方剂越鞠丸,一直为后世医家所效法。

(四)明清时期

明清时代,七情学说大行其道,许多医家专列七情病进行研究,七情学说得到了普遍的应用。明代著名医家张景岳在《类经·会通类》中专设"情志病"一节。在《景岳全书》中,对内、外、妇、儿等各种疾病的心理病机亦多有发挥,其中对痴呆、癫、痫、狂、郁等证解释得很详细。陈实功的《外科正宗》对情志因素导致外科疾病的机制做了全面叙述。李梴在《医学入门》中重点对七情胲理及喜、暴怒、积忧、过思等情志问题进行阐述。清代叶天士密切结合临床诊治,进一步阐述了"七情致病"之理。王旭高在《医学刍言》中阐述了七情的归脏,病证及方药的应用。江瓘的《名医类案》、俞震的《古今医案按》等也收集整理了大量有关中医情志疾病学的资料,具有很高的理论和实用价值。

(五)近现代

近现代对情志学说的研究由单纯的理论论述进入到实验研究,通过对情志致病学说的不断认识,以期更好地指导临床辨证论治心理学疾病。

三、中医情志护理的基本内容

《黄帝内经》的诞生在中国医学史上有着划时代的意义。《黄帝内经》汲取了先秦诸子所论情志"致病成害"之内涵,与中医学固有经验相结合,对情志与脏腑的关系、情志致病机制以及情志病证的治疗等都做了简要的论述,形成了情志论的基本格局,成为后世中医情志论发展的根基。

(一)五脏主五志

在《黄帝内经》中,主要以"五志"的观点描述人的情志活动,将它与脏腑的功能活动联系起来,认为五志分属于五脏;《素问·阴阳应象大论》云"人有五脏化五气,以生喜怒悲忧恐";《素问·阴阳应象大论》论述了肝在志为怒,心在志为喜,肺在志为悲(忧),脾在志为思,肾在志为恐(惊),即五脏主五志。情志活动与脏腑关系密切,情志为五脏所主,是脏腑功能活动的表现形式之一,脏腑气血是情志变化的物质基础(表12-1)。

表12-1　事物属性的五行归类表

自　　然　　界							五行	人　　体						
五音	五味	五色	五化	五气	五方	五季		五脏	五腑	五官	形体	情志	五声	变动
角	酸	青	生	风	东	春	木	肝	胆	目	筋	怒	呼	握
徵	苦	赤	长	暑	南	夏	火	心	小肠	舌	脉	喜	笑	忧
宫	甘	黄	化	湿	中	长夏	土	脾	胃	口	肉	思	歌	哕
商	辛	白	收	燥	西	秋	金	肺	大肠	鼻	皮	悲	哭	咳
羽	咸	黑	藏	寒	北	冬	水	肾	膀胱	耳	骨	恐	呻	栗

(二)情志致病机制

1. 情志与脏腑　适度的情志活动是人体的生理需要,有利于脏腑的功能活动,对于防御疾病、保持健康是有益的。然而,当情志过强,如狂喜、暴怒、大悲、大惊等超过了人体正常的耐受范围,或人体经历长期持续不断的刺激,如久郁、久悲、苦思、焦虑等,加之个体缺乏移情易性的能力,就会导致阴阳失调、气血失和、脏腑功能失调,从而发生病变。如《素问·阴阳应象大论》所言:"暴怒伤阴,暴喜伤阳。厥气上行,满脉去形。喜怒不节,寒暑过度,生乃

ER-12-1

中医情志护理发展时间轴

不固。"脏腑气血功能失调亦导致情志活动的异常改变。如《素问·调经论》曰:"血有余则怒,不足则恐。"《素问·脏气法时论》载:"肝病者……令人善怒……善恐如人将捕之……。"《素问·宣明五气》也记述了五脏功能失调而引发五精所并的情志变化:"精气并于心则喜,并于肺则悲,并于肝则忧,并于脾则畏,并于肾则恐。"《灵枢·本神》又曰"肝气虚则恐,实则怒。……心气虚则悲,实则笑不休"等。以上所论"血有余""肝气虚""肝气实""心气虚""心气实"都是脏腑气血的变化,引发了"怒""恐""悲""笑不休"等情志样的症状。

2. 情志与气机　在情志致病过程中,由于引起各种情志变化的刺激不同,导致机体内部的变化也不同,多表现出与各种情志相关的气机变化。《素问·举痛论》对此概括为"怒则气上,喜则气缓,悲则气消,恐则气下……惊则气乱……思则气结"。由此可见,气机紊乱在情志致病中是普遍存在的,始终贯穿于情志疾病的整个过程中。

(三)情志病证治疗

根据五脏主五志对应五行理论以及五行生克制化规律,《素问·阴阳应象大论》和《素问·五运行大论》提出了以情胜情的情志治疗原则,即以一种情志抑制另一种情志,达到淡化、消除不良情绪的目的,并列出怒伤肝,悲胜怒;喜伤心,恐胜喜;思伤脾,怒胜思;忧伤肺,喜胜忧;恐伤肾,思胜恐的情志相胜规律,这些观点和思想进一步充实了情志学说的内容(图12-1、图12-2)。

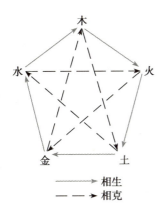

图 12-1　五行相生相克图

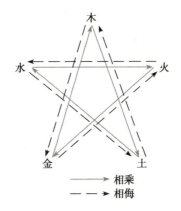

图 12-2　五行相乘相侮图

总之,继《黄帝内经》之后,历代医家在继承前人的基础上,对七情的概念、致病规律以及对情志病证的治疗有了更加深刻的认识,显示了情志论对中医学理论的贡献和对中医临床实践的指导作用。

第二节　中医情志护理基本理论

中医情志论经历了两千多年的历史积累,其相关理论源自中医学理论体系并和中医学理论体系相辅相成。自20世纪80年代,中医情志学作为一门分支学科,引起了中医界的广泛关注。本节着重介绍四个中医情志护理基本理论。

一、形神合一论

(一)基本含义

1. "形"的含义有二　一是指自然界中的一切有形实体,如《素问·阴阳应象大论》"阳化气,阴成形",《素问·天元纪大论》"在天为气,在地成形";二是指人的脏腑组织、五官九窍、四肢百骸等有形躯体,以及循行于脏腑之内的精微物质。

2. "神"是人体生命活动的主宰及其外在总体表现的统称。精神、意识、思维活动可归纳为狭义之神,基本相当于现代心理学的心理过程。《黄帝内经》中对神的描述更丰富了其内涵,《灵枢·小针解》中记载"神者,正气也";中医学中"神"的概念尽管外延很广,但并不乏确定性,强调生命的整体观,即体现了机体与外环境、心理与生理、精神与物质、本质与现象的对立统一。

（二）相互关系

1. 形为神之质　形生则神生,形存则神存,形亡则神亡。《灵枢·本神》说"生之来谓之精,两精相搏谓之神",其意表明,神源于先天父母之精。而神产生后仍须后天之精的濡养,才能维持其存在并壮大。《素问·六节藏象论》曰:"天食人以五气,地食人以五味。五气入鼻,藏于心肺,上使五色修明,音声能彰;五味入口,藏于肠胃,味有所藏,以养五气,气和而生,津液相成,神乃自生。"所以,神生于先天而养于后天。形是体与本,而神是生命活动及功能。有形体才有生命,有生命才能产生精神活动。

2. 神为形之主　"神为形之主",即神是人体生命活动的主宰,是以物质为基础而不能脱离形体独立存在的,它反映了生命运动本身所固有的客观规律。神是在形的基础上产生并存在的,同时对形也有反作用。一方面,"心神"对脏腑有主导作用,正如《素问·灵兰秘典论》说:"心者,君主之官也,神明出焉……主明则下安……主不明则十二官危,使道闭塞而不通,形乃大伤。"另一方面,神通过对脏腑精气的主宰来调节其生理功能,并协调各脏腑器官的功能活动,倘若失去神的主宰,则脏腑功能紊乱、气化功能失常,甚则"神去则机息"(《素问·五常政大论》)。

3. 形神合一的生命观　"形神合一"又称"心身合一"。神由形体产生,形健神乃全。形与神,即身与心、生理与心理之关系,这既是哲学的一个重要命题,也是中医学的一个根本问题。形神,指人的形体和精神;合一,指两者相互统一。神与形是生命不可缺少的两个方面:从本质上说,神本于形而生,依附形而存;从作用上说,神是形的主宰。神与形的对立是生命运动的基本矛盾,统一是生命存在的基本特征,两者的对立统一,便形成了人体生命这一有机统一的整体。

二、"脑为元神之府"论

（一）基本含义

脑,又名髓海,深藏于头部,居颅腔之中,其外为头面,内为脑髓,是精髓和神明汇集发明之处,又称为元神之府。《素问·五脏生成》:"诸髓者皆属于脑。"《灵枢·海论》:"脑为髓之海。"中医认为五脏六腑之精气,皆上注于头,而成七窍之用,故为精明之府。人体精神、意识、思维活动藏之于脑,从脑出发,以认识世界,维持人体与自然、社会的相对稳定状态,调和情绪。脑是人体全部精神意识思维活动的物质基础,是精神作用的控制系统,是精神意识活动的枢纽。

（二）相互关系

1. 脑主导意识思维活动　人的精神活动,包括思维意识和情志活动等,都是客观外界事物反映于脑的结果。思维意识是精神活动的高级形式,即包括认识并分析事物,做出判断,对不同的外界因素有喜、怒、悲、恐、忧、思、惊的反应,并能通过机体本身进行调节,这些都是由脑所主宰的。一旦脑失所养,或邪犯于脑,使元神散乱,则可引起神志不清,思维错乱,言语无序,行为失常等症。总之,脑具有精神、意识、思维功能,为精神、意识、思维活动的枢纽,脑主精神意识的功能正常,则精神饱满,意识清楚,思维灵敏,记忆力强,语言清晰,情志正常。否则,便出现神明功能异常。

2. 脑主宰感觉认知功能　脑与全身经脉相互联系,五官七窍,窍窍通于脑,而每一窍都有赖于脑的作用;每种感觉的功能都是脑之功能活动的具体体现。认知功能,就是人体通过眼、耳、鼻、舌等各种感官及经络感受外界事物的各种刺激,然后反映到脑部进行识别,再做出相应的应答。

三、"心身一元"论

(一)基本含义

心身一元论,也可以叫身心一元论,心物一元论,即心理和生理的起源是同一性的,是一体的,而不是二元对立的。此处的心,是指人的意识、心理和精神活动的总和,并非大脑或心脏。心身一元,是指生命体的两个方面,是融合的、整体的、相互作用、相互影响,而不能相互替代,也不能相互分割的。荀子在《荀子·天论》中指出:"人形具而神生,好、恶、喜、怒、哀、乐藏焉。"体现了唯物主义的心身一元观。这一观点,在解决心理问题和治疗心理疾病的时候,有非常大的指导意义,即在考察生命过程中的健康和疾病问题,切不可忽略精神心理活动对机体造成的反馈影响,而应综合心身两方面做出全面考虑。

(二)相互关系

1. 心身可以相互促进　好的身体状态是内心实现目标的很好的基础条件。好的内心状态能够为目标的实现找出清晰思路和最优方案,在控制和指导身体行动中能够提供明确的指令,促进事半功倍。

2. 心身也是相互抑制的　病态的身体会阻碍内心想法付诸行动,混乱的内心状态也会影响身体行动,甚至有些内心冲突会引起某些能量被压抑在身体某处,时间久了会造成身体失去平衡,可能还引发疾病。

四、情志气机论

(一)基本含义

情志致病首伤心神,随之影响脏腑气机,导致脏腑气机升降失常而出现相应的临床表现。情志病因情志而生,因情志而加重或转化,外因固然重要,但不可忽视内因,因为很多时候人情绪的异常反应是脏腑气血盛衰或失调的外在表现,故在诊治过程中不可忽视脏腑气血盛衰的内因,内因可作为起病因素也可作为疾病加重或减轻的原因。情志病核心病机是"气机逆乱",情志致病首先引起机体气机紊乱,进而导致脏腑功能失调而发病,临证治疗情志病必始于气,而终于气,调理气机为第一要务。

(二)相互关系

1. 气是情志活动的内在机制　精气学说认为,气是构成万物的基本物质,气的运动是万物变化发展的基本机制。在此基础上明确提出,气是构成人体的最基本物质,气的运动是人体所有生理病理活动的根本机制,也是情志活动的内在机制。《素问·阴阳应象大论》云:"人有五脏化五气,以生喜怒悲忧恐。"指出情志产生于五脏之气的变动;《素问·阴阳应象大论》云:"喜怒伤气,寒暑伤形。"认为情志病因对人体的基本损害就是直接扰乱脏腑气机。

2. 情志活动影响气机变化　七情变化多伤及相应脏腑的气机而发病:喜则气缓:暴喜伤心则气短不续,喜笑不休,精神恍惚不能集中,甚则语无伦次,举止失养。怒则气上:暴怒伤肝,肝气上逆,面红目瞪,气逆呕血;甚则血郁于上,可致神昏暴厥。忧则气沉:过度忧愁则情志沉郁,气机不畅及肺脾,胸闷腹胀,少气倦怠,痰多,食少便溏,脉涩。思则气结:思虑过度,气结而伤及心脾,倦怠少食,健忘怔忡,嗜卧消瘦,脉沉结。悲则气消:伤及肺心,善悲欲哭,叹息,面色惨淡,神气不足,肺结。恐则气下:恐则伤肾,怵惕不安,精气下陷而遗精,脱肛,小便失禁。惊则气乱:惊则心无所依,神无所归,虑无所定而气乱,神志不安,心慌意乱,目瞪口呆,惊惶失措。

第三节 中医情志护理的临床运用

《东医宝鉴》中说:"欲治其疾先治其心,必正其心,乃资于道。使病者尽去心中疑虑思想……顿然解释,则心地自然清净,疾病自然安痊,能如是则药未到口,病已忘矣。"在长期的医疗实践中,中医总结出了一套行之有效的心理疗法,成为临床心理治疗中的重要组成部分。

一、基本概念

中医情志疗法(TCM emotional therapy)是指在中医情志基本理论的指导下,运用五行相生相克的原理,调畅情志,舒缓情绪,调理脏腑,以达到治疗疾病目的的方法。中医情志护理(TCM emotional nursing)是指在护理工作中,注意观察患者的情志变化,掌握患者的心理状态,通过护理人员的语言、表情、姿势、态度、行为及气质等来影响和改善患者的情绪,使患者能在最佳心理状态下接受治疗和护理,以期达到早期康复的目的。随着现代医学模式的转变,护理已从"以疾病为中心"转变为"以人为中心",情志护理在临床护理工作中的位置越来越重要。

二、情志疗法基本原则

1. 医护"德"为先 医生除了具备良好的医德修养,精湛的医技水平外,还要重视医患之间的相互沟通、相互信任,建立起指导与合作型的医患关系,这些都有助于治疗与护理工作的开展。

2. 固护"神"为要 治疗疾病的方法能否有效,在很大程度上取决于患者的心理状态。因此,医生要把握好患者的个性心理特征,根据患者的心理需要进行有效治疗。

3. 调"病机"为枢 应当从形、神两大环节着手,抓住主要病理机制,既要努力减轻患者躯体症状,又要积极改善其精神情感状态,并观察治疗中取得的积极变化,及时加以强化,取得疗效的最大化。

4. "综合"护协治 情志病证的临床表现错综复杂,因此须借助多种方法或手段综合调治。只有这样,才能阻断心身间的负性循环。

5. 以"人"本施护 由于人的体质有强弱之异,性格有刚柔之别,年龄有长幼之殊,性别有男女之分,疾病性质和病程长短各异,其心理状态也各不相同,因此要针对患者个体差异,实施情志护理。

> ### 知识链接
>
> #### 中医对各种人群情志发病的认识
>
> 一般而言,性格开朗乐观之人,心胸宽广,遇事心平气和而自安,故不易为病;性格抑郁之人,心胸狭隘,精神脆弱,情绪常激烈,易酿成疾病。在年龄方面,儿童脏腑娇弱,气血未充,多为惊、恐致病;成年人,气血方刚,奋勇向上,又处在各种错综复杂的环境中,易为怒、思所伤;老年人,由于生活阅历丰富,一生中历经坎坷,尤其是离退休者,从工作岗位上下来,感到精神失落,易产生孤独情感,常为忧郁、悲伤、思虑所致病。性别与情绪也有关系,男多属阳,以气为主,性多刚悍,对外界刺激有两种倾向:一是不易引起强烈变化;二是表现为亢奋形式,多为狂或大怒,因气郁致病相对较少。女多属阴,以血为先,其性多柔弱,一般比男性更易因情志所伤。对于情志的刺激,以忧悲、哀思致病为多见。

笔记栏

6. 避刺激则"安"　人患病后适应噪声的能力减弱,患者在治疗期间应当安心静养,保持情绪稳定,这样才有利于疾病的康复。因此,要为患者提供一个良好的休养环境,避免给患者造成不良的刺激,使之保持情绪稳定。

三、常用的中医情志疗法

本节选取一些经典中医情志疗法,配以与之相合的古代医案,通过对医案的分析,明了其治疗机制,结合一些现代案例体现古为今用之意图。

（一）情志相胜疗法

1. 定义　情志相胜疗法是根据五行相克理论所创立的独特的情志护理方法。它是以医护人员有意识地激起患者一种暂时的情志,去战胜、制止、克服另一种偏激的情志,使机体恢复平衡,从而达到治愈疾病目的的方法。

2. 情志相胜疗法的适应证和禁忌证　情志相胜疗法适用于各种情绪和情感障碍,如异常情况下的情志,包括大喜、愤怒、忧愁、悲哀、思虑、恐惧、惊吓,甚至变态的狂喜、暴怒、过忧、极悲、穷思、盛恐、骤惊等。对于严重精神病患者禁用此法。

3. 情志相胜疗法的具体应用　在临床实践中,医护人员可以根据患者个体的差异性和治疗的整体性,在条件允许的情况下,相应地采用激怒法、喜乐法、惊恐法、悲哀法及思虑法等改善患者的情志问题。

（1）激怒法:医护人员有计划地采用一定刺激强度的多种非药物手段,激怒患者的情志,以怒制思,促进阴阳气血的平衡,这是恢复心脾神气功能的方法。中医认为,愤怒属于阳性的情绪变动,可引起阳气的生发,产生气机亢逆、营血奔驰等生理效应,即"怒则气逆""怒则气上"。因此,激怒法可以起到令人忘记思虑、消解忧愁、平复郁结、抑制惊喜的作用。

适应证:气结(思虑过度)、意志消沉(忧愁不解)、气虚胆怯(惊恐太过)等属于阴性的精神情志病变,以及阳气瘀滞、气机阻塞、营血凝滞等躯体病理性改变。

典型案例:《续名医类案》记载:张子和治一富家妇人,伤思过虑,两年不寐,无药可疗。其夫求张子和治之,张曰:"两手脉俱缓,此脾受之,脾主思故也。"乃与其夫约,以怒激之。多取其财,饮酒数日,不处一方而去。其妇大怒出汗,是夜困眠。如此者八九日,自是食进脉平。

分析:上例是以行为激怒患者,使之产生愤怒的情绪,怒则气上,怒胜思,从而治愈患者。

（2）喜乐法:医护人员应用非药物手段,使患者产生喜乐情志,从而消除悲哀、忧愁、思虑等情志,以促进病愈的方法。《素问·举痛论》中说"喜则气缓","喜则气和志达,营卫通利",即积极乐观的情绪能使气血和畅,阴阳协调,驱散忧闷情绪,消除患者因悲痛、忧愁而出现的形容憔悴、悲观失望、沮丧、厌世、长吁短叹、咳嗽气喘、生痰生瘀、毛发枯萎等病证。

适应证:悲哭证、郁证、惊恐证等精神病变,或躯体病理性改变而出现的悲观、忧虑、恐惧等病态情绪。

典型案例:《吴县志》记载:叶天士宅后,一老妪两代皆寡,食指浩繁,贫病交并。天士视之,知其病由贫而来,非药石所能医治。令其种植西湖柳数十株,谓妇曰:"汝病今不服药,来春即有无数病者来求购西湖柳,可令汝家一年温饱无忧。"至明春,柳丝苗长时,适值县中痔疮盛行。天士每一病者向老妪购西湖柳三五钱,门庭若市,日进纷纷。老妪大喜,诸病若失。

分析:叶天士的治疗方法巧妙,既解除了老妇人的生计之忧,又治好了她的心病,使老妪由贫困至小康,心境由忧愁变为欢喜,使得疾病自愈。

案例分析

患者李某,男,46岁,已婚,建筑工人,既往体健。因在施工过程中不慎从高处坠落,导致腰椎受损、双下肢股骨骨折。在入院治疗过程中,因担心日后活动功能难以恢复,不能劳动养家,一度忧闷沮丧,甚至有不愿拖累家人想要轻生的念头。某日患者下肢又疼痛难忍,自认为病情加重,更加悲观失望。护士小张作为责任护士,听到患者主诉下肢疼痛加重时,马上表现出惊喜表情,鼓励患者说:"你能感觉到疼痛,说明腰椎神经系统没有受到影响,这是好事啊!日后只要你坚持合适的功能锻炼就可以恢复到和以前一样活动自如,工作养家了,那时你一样是家里面的顶梁柱。感觉不到疼痛那才可怕呢,你想想是不是这样?"李先生听后破涕为笑,表示自己会积极配合功能锻炼。

(3)惊恐法:医护人员运用恐吓的语言或控制行为等非药物手段,使患者产生一定刺激强度和持续时间的恐惧情绪,以收敛因过喜而耗散的心神,震慑浮越的阳气,使心神恢复的一种方法。"惊则气乱",惊恐法可使气四散,以解除患者因忧思导致的气机郁结、闭塞;"恐则气下",运用恐下法,可震慑阳气,防止气机上逆。

适应证:忧虑症、狂病、功能性呃逆等。

典型案例:《拙庵锁记》记载:匠人王驼,为人营新屋,掘土见黄金无数,大喜后手足狂舞,如疾如狂,神志皆散,成癫人。同伙奔告其妻,急延医治。医询黄金何在? 众指告,医执黄金作鉴别状,继而大声笑曰:"此紫铜耳! 岂可与黄金等量齐观。"匠人闻之,顿时神志清新,如大梦初醒,自谓"吾何愚也"。

分析:王驼凭空发财,大喜伤心,而发为狂,当宜治心,医者故意宣称黄金乃为紫铜一堆,使之惊恐,愧其愚笨。将惊恐作为药,有如清凉之剂,使患者如梦中惊醒而治愈喜病。

案例分析

患者黄某,男,35岁,已婚,酒精性肝硬化失代偿期。患者因上消化道出血急诊入院救治,经治疗3日后病情稳定。患者认为自己年轻、病情不重且恢复较好,病情稍许稳定就不遵医嘱下床自由活动,并和病友高谈阔论,有说有笑,有时还笑话医生小题大做,进食时,他觉得流质麻烦,直接进食半流质。护士小郭发现后严肃地和黄某说:"你现在胃里的血管就像吹得很胀的气球一样,非常容易破裂。如果吃硬的东西、活动不注意都有可能再出血,再加上你的凝血功能不好,再出血的话是有生命危险的。你还这么年轻,要真是有什么不测,家里老婆孩子怎么办?"黄先生听后对胃底静脉曲张很关注,护士小郭又详细地讲解肝硬化失代偿期的表现和相关的注意事项,黄先生认识到问题的严重性后积极配合治疗及护理。

(4)悲哀法:指医护人员利用一定的非药物手段,如讲述悲哀故事、看悲剧电影、听凄清哀婉音乐等,使患者产生悲哀的情绪,来平息激动、控制喜悦、忘却思虑,即"以悲治怒"。例如,在护理实践中,医护人员面对一位和家人生闷气的患者,鼓励其说出心中的委屈,在医护人员的情感支持下,患者通过哭泣发泄心中的恼怒,从而心情豁然开朗。

适应证:狂病、嬉笑不休症、肝阳上亢所致眩晕、头痛等。

典型案例:《续名医类案·诈病》记载:名医景岳在都行医时有金吾公,娶有二妾。其一称燕姬。一日二妾相争,燕姬理屈,遂致气厥若死,自暮达晨,绝无苏意。医者初诊时,见其肉厚色黑,面目赤瞑,手撤息微。诊之其脉则伏涉若脱,亦意其危也,而治法难施,温补则虑其气逆涣散,开导则虑其脉绝难胜。踌躇之间,医者复诊,燕姬似有嫌拒意,拽之不能动,乃出其不意猛拽之,则顿脱有声,力强且动,此非欲脱真痛明矣。或以两腋紧夹,此奸人猝诈亦有之,若其面色青灰,此怒使然,自不足怪。设见既定,国声其危,使用灸法,速先一剂,下咽即活。

分析:张景岳在治疗因怒而起的诈病时,通过细致的诊断和辨证分析后,假装和燕姬说,病情危重需要用灸法,燕姬知道灸法不仅疼痛,还可能毁损容貌,随之产生了恐惧与忧愁悲伤的情绪,医者给以假药使她有台阶下,于是,燕姬服了药,就痊愈了。悲、忧在五行系统中均属肺金,怒是此病之因,怒属肝木,肺金可以克肝木,故景岳运用这个原理将其治愈。

（5）思虑法:指医护人员引导患者凝神思考,以摆脱和对抗恐惧情绪困扰的一种方法。中医认为,恐伤肾,即过度恐惧令人惶惶不安、二便失禁、遗精、腰膝酸软等,肾属水,土克水,思则气结,气聚而定,故可收敛凝结散乱消沉之气。因此,医护人员可以采用说理开导等方法,使患者思维正常,神志清醒,理智地分析原因,逐渐克服恐惧情绪。

适应证:过度惊恐所致胆怯、性功能减退、腰膝酸软无力等心身疾病。

典型案例:《愚庐随笔》记载:孙姓童,一日游寺观,见神像有须,试拔之,得一茎,归告其母。母信佛,吓之曰:"今夜神必来捕汝,须慎之。"童信其言,恐惧万状,入夜寒热剧作。延某名医应诊,医询得真情,因谓之曰:"神像泥塑者也,拔一须无碍也。"童不信,医佯为愤怒,谓童曰:"我往拔以示汝。"旋返,出须示之,童遵悦服。翌日热降病愈,其实医出示者,乃猪鬃也。

分析:孩童拔了神像的一根胡子,原本不会致病,但被信神的母亲吓唬,甚为恐惧,由恐惧而生寒噤,气积便发热。此病不在于治疗发热,而在于治恐惧,而要解除恐惧心理,则必须明白事理。医者解除了孩童的恐惧心理,其病自愈,此乃思胜恐之治法。

在现代临床应用情志相胜疗法时,护士应提前与患者家属做好解释沟通,在实施前确认患者无心血管疾病,尤其是采用激怒法、惊恐法、悲哀法时,应当程度适当,并在实施过程中,注意患者血压、心率等生命体征变化。

（二）言语疏导法

1. 定义　言语疏导法是医护人员通过正面的说理疏导,取得患者信任,了解其心理状态、开导和引导患者自觉戒除不良心理因素,以调和情志,从而改变患者精神和身体状况。常用于心理指导和对患者情志问题的治疗和护理,严重的精神病患者不适用此法。

2. 言语疏导法的具体应用　医护人员在运用言语疏导法过程中,首先要善于倾听患者倾诉,富有同情心,耐心细致询问其病因,鼓励、引导患者吐露真情;其次,要根据患者的病证,用准确、生动、鲜明、亲切、灵活的语言,对其疾病产生的原因、发展的过程、本质特点加以归纳、晓之以理、动之以情、喻之以例、明之以法,鼓励患者树立信心,促进患者自身的心理病理转化,减轻、缓解和消除患者的病证。

典型案例:《医部全录·艺文·丹溪翁传赞》:元代名医朱震亨认为对前来求医的患者,

笔记栏

"未尝不以葆精毓神开其心。至于一语一默，一出一处，凡有关于伦理者，尤谆谆训诲，使人奋迅感慨激厉之不暇"。

分析：名医朱震亨在接诊患者时，非常注重患者情志心理，用积极的语言激励患者，促进患者自身的心理病理转化，减轻、缓解和消除患者的病证。

（三）移精变气法

1. 定义　移精变气疗法又称"移情易性疗法"，是指医护人员运用各种方法来转移患者的精神意念活动，借以调理和纠正其气机紊乱的病理状态，促使疾病康复的一种心理疗法。本法具有心理、生理调摄的双重效应，可以缓解各种境遇性因素引起的应激情绪。它不仅适用于心身疾患，而且对某些器质性疾病也能有较好效果，性格偏执的患者不适用此法。

2. 移精变气法的应用　在临床护理工作中，护士可以适当组织轻症患者从事一些力所能及的活动，如下棋、猜谜、听音乐、散步、读书报、听广播、看电视、打太极拳等，开展一些有益的活动，转移患者的注意力，以使其情志愉悦。

典型案例：《儒门事亲》记载：昔闻山东杨先生，治府主洞泄不已。杨初未对患者，与众人谈日月星辰，及风云霄雨之变，自辰未至，病者听之，而忘其围。杨尝曰："治洞泄不已之人，先问其所好之事，好棋者与之棋，好乐者与之笙，勿辍。"

分析：本为洞泄，而医者不问病情，却大谈日月星辰、风云雷雨之变，这种"移心法"，实际上是一种"忘病法"，让患者从"心病"的境界中进入到宇宙的境界中，建立了新的思维范畴，从而治愈了疾病。

（四）暗示解惑疗法

1. 定义　暗示疗法系采用含蓄、间接的方式，影响患者的心理状态，以诱导患者"无形中"接受医生意见，或产生某种信念，或改变其情绪和行为，甚或影响其生理功能，从而达到治疗疾病的目的。暗示疗法包括他人暗示和自我暗示两种。该疗法适应证为疑病症、癔症、恐惧症、焦虑症等神经症患者，疼痛、高血压、哮喘等心身疾病；禁忌证为对有幻觉和妄想的精神病患者、高楼恐怖症患者。

解惑法是根据患者存在的心理疑虑，通过一定的方法，解除患者对事物的误解、疑惑，以恢复健康的一种治疗方法。适用于因疑惑忧愁不解致病或影响康复的患者，严重精神病患者禁用。

2. 暗示解惑疗法的应用　医护人员使用暗示疗法时，应根据患者的年龄、心理特点，采取不同措施。实施暗示前要取得患者充分的信任和配合，暗示过程应尽量一次取得成功。在心理治疗过程中，作为"他人暗示"者的医护人员，一方面应谨慎使用临床语言，注意行为，避免消极暗示；另一方面，要启发和引导患者发挥自我意识的调节作用，学会乐观积极的自我心理暗示，更好地配合治疗要求，及早祛除病邪。

对于心存疑惑的患者，医护人员要向其耐心宣教有关疾病的知识，不可搪塞，以解除其不必要的疑虑。对于因疑心、误解、猜测而致幻觉、疑病、抑郁等病症的患者，医护人员可用语言循因释疑、据理解惑，还可采取"假物相欺"，以谎释疑，"诡诈谲怪"，以巧转意的方法，因为疑心特别严重的患者，往往不会轻信解释的道理。因此，破疑释误、阐明真情、剖析本质，方能取信于患者，使他们从迷惑中解脱出来。

典型案例：《古今医案按·诸虫》载吴球治一人，醉后饮了生有小红虫之水而疑虑成病，吴球将红线剪断如蛆状？用巴豆二粒，同饭捣烂，入红线，作成丸，令患者于暗室内服下，欲泻时泻于盛有水的便盆内，红线在水中荡漾如蛆，患者看后以为虫已被驱下，故疑消病愈。

　　分析:这是一个设计得极为精巧的意疗方法,情节安排,环环相扣,形象逼真,无懈可击,因而患者深信不疑,取效最捷。

学习小结

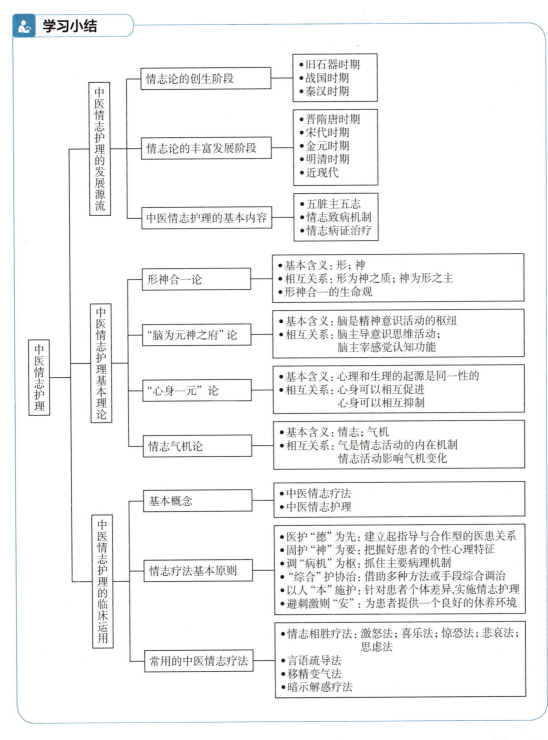

中医情志护理
- 中医情志护理的发展源流
  - 情志论的创生阶段
    - 旧石器时期
    - 战国时期
    - 秦汉时期
  - 情志论的丰富发展阶段
    - 晋隋唐时期
    - 宋代时期
    - 金元时期
    - 明清时期
    - 近现代
  - 中医情志护理的基本内容
    - 五脏主五志
    - 情志致病机制
    - 情志病证治疗
- 中医情志护理基本理论
  - 形神合一论
    - 基本含义:形;神
    - 相互关系:形为神之质;神为形之主
    - 形神合一的生命观
  - "脑为元神之府"论
    - 基本含义:脑是精神意识活动的枢纽
    - 相互关系:脑主导意识思维活动;脑主宰感觉认知功能
  - "心身一元"论
    - 基本含义:心理和生理的起源是同一性的
    - 相互关系:心身可以相互促进 心身可以相互抑制
  - 情志气机论
    - 基本含义:情志;气机
    - 相互关系:气是情志活动的内在机制 情志活动影响气机变化
- 中医情志护理的临床运用
  - 基本概念
    - 中医情志疗法
    - 中医情志护理
  - 情志疗法基本原则
    - 医护"德"为先:建立起指导与合作型的医患关系
    - 固护"神"为要:把握好患者的个性心理特征
    - 调"病机"为枢:抓住主要病理机制
    - "综合"护治:借助多种方法或手段综合调治
    - 以人"本"施护:针对患者个体差异,实施情志护理
    - 避刺激则"安":为患者提供一个良好的休养环境
  - 常用的中医情志疗法
    - 情志相胜疗法:激怒法;喜乐法;惊恐法;悲哀法;思虑法
    - 言语疏导法
    - 移精变气法
    - 暗示解惑疗法

扫一扫
测一测

（毕立雄）

笔记栏

复习思考题

1. 简述《黄帝内经》对中医情志思想发展的作用。
2. 常见的中医情志理论有哪些?
3. 什么是七情、五志、五脏? 七情、五志、五脏之间具有怎样的关系?
4. 中医情志护理的基本原则是什么?
5. 临床常用的中医情志护理方法有哪些?

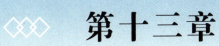

第十三章
护士职业心理

　　随着人类健康需求的快速发展，对护士职业提出了越来越高的要求。社会对"好护士"的评价，不仅要有丰富的专业知识和娴熟的操作技能，更要具备良好的职业心理素质。培养护士具备良好的职业心理素质是护理专业人才的培养目标，这不仅关系到护理心理学的学科发展，也有助于建立良好护患关系、维护护士身心健康。护士职业心理的核心是护士角色人格，因此正确认识护士角色人格的形成过程以及影响因素，明确护士职业心理素质培养要求与途径，有助于促进护士职业心理健康。

第一节　护士角色人格概述

　　护士角色人格是护理心理学的专有职业概念，是个性心理学中"人格"、社会心理学中"角色人格"等概念的外延。界定"护士角色人格"概念，剖析护士角色人格发展过程，不仅有助于护士职业角色化发展及人才培养，也为护士职业心理素质的优化提供科学依据。

一、角色人格与护士角色人格

（一）角色人格

　　角色人格（role personality）指具有某种社会特定地位的人们，共同具备并能形成相似角色行为的心理特征总和。不同的职业角色决定了从业者应该具备此职业特定的人格倾向和行为模式。千差万别的个体，因扮演了同一角色或从事相同的职业而形成该职业共有的角色人格。如商人与精明，艺术家与浪漫等。角色人格的塑造是一个逐步内化的过程，是个体社会化的持续完善。角色人格一旦形成，就可被用以衡量"扮演"某角色的个体行为标准。日常生活中，人们常根据个体的言谈举止，对其所从事职业做出判断，如"严谨自律""侃侃而谈"等特征常与教师职业相联系。良好角色人格的形成,有助于个体建立正确的职业观,形成自觉的职业行为。

（二）护士角色人格

1. 定义　护士角色人格(role personality of nurse)又称为护士职业心理素质,特指从事护士职业的群体,共同具备并能形成相似的角色适应性行为的心理特征总和。定义中的"适应性"提出了护士的个体人格与角色人格的匹配要求,即从事护理职业者必须具有适应护理职业的行为特征。

2. 内涵　护士角色人格的内涵主要包括以下四个方面:

（1）护士角色人格有别于职业心理品质:护士角色人格即"护士职业心理素质"不同于"护士职业心理品质"。品质属道德概念,护士职业心理品质较多,涉及无私奉献、善良、崇高、坦诚、人道等道德术语。如"教师特质"(善于表达、富感染力等)则属于职业角色人格,而"师德"(爱岗敬业、乐于奉献等)属于职业心理品质。

（2）护士角色人格具有职业特异性:从事不同职业的个体,可在职业经历中逐渐形成相似的行为模式,即具备相似的角色人格,而其他职业的个体可能并不具备。如军人职业的人格特点为"忠诚""勇敢"等,而教师职业则为"擅于表达""富有激情和感染力"等。不同个体从事护理职业前,由于性别、年龄、受教育程度、家庭背景及生活经历的不同而导致人格特征也具有一定的差异性,一旦从事护理职业后,在个体与工作环境的相互作用过程中,会逐渐形成相似的、护理职业特有的人格特征,如"耐心、爱心、同情心和责任心"等。

（3）护士角色人格在职业经历中得以强化:个体在工作过程中,职业角色人格得以体验并不断强化,在不断发展和完善中个体逐渐适应了该职业角色。如一名初到急诊室的实习护生,面对分秒必争的紧急救治,可能因高度紧张而技术操作不准确。但多次经历急救场面后,职业经验日益丰富,职业人格也随之逐渐走向成熟,从而驾轻就熟地胜任本职工作。又如有经常处理复杂人际冲突等职业经历的护士,其语言表达能力、人际交往能力等均可显著增强。

（4）护士角色人格与个体人格相辅相成:职业人格的构建基于个体自然人格的基本框架,如良好的情绪稳定性是护士角色人格不可缺少的核心成分,如某个体的自然人格中缺少这种特质,则很难成为合格的护士;若个体已具备其"核心成分",这样会帮助其更快适应职业角色,并在工作过程中会不断地得到提升和优化。如充满稚气的护士,经历着工作环境所特有的复杂人际关系,大多比其他职业的同龄女性更加成熟,有助其巧妙斡旋社会上各种复杂的人际冲突,终身受益。总之,个体人格与职业角色人格相辅相成,个体人格是职业角色人格的基础,职业角色人格则是个体人格的完善。

二、护士角色人格的形象发展

护士角色人格,以其特有职业角色形象呈现在人们面前,并随社会的发展,时代的变迁不断地进行演变,最终以生动、美好的角色形象逐步赢得了社会广泛认可。护士角色人格的形象,曾经历了以下三个阶段的历史演变。

（一）护士角色人格的历史形象

护士的最初称谓是"看护",出现于4世纪第一所大教会病院,看护、照料患者的人,便形成了护士这个新的职业群体。此后漫长的十多个世纪中,护士主要经历了三种典型的历史形象。

1. 母亲形象　"nurse"源于希腊文"Natricius",即含有体贴、照顾、保护的意思,英文nurse亦可译为乳母。战争和瘟疫导致大批受伤病折磨的人迫切需要得到关怀和照顾。此

ER-13-1

霍兰德职业
兴趣理论

期的护士主要是对伤病者进行生活的照料,因而在民间具有了"母亲"的形象。

2. 宗教形象　中世纪的欧洲受宗教影响,把照顾伤残的患者与拯救人的灵魂视为同等重要。许多教会设置医院,众多基督徒、修女从事医疗和护理工作,护士被赋予宗教形象。教会倡导的护士应奉行独身,深居修道院,超尘脱俗,严守纪律等观念,使护士常以宗教化身面向公众,故其职业角色形象具有浓重宗教色彩。

3. 仆人形象　此形象主要发生于 16~19 世纪,当时的宗教把疾病视为对罪恶的惩罚,把生病的人看作是罪有应得,连同对患者的照料和救护也成为"非仁慈、卑贱的"行为。此期是护士形象最黯淡的时期,从事护士职业者大多出身贫寒,其社会、经济地位极其低下,有些诊所甚至为了生存而无法顾及名声,低薪聘用妓女、酒鬼,这个时期护士的角色形象被视为奴仆。

(二)护士角色人格的现代形象

自 19 世纪 60 年代南丁格尔创建了世界上第一所护士学校,护士角色人格形象日渐鲜明,护理职业逐渐被社会认可,有了明确的职业发展目标,其现代形象经历了三个发展阶段。中世纪的护理工作以母爱和保姆式的生活护理为主。到了生物医学模式时期,护士的角色形象是医生的助手,执行医嘱,打针发药和生活上照料患者。今天,在生物-心理-社会医学模式的指导下,接受过高等教育、具有较高知识水平的护士所负责的工作和责任也日益增加,护士成为医生的合作者,护理不仅是对疾病,而且以人为工作对象;护理的任务不仅是为了治疗疾病,还要致力于预防疾病;护理的手段不仅是进行各种技术操作,还担负着整体护理及社会防病治病的任务。护士在很多方面已经可以独立地发挥作用,扮演多种重要角色。

1. 健康照顾者　保持身心健康是人的基本需求。作为人类健康的照顾者,护士应具有丰富的专业知识、高度的责任感和敏锐的观察力。在专业知识的指导下,应用娴熟的护理技能照顾患者,满足患者日常生活的基本要求,帮助患者保持舒适、清洁、安全,为患者创造有利于休养、治疗和康复的环境等。

2. 健康教育者　健康教育是整体护理的重要工作内容,是现代社会为满足个体健康需求而赋予护士的重要使命。首先,护士作为临床健康教育主要承担者,需要帮助患者了解健康与疾病的相关知识,使其主动配合治疗和护理,促进康复。其次,护士对全民开展更加广泛的医学科普教育,有助于提高全民健康素养。健康教育开展的效果,主要取决于护士素质及知识水平的高低。因此自觉提升护士职业素质和个人修养水平是扮演健康教育者角色的重要环节。

3. 健康咨询者　健康咨询的对象可以是健康人、患者及其家属。通过健康咨询,健康人可获得医学保健相关的知识,这样有助于更好地预防疾病、维护健康;患者则可以获得更为专业的针对疾病知识的健康指导和情绪支持,学会照顾自己,以提高生活质量;而患者家属也可以学会如何更好地关心照顾患者,促进患者早日康复。

4. 管理者　护理工作压力大、连续性强,24 小时不能间断。因此,病房的管理不仅仅是护理领导者的工作责任,还需要护理群体共同参与,每个护士都需要承担着一定管理的职责,如患者的管理、病房环境的管理、药物的管理、仪器的管理等,良好的护理管理可以使护理工作系统得到最佳运转。

5. 协调者　护士与其他医务人员之间、医患之间、护患之间和患者家属之间的关系是否融洽,直接影响到医疗环境的和谐程度,对疾病的顺利诊治和促进患者康复有着积极作用。在这些关系的沟通协调中,护士充当着重要的角色,护士的协调可使大家相互协作、密切配合。

6. 权益维护者　患者在医院诊治的过程中,护士需要向患者提供各种护理服务,成为患者在医院环境中的权益维护者。护士的每一项护理操作都与患者的安全息息相关。因此,护士要对患者的生命和安全有高度的责任心,保护患者的合法权益。

7. 护理研究者　护士的职业视野和工作能力在不断优化的知识结构和不断提升的培养目标中得到了极大的拓展。在掌握专业理论知识、熟练运用专业技术的基础上,护士需要逐渐探索学科发展的前沿问题,在工作中不断尝试创新并研制、推广先进技术,以指导、提高和改进护理工作,并不断取得突破性进展,在维护人类身心健康的领域里尽情地努力去施展才华、开拓创新,从而进一步丰富护理学科的内涵建设。

8. 社会工作者　护士是健康的使者,现代护理工作不仅仅局限于医院,还要面向社区及全人类。护理工作已经从封闭式的医院服务转向开放式的社会服务,护士已经从医院走向社会和家庭,护理的服务对象包括任何个人或团体,并非一定是"患者",护士作为社会工作者,将成为保障人类健康的社会主力军。

三、护士角色人格的要素特质

特质论认为:"特质是构成人格的基本单位,决定着个体行为。人格特质在时间上具有稳定性,在空间上具有普遍性;通过了解人格特质,可预测个体行为。"依据特质论相关学说,要素特质可视为护士职业角色人格的基本单位,并决定护士个体的职业角色行为。界定护士角色人格要素特质的概念,为护士职业人格培养提供理论依据。

(一)护士角色人格要素特质的定义

护士角色人格的要素特质从本质上来讲仍属于人格的范畴,是从事护士职业必备的人格特质。护士角色人格要素特质是指在护士角色人格的形成和发展过程中不可缺少、起决定性作用,随时可能影响职业角色行为模式的人格特质。

护士角色人格的要素特质,与美国心理学家奥尔波特(G. W. Allport)提出的特质分层理论中的首要特质和主要特质相对应,首要特质最重要,代表整个人格,影响个体的全部行为;主要特质由几个彼此相联系的特质共同组成,是人格的基本构件,也是行为的决定因素。根据奥尔波特的特质分层理论,护士角色人格要素特质,即护士职业角色行为的决定性因素,亦是护士角色人格的基石。

(二)护士角色人格要素特质的主要内容

1. 忠于职守与高度负责　护理工作与人的生命息息相关,该职业特异性要求护士无论何时何地,都必须自觉遵守各项规章制度、职业法规,即要求护士具有较强的自我约束能力,能够持之以恒地在没有任何监督的情况下,自觉地维护职业准则。如独立操作时,必须严格遵守三查七对制度,不允许半点马虎,将慎独原则认真贯彻于各项护理操作中。护理工作的神圣职责是治病救人,因而对患者要有高度的责任心,不允许护士对患者病情变化信息有丝毫的迟钝或疏忽,对患者的各种刺激要保持持续的警觉,能及时、准确地判断并迅速、果断地采取措施。

2. 富有爱心与同情心　护士对患者应有一颗关爱之心,不应以患者的职业、社会地位等作为评判标准,对任何患者都要一视同仁对待。护士的情感绝不是狭隘的,而是一种理性的、具有深刻社会意义的情感活动。如面对临终的患者,不能因患者生命无望而漠视她的需求,应尽量满足患者,使其能平静、安详、舒适地走完生命的历程。再如新护士初次见到患者痛苦呻吟或面对生死离别的场面,大多会充满同情和关注,但久而久之则易出现职业倦怠而变得麻木不仁,但治病救人的神圣职责不允许护士对此情境视而不见,以免造成延误诊治、危及患者生命等严重后果。

3. 良好的情绪调节与自控能力　护士处于良好的情绪状态,对患者及其家属均有着直接的感染作用。特殊的环境氛围及工作性质,易使护士产生情绪问题;另一方面,特定的工作对象要求护士始终保持稳定的情绪状态,为患者营造积极的情绪氛围。具备良好的情绪调节与自控能力,是重要的护士角色人格要素特质。《现代护理学》中记载着每个护士都应牢牢吸取的惨痛教训:"一位年轻的心肌炎女患者,在即将病愈出院的一次服药中,忽听护士惊呼其所属床号的药发错了,随即倒地抽搐,继而发生心室颤动,终因救治无效而死亡。事后,院方确认该患者猝死的直接原因是"心因性恐惧"。由此可见,该护士在情绪调控方面存在明显的问题,不仅自身出现了职业角色的不适应行为,更是直接诱发了患者的死亡。

4. 较出色的人际沟通能力 人际沟通能力是护士胜任职业角色的主要因素,护士在临床工作中需处理各种复杂的人际关系,如护患关系、护护关系、医护关系等。与患者和家属接触最密切的是护士,面对不同性别、年龄、文化层次、社会背景的患者及家属,需要护士具备良好的语言表达能力和沟通技巧,因势利导地将患者引入有利其康复的良好人际氛围中。

5. 较健全的社会适应能力 护士的职业属性要求其无论置身在何种环境中,都能够做到沉着应对,方能保持良好适应。护士在临床可能会工作于不同的科室,其工作特点、环境及氛围方面会有诸多不同,如急诊室节奏紧张,而 ICU 任务繁重些,不管分配到什么科室,护士都应尽快适应,全身投入。另外,护士的社会适应性,还包括对各种从未体验过的角色适应。护士在就业前,扮演的都是子女的角色,成为护士后,就需学会体恤各类患者的病痛,如面对患儿,要扮演好爱幼的长辈;面对老人,则要做好敬老的晚辈等。

6. 较适宜的气质与性格类型 形成理想的护士角色人格,需要具备适宜的气质与性格类型,这直接关系到能否胜任护理工作。极端的气质及性格类型,都不利于形成较理想的护士角色人格,如易怒、急躁、悲观、刻板、过分腼腆等;而开朗稳重、自尊大方、自爱自强的个体则能较好地适应护理工作。一般认为,多血质、黏液质及各种混合型气质,稳定外向或内向型的性格类型等,具有谨慎、深思、平静、节制、可信赖、活泼、随和、健谈、开朗、善交际、易共鸣等特征,与护士角色人格要素特质较吻合。

思政元素

做患者的知心朋友

一位前往武汉援助的抗疫护士在她的日记中这样写着:"在上夜班巡视病房时,看到一位老奶奶辗转难眠,于是我轻声细语的陪着老奶奶聊天,聊她的家乡、聊她的家人。我告诉老奶奶,我们是从北京过去专门援助武汉的医疗队,每一个医生和护士都是医院精心选拔出来的技术骨干,鼓励老奶奶不要担心自己的疾病,要相信自己、相信我们医疗队会尽最大的努力战胜疫情。我们聊了好久,直到老奶奶产生困意,想要入睡。第二天老奶奶醒来后,明显比之前精神状态好多了,也格外配合各种治疗。虽然,陪着老奶奶聊天直到她入睡耽误了我的工作时间,但是看到老奶奶能够踏实入睡,积极配合治疗是对自己工作的最大肯定,职业的自我价值感和自豪感油然而生!我以后会更加关爱患者,做好患者的知心朋友。"

第二节 护士职业心理素质的优化过程

在护士角色人格的形成与发展中,发挥护士主观能动性是促使护士角色人格形成的内

笔记栏

在因素；同时，提供必要的职业心理培养途径是促进护士职业角色发展的外部条件。为了加速合格护士的成长进程，教育者可根据人格的结构特征和护士职业的特点，对护生进行职业心理素质的培养。

一、护士职业心理素质的培养内容

（一）认知过程

1. 观察敏锐　临床很多疾病的发生、发展是复杂多变的，护士的观察力是发现问题的关键所在。敏锐的观察力是护士掌握患者生理和心理变化的重要条件。如果护士的观察力较差，患者出现病情改变时没有及时发现，有可能错过抢救患者的最佳时机。

敏锐观察力的培养一方面需要护士个体具有较高的责任心和扎实的专业知识背景，另一方面也需要临床护理实践经验的积累。护士通过观察可以获得患者各种信息，如皮肤颜色、面部表情、卧床体位及行为举止等，并以此来评估患者的心理需要和生理需要，并推测将来可能发生的问题，有助于及时发现并解决患者现存的问题，预防潜在问题的发生。

2. 记忆准确　良好的记忆力是护士掌握扎实专业知识的基础，也是将专业知识正确应用到临床护理实践的保障。护士在临床工作中，面对不同的患者，而每一个患者的人格特征、饮食需求、病情状态、治疗方案及护理措施都有着个体差异性。即使同一个患者，在病情的不同阶段，其治疗方案和护理措施也是不同的。而且，护士要严格遵守各种护理操作规程，如在给药时要熟知药物的药理作用、常用剂量、给药途径、不良反应等。如果护士没有良好的记忆力，很容易导致医疗差错事故的发生，轻则延误治疗，重则威胁生命。

良好记忆力效果的培养，一方面需要护士反复多次回顾知识点，使之成为长时记忆，另一方面需要寻找技巧，探索规律。护士可以总结并归纳工作中的各种需要记忆的内容，如常用护理操作的口诀、药物剂量单位卡片等都为护士准确记忆提供了一定的帮助。

3. 注意良好　注意是个体心理活动对一定对象的指向和集中。注意的品质包括注意的广度、注意的稳定性、注意的分配和注意的转移四个方面。注意是护士应具备的基本心理能力。注意的广度，要求护士能做到"眼观六路，耳听八方"；注意的稳定性，要求护士能沉着稳重的长时间为患者做好某项护理；注意的分配，要求护士在进行某些护理操作的同时能够观察患者病情变化，进行护患沟通，给患者提供整体护理；注意的转移，要求护士护理不同的患者、进行不同的操作时，注意力能够立刻集中于目前所护理的患者及操作中。

4. 思维缜密　临床护理工作中需要护士具备独立思维的能力。护士须能够根据所掌握的医学知识去评估患者，提出患者存在的护理问题并采取相应的护理措施。如果护士不具备思维能力是没有办法做到这一点的，更没有办法成为一个合格的护士。

5. 认识自我　护士职业认同是护理实践和角色形成的基础，护士首先应有积极的自我形象，在拥有良好自尊的基础上，才能赢得公众的尊重。在护理工作中，经常反思内省，在改进中不断成长，创造自己的价值并产生职业自豪感；反之，当护士发现其理想与现实角色之间有距离时，会产生职业倦怠感。此时一旦经历挫折和失望，可致其离开工作岗位或产生消极的职业认同状态。

（二）情绪和情感过程

1. 情绪稳定冷静　保持情绪稳定，遇事沉着冷静，不把个人生活和工作中的负性情绪转移到其他人身上，这是护士职业心理素质对情绪的要求。情绪稳定不等于情绪淡漠，不是对身处病痛折磨的患者无动于衷，而是要遇事审慎分析，保持理智情感，以便更有效地解决患者的问题。

2. 心境积极乐观　心境作为弥漫而持久的情绪状态，对人的生活、工作、健康均有很大影响。护士保持积极向上乐观的心境,才能在繁忙紧张的护理工作中保持情绪饱满、注意力良好、观察敏锐,进而使工作有序、提高效率、减少失误;相反,情绪低落则易致护理差错或事故。

3. 博爱精神　关爱患者和乐于奉献是护士应具备的职业道德素质。为维护患者利益,护士须有博爱的胸怀,待患者如亲人,要有同理心,这些情感活动不再拘泥于狭隘的个人情感,而是具有深刻的社会意义。同时,护士还应该对护理职业持肯定的态度,只有护士在情感上接受并喜爱这个职业,才会在工作中积极表现。

(三) 意志和行为过程

1. 良好行为举止　护士端庄稳重的仪容、和蔼可亲的态度,训练有素的举止,不仅构成护士的外表美,而且在一定程度上反映其内心世界与情操。

2. 社会适应健全　护理职业要求护士无论置身于纷繁或紧张的环境,都能良好适应。护士每天面对的是处于不同疾病阶段及不同年龄段的人,在与其进行人际交往时必然需要变化自身角色,以表现出适宜的职业角色行为。

3. 人际沟通出色　临床工作的顺利实施,离不开护士与工作环境中的人保持良好的人际关系,包括健康人、有各种身心疾患的患者及家属、医疗保健机构的其他医务人员等。信任感是建立良好人际关系的前提,护患关系的状态很大程度上取决于护士的人际交往能力及其主导性。

4. 有效自我调控　良好自控能力是护士职业心理素质的关键,有效地进行自我行为的调节,健全自我意识,使个体行为符合护士群体规范要求,在行为上全力以赴,最大限度地发挥自己的能力和品行。

二、护士职业心理素质的培养途径

(一) 职业心理素质的教育

职业心理素质教育的显著特点是目的性和专业性更强,更加强调对未来从业者的职业情感的构建与发展。

1. 职业价值观教育　我国自恢复高等护理教育以来,护理人才的专业知识技能、综合素质水平等都得到了显著的提高。然而社会对护士的传统观念和社会偏见依然存在,因此出现了职业的高发展目标与社会的低期望值之间的矛盾,加之市场经济等社会发展的综合影响,对护士的职业心态产生消极影响。

价值观是个体对客观事物的需求所表现出的评价,属于个性倾向性的范畴,也包含从业者的职业态度,树立正确的价值观可以很好地对从业者的职业行为做出指导。护生在校学习期间正是人生观、价值观和世界观确立的关键时期,因而学校应把职业态度与价值观的教育纳入护理专业教育的总体规划中,并将思政教育潜移默化地渗入到专业课程教学环节中。学校的职业价值观教育可从三个方面来入手。

(1) 教书育人:教师在传授专业知识的同时,应把价值观的教育灵活的渗透到教学中,并作为一项必不可少的教学目标,帮助学生树立崇高的职业理想,提高自身道德素质修养,为职业生涯奠定良好的思想基础。

(2) 积极引导:要做到正面宣教与目标激励相结合。教师不应单纯重复讲解浅显易懂的道理,这样极易使护生感到枯燥而厌倦,而应不断探索灵活多样的教育方式,采用心理学中示范或奖励方式来激发其职业自豪感。

(3) 榜样作用:学校通过组织院校教学讲座活动,请一些临床优秀护士为学生介绍护理工作的意义和个人的职业发展过程,为护生树立榜样,使护生能重新认识护理职业,激励护

笔记栏

生的学习动机,培养良好的职业心理素质。

2. 培养目标的分层教育 目前国内护理教育有大专、本科、硕士、博士四个层次,护理人才的培养应该与教育层次相匹配,实施分层教育与培养,为不同层次特点的护生制定不同的教育目标和教育计划,以减少培养的盲目性。护理教育能否在不同层次护生间采取有针对性的教育与培养,对其职业心理素质的形成具有决定性影响。如把硕士生的职业发展目标置于大专生,则使其感到目标较高难以实现,望而却步,阻碍护士职业心理素质的发展;但相反,把大专生的职业发展目标置于硕士生,会使其感到目标过低而缺乏形成护士职业心理素质的内在动力。

本科以上护生更容易产生较多的职业价值困惑感,承受的社会压力也较大,单纯的正面宣教反而容易引起护生去过多地关注社会上的负面评价,陷入消极的职业心态,因而,对本科以上层次护生的护士职业心理素质教育切入点,应该帮助其更多的认识到所处位置的优势,争取更大程度的自我实现。

3. 可操作性的模拟教育 发达国家的职业行为模拟教育开展的较早且普遍,取得许多值得借鉴的成功经验。护生在正式进入护理情境前,一般需反复经过规范的模拟化角色扮演操作训练,以矫正不良的行为习惯。可操作性系统的模拟训练,主要内容可包括以下几方面。

(1)职业仪容的强化训练:护士较好的仪容有利于自身时刻保持良好的精神状态,并可在患者面前树立积极的职业形象。职业仪容的强化训练主要涉及护士得体的淡妆、大方的衣着和职业微笑等方面。

(2)言谈举止的规范训练:主要帮助护士熟练掌握与他人交往的礼貌姿态、谈话技巧、合适距离等,懂得与不同类型患者相处的基本原则及交往技巧,帮助护士注意言谈举止的"职业禁忌"。

(3)情绪调控的技巧训练:运用心理学的知识培养护士保持良好的心境,学会正确的情绪表达方式,掌握适合自身的情绪调控技术,如放松训练、注意力转移、情绪宣泄等。

(4)模拟情境的适应性训练:设置一些可能造成护生职业困惑或心理受挫的模拟化情境,护生进行相应的角色扮演,教师通过指导帮助护生增强职业信心,激发内在动力,并提高其对各种复杂多变的应激情境的应对能力,较好把握所在职业生涯中可能出现问题的恰当处理方法。

4. 现实形象与理想目标的符合教育 在学校职业教育过程中,往往更注重护生职业角色的理想目标教育,护生大多对职业理想充满憧憬,而对职业现状缺乏了解,在进入临床后出现理想与现实的反差时,毫无心理准备,有明显的受挫感。因而教师应该将护士职业理想模式和现实形象清晰地呈现给护生,因势利导,帮助护生分析出现职业形象反差的主导因素,引导护生思考如何以积极心态接受现实并通过自身的努力来缩小现实形象和理想目标的差距。另外,护生在临床见习、实习中耳闻目睹临床带教老师职业现实形象,远比教师单纯的言语宣教效果更直接、更深刻。所以,教学医院应该对临床带教老师的选择有较高的标准和要求,她们良好的职业心理素质,将成为护生追求职业理想目标的现实楷模。

(二)职业心理素质的自我管理

职业心理素质的发展伴随护士职业生涯的全过程,相对于职业心理素质教育这一外在因素,护士个体的内在因素对护士职业心理素质的影响更加深入和持久,其中最重要的就是做好自我管理。自我管理属于管理学的范畴,指个体主动调控和管理自我的心理活动和行为过程。自我管理不仅是一种管理行为的过程,还体现为一种能力,是个体对自身的生理、心理和行为各方面的一种自我认识、自我感受、自我控制、自我监督和自我完善等方面的能力。

护士的自我管理能力虽受到自身及环境等因素的影响,但总体来看,是随护士年龄的增长、知识水平的增加、社会阅历的不断丰富而逐步提高的。护士的工作性质比较特殊,自我管理能力在工作实践中的提升空间较大。因而掌握恰当的自我管理策略和方法,对其良好职业心理素质的培养起到至关重要的作用,主要包括以下几个方面。

1. 珍惜人生机缘,做好时间管理 人生讲求机缘,个体在就业时与护理职业的结合,不妨将其理解为一种人生机缘。珍视此人生机缘者,必将以满腔热血投入护理工作中,尽最大潜能发挥自己的能力、施展自身的才华,获得成功的概率增加,自尊心和自信心也将得到极大的满足;反之,对护理职业心生厌烦、心有抵触的个体,不懂得珍惜来之不易的工作,缺乏护理职业热情和工作动力,难以静心思考护理职业的发展空间及个人的职业人生规划,必将在护理职业生涯中满盘皆输。

珍惜人生机缘的体现之一就是珍惜时间。仔细推算,我们真正从事职业的时间在人生中只占到十分之一左右,若想在如此短暂的时间里有所作为,就应好好珍惜与职业的缘分,把握好从业的时间。临床护理工作相对较辛苦,但同时也要看到护理职业价值,端正工作态度,珍惜职业机缘,在为患者做好护理的同时,不断深化专业知识,在有限的时间里不断总结经验,提升自身综合素质,做到终身学习。

2. 设定人生计划,做好目标管理 目标管理是由"现代管理学之父"彼得·德鲁克提出的,是使职业人士由被动变主动的主要手段。通过目标管理,可以使护士有效的调控自我,激发内在动力,尽最大潜能把护理工作做好。哈佛大学的研究者对一群在智力、学历、环境等方面都差不多的被试者进行了长达25年的跟踪调查,结果发现人生目标清晰者都生活在社会的中上层,有些甚至已成为社会的精英人士,而目标缺乏者,一般都生活在社会的最底层,25年来的生活大多不如意,常常失业,靠社会救济,并常常抱怨他人或社会。

确定目标立易行难,制定者必须结合自身实际,仔细揣摩、推敲,尽量将目标制定的具体,才会有实现的可能。护士的教育层次不同,职业经历不同,相应的自我管理目标也应因人而异。一般来讲,可先确定长期目标,再把长期目标分成不同的短期目标,而每个目标都应有明确的时间表,这样才会尽量减少拖延。做好目标管理,一方面是护士取得工作进步的内在动力,另一方面也有利于护士个体逐渐培养脚踏实地的工作作风。

3. 建立职业认同,信守职业承诺 职业认同(career identity)是人们对职业活动的内容、性质、社会价值和个人意义等熟悉和认可的程度,是个体做好本职工作、达成目标的心理基础,也是自我意识逐渐发展的过程。职业承诺(career commitment)是基于对职业的情感反应而产生的个体与职业间的心理联系,反映了个体对职业认同和职业投入的态度。有研究显示,护士的职业承诺包括护士对职业的规范承诺、情感承诺、经济成本承诺、情感代价承诺和机会承诺五个方面,其中前两者属于主动承诺,后三者属于被动承诺。

护士个体应对职业有恰当的认知评价,理性的分析护理职业给自身、家人及朋友提供的医疗资源保障,客观地认识到护理职业带给自己较稳定的收入及适宜的人际交往氛围,从而主动应对护理职业压力。另外,只有充分了解自身对护理职业的期待、信守对护理职业的承诺,才能端正护理职业态度,减轻护理职业压力造成的负面影响,培养积极的内心体验,有助于护理职业心理素质的提升。

4. 借助内外资源,做好压力管理 每个人几乎每天都生活在压力中,有人曾将压力形

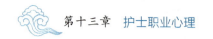

笔记栏

象地比喻为一把琴,如果琴弦绷得太松了就无法弹,绷得太紧了又会断,只有拉得不松不紧、恰到好处,才能奏出美妙的音乐。对护士来讲,压力可来自多方面,如繁重的工作、紧张的生活节奏、复杂的人际关系等。这些压力如果不想办法解决,势必日趋沉重,出现疲劳、倦怠感,影响心理健康。

做好压力管理,有效缓解压力带来的不良影响,也有助于良好护理职业心态的形成,并不断优化护理职业心理素质。压力管理的方法有很多,首先要正确认识压力,适度的压力能挖掘潜能,提高工作效率,激发创造力;其次,学会换位思考,使自己保持豁达、宽容之心;另外,不要把工作当成生活的一切,不要给自己强加各种压力;最后,当压力出现时,要学会恰当的倾诉和宣泄,采取注意力转移的方法,运用各种压力管理的技巧,如冥想、放松、生物反馈等。

知识链接

护士逆商的研究进展

逆商(adversity quotient,AQ)又称挫折商数或逆境商数,是指当个体遭遇逆境时的情绪状态,以及在面对失败或挫折时,所表现出来的摆脱困境及超越困难的能力。在20世纪90年代由美国教育大师保罗·斯托茨提出。AQ包括控制感、起因与责任归属、影响范围和持续时间4个方面。研究显示,个人成功因素中80%取决于情商,情商中50%是逆商,而只有20%的成功因素取决于智商,逆商对个体的成长成才起着关键性的作用。在护理领域,逆商作为新兴概念广泛应用于护理实习生的研究。逆商强调以积极地心态去面对逆境,为临床护理管理打开了新的视角。因此,护理管理者应重视护士的职业道德教育,从岗前教育、带教老师、工作氛围等入手,培养护士正确的职业观念,提高护士AQ水平,以降低职业倦怠、离职意愿,提高其岗位胜任力。

第三节　护士身心健康的维护

护士身心健康是提供优质护理服务的前提,这是护理教育者和护理管理者应有的共识,需要采取积极的措施加以促进;同时护士个体也应该积极主动参与其中,做好自我身心健康的维护。本节主要从护士视角出发,阐述与职业因素相关的护士身心健康维护的共性问题。

一、护士职业心态的研究现状

随着社会的发展、护理学科的进步及优质服务的实施,人们对护士提出了更高的要求。但护理职业有着自身的特殊性,如工作负荷大、人际关系复杂等,往往导致护士承受着很大的职业压力。长期的压力容易转变为严重的职业性危害,既不利于护士身心健康,又构成了护理工作的潜在危机。目前,国内外对护士职业心态的研究主要着眼于三个方面,即职业倦怠、症状自评和职业紧张。

(一)护士职业倦怠状况

职业倦怠(burnout)指个体在工作重压下产生的身心疲劳与耗竭的状态,最早由

Freudenberger 于 1974 年提出,他认为职业倦怠是一种最容易在助人行业中出现的情绪性耗竭的症状。随后 Maslach 等人把对工作上长期的情绪及人际应激源做出反应而产生的心理综合征称为职业倦怠。一般认为,职业倦怠是个体不能顺利应对工作压力时的一种极端反应,是个体伴随长时期压力体验而产生的情感、态度和行为的衰竭状态。

职业倦怠最常表现出来的症状有三种:①对工作丧失热情,情绪烦躁、易怒,对前途感到无望,对周围的人、事物漠不关心。②工作态度消极,对服务或接触的对象缺乏耐心,如医护人员对工作厌倦、对患者态度不友善等。③对自己工作的意义和价值评价下降,常常迟到早退,开始打算离职甚至转行。

(二)护士症状自评状况

症状自评量表(SCL-90)常用于调查研究对象的心理健康状况。国内有一些研究者用此量表对不同地区、不同年龄、不同工作环境中的护士进行调查分析,其结果虽不完全一致,但护士 SCL-90 量表总分及阳性项目得分高于社会常模,这表明护士的心理健康状况低于一般人群,不容乐观。

(三)护士职业紧张状况

职业紧张由工作及相关因素引起,当工作要求超过个体承受能力时,个体特征与环境相互作用而发生紧张,若高强度的紧张持续存在则损害个体身心健康并显著降低工作效率。职业紧张是导致护士严重短缺的因素之一,可在生理、心理和行为上影响着护士的心身健康:①在生理方面,主要影响自主神经、内分泌、免疫和肌肉骨骼系统,出现各种生理性应激反应,如紧张性头痛、月经紊乱、皮肤过敏、腰酸背痛等;②在心理方面,影响认知能力和情绪状态,如感知觉减退、思维判断能力下降、易激惹和自我价值感降低等;③在行为方面,可出现生活或工作上异常,生活上可表现为吸烟、酗酒、贪食、厌食、人际交往困难等;工作上可出现失误增多、效率下降、旷工、离职等情况。

二、影响护士身心健康的因素

(一)外部影响因素

1. 工作本身带来的压力　临床护理工作时间相对较长,昼夜节律不规则,任务较繁重,尤其是急诊、ICU 等科室,危重症患者较多,容易产生疲惫感;另外,护士的工作之一是执行医嘱,每天密切与患者接触进行各种护理操作,不能出现任何差错事故,因此压力很大。

2. 职业环境带来的压力　护士在每天的工作中,要与患者、家属、其他护士、医生及辅助科室工作人员接触,人际关系非常复杂,难免会出现人际冲突。另外,社会发展的需求对护士的要求也越来越高,每天除了繁重的工作外,还要不断学习补充专业知识,提高教育层次水平,这样在体力劳动的基础上,又增加了大量的脑力劳动,导致护士出现精力不足、头晕眼花、精神疲惫等现象。

3. 社会环境带来的压力　当今社会对护理职业仍存在很大的偏见,护士的辛勤付出往往很难得到社会人士的尊重和认可,经济收入方面与社会其他阶层相比又存在一定的差距,容易造成心理上的不平衡,难以保持积极的工作情绪。

(二)内部影响因素

1. 职业心态　很多护士经常抱怨"干临床太苦、上夜班太累",有一些护士甚至提前了"不上夜班、脱离临床"的期望年龄,这些都是对护士职业的不良态度。大量的国内外研究均表明,护士个体存在不同程度的身心健康问题,主要源于自身职业心态的偏差,不具备良好的职业心态,很难全身心投入护理工作并将护理职业作为奋斗终生的事业,也无法以积极的

笔记栏

应对方式面对并解决各种压力。

2. 职业价值　职业价值是对职业付出的回报价值,或者说是对职业付出的满足感。如果护士个体的人生基本价值取向能认同护理职业的社会价值,护士在临床实践活动中,就能产生满足感,进而会更努力地去主动适应护士职业角色人格发展所要求的内容;反之,若护士个体的职业选择是被动的,或者护士个人不认同护理职业的社会价值,那就无法获得内在的职业发展动力。

3. 认知评价　认知评价是多种应激理论模式共同强调的重要概念,是个体对所遇到的应激事件的性质、程度及危害性做出的估计。不同的护士对同一压力事件做出的认知评价不同,产生的应激反应也不同。如面对急诊患者的冲动性言行,护士甲认为患者是存心找碴儿,便据理力争的与患者争吵,这样非但不利于问题解决,还会影响到护患双方的身心健康;而护士乙则站在患者的角度思考并将其视为紧急情况下患者或家属的一种较正常的情绪反应,因而会以同理心来看待,这样更有利于问题的解决。

4. 人际适应能力　社会上的个体不是孤立存在的,每个人都需要与他人交往,不可避免地会出现人际冲突或矛盾,或多或少的影响身心健康。尤其对护士职业来讲,人际关系更为复杂,只有人际适应良好的护士,才能保持和谐的人际关系,广交朋友,并帮助自己解决各种压力;而人际适应能力较差的护士,极易与他人产生冲突,遇到困难时也不得不独自应对,很容易积蓄压力,诱发严重的心理问题。

三、护士身心健康的自我维护策略

(一)纵横职业比较,优化职业心态

纵向职业比较是与国外同业人员之间的比较,横向职业比较是与其他类职业人员的比较。有些护士将自己与美国等发达国家的护士进行比较,发现国外护士享受较高的福利待遇,因而对自身的境遇倍感不满。其实,国外护士的收入显著低于该国医生、律师等其他高级白领人群,而她们的民众信任度却名列前茅。因此,单纯以收入作为职业境遇的衡量标准并不全面。充分认同护士职业,满怀热情的投入工作,真正做到为患者着想,这样才能赢得社会的尊重,提高护士地位。

职业的种类繁多,不同职业由于工作性质、环境、压力等不同,从业人员的收入、地位等方面也会有诸多不同,而有些护士习惯与当今社会的优势职业人群做比较,心理落差较大。若护士个体能转换角度,将比较的对象选择在年龄、教育程度类似的普通职业人群,便会产生一定的职业优越感。另外,职业风险、职业倦怠也绝非护士的专属,在社会优势人群中也同样存在,甚至有些高于护士职业。

通过纵向、横向的职业比较,护士应该更加珍惜护理职业,尽最大努力赢得社会的尊重和认可,进而有利于维护其身心健康。

(二)维护职业自尊,积极认知评价

护士个体积极维护职业自尊,以真诚交流消除他人对护士职业的误解,是形成对护士"正性职业评价"的重点。近年来,一项对我国上万名护士的现场调查显示,了解护士职业的亲友均不认同那些关于护士职业的负性偏见。护士对自己职业保持积极乐观的认知,一方面维护了自己的身心健康,另一方面积极的职业心态也会渲染患者和他人。

(三)开发自身潜能,适应人际关系

专业知识学习为护士潜能的开发夯实基础,职业生涯为护士潜能的开发提供更广阔空间。只有护士意识到自身潜能并在护理实践中积极主动开发,其潜能才能得到最大限度展

现。主动适应人际关系有利于护士潜能的充分发展,护士可从以下四方面开发自身潜能,以避免人际适应不良所致的负面身心效应。

1. 解读职业获益,促进心理调适　在目前就业压力比较大的社会形势下,护理专业相对而言比较容易就业,而且工作相对稳定,收入也稳中有升。如我国某省对多所高校毕业生的就业情况进行调查显示,专科护士的就业率超过 90%,而本科护士的就业率可以高达100%,且多数都能在中等以上的城市就业,与其他专业的严峻就业形式相比,护士职业的优势显而易见。因此,护士应在职业获益中取得职业自豪感,这样有助于促进自身心理调适。

🔍 知识链接

护士职业获益感的影响因素

护士职业获益感是指护士在工作过程中对其职业所带来的收益和益处的感知以及对从事护理职业能够促进其全面成长的认识。胡菁等人编制的《护士职业获益感问卷》用于了解护士的职业获益感及干预后效果测评。该量表包括 5 个维度,即正向职业感知、良好护患关系、团队归属感、亲友认同、自身的成长。

孙丽媛等通过护士职业获益感影响因素的 Meta 分析显示,影响护士职业获益感的相关因素较多,如个体、组织、环境等,其中以组织支持感、自我效能、挑战性压力、医护合作、领导管理支持五个因素对护士职业获益感的影响相对更显著。

目前,我国针对护士职业获益感影响因素的研究表明,除了人口学因素,如年龄、职称、学历、用工性质、平均月收入等对职业获益感有一定的影响。奉献、专注、情感性支持、外在期望、乐观、自我效能、护士伦理敏感性是护士职业获益感的主要影响因素。也有研究认为:资源保障、团队行为、质量管理和循证护理支持是护士职业获益感的重要影响因素。

到目前为止,对于护士职业获益感影响因素的研究结果各异,且缺乏大样本全面系统的研究。

---

2. 主动人际沟通,营造和谐氛围　人际沟通是一种信息的积极交流,在向他人传输信息时,需分析判定他人的动机、目的和态度等。因此,护士进行护理操作时,应以良好姿态面对患者,注意观察患者面部表情、行为举止等变化,主动与患者进行语言交流,让患者感受到护士的关爱,这样有利于形成融洽的护患关系。临床实践证明,部分护士虽技术操作有时会出现失误,但因具备良好的人际沟通能力,患者及家属会给予极大的包容。人际沟通能力还可以在社会活动中得到提高,如护士定期参加医院科室举办的知识竞赛、演唱会等集体性活动,一方面有助于放松心情、缓解压力,另一方面有助于增进彼此感情,训练人际交往能力和语言沟通能力。

良好的人际氛围有助于护士最大程度地发挥自身的潜能,提高工作效率,促进护士的身心健康。在医疗机构成员内部,护士应积极主动与医生、护士、麻醉师、营养师等人员进行交流,以达到彼此信任、理解和支持,营造和谐共进的人际氛围;在医疗机构成员外部,护士还需与患者和家属积极沟通,既帮助患者达到适宜身心状态,又有助于自身的身心健康。医院管理者还可定期组织集体活动,如出游、运动会等,组织成员置身于轻松愉快气氛中,有助于释放压力。

3. 学习放松技巧,运用减压举措　保持积极乐观情绪是全身心投入护理工作的前提条件。护士面对的压力诸多,若不能有效应对,就会产生焦虑、烦躁和抵触等不良情绪。缓解压力的方法很多,其中最简单易行的就是放松训练,如控制性呼吸训练、静默术、瑜伽、自我暗示、自我催眠、渐进性松弛术等。通过放松训练使骨骼肌完全放松、自主神经和内分泌系统均处于低活动水平,可有效地应对压力引起的焦虑和紧张。此外,也可用舒缓的音乐、绘画等转移注意力。有心理学家曾提出,"解除压力最常用最有效的办法,就是离开现场小憩一会儿,做些较剧烈的身体运动,或与朋友、同事交谈"。

4. 正确自我评估,寻求专业支持 护士需正确评估自身的职业心态和情绪反应程度,以便及时掌握自身心理状况,力求把职业倦怠等消极因素对自身的负面影响控制在最小范围、最低限度。如果这些问题个人的力量无法有效应对,并已开始逐渐影响正常的工作和生活时,就需要立刻前往心理专业机构寻求帮助和支持。寻求专业性心理帮助,要把握好时机,不要等到心理问题成堆、个人陷入崩溃边缘时才去寻求帮助。

ER-13-2

无影灯下的
南丁格尔

学习小结

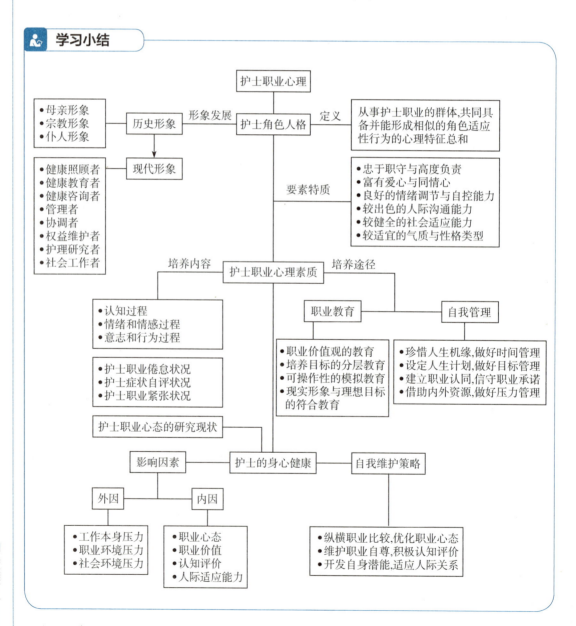

扫一扫,
测一测

（张淑萍）

复习思考题

1. 如何理解护士角色人格的内涵?
2. 你认为从哪几个方面进行护士身心健康的自我维护?
3. 举例说明护士职业心理素质培养的可操作性系统的模拟训练内容。

◇◇◇ 附 录 ◇◇◇

临床心理评估常用量表

附表1 艾森克人格问卷 EPQ

指导语：请回答下列问题。回答"是"时，就在"是"上打"√"；回答"否"时就在"否"上打"√"。每个答案无所谓正确与错误。这里没有对你不利的题目。请尽快回答，不要在每道题目上太多思索。回答时不要考虑应该怎样，只回答你平时是怎样的。每题都要答。

	是	否
1. 你是否有许多不同的业余爱好？		
2. 你是否在做任何事情以前都要停下来仔细思考？		
3. 你的心境是否常有起伏？		
4. 你曾有过明知是别人的功劳而你去接受奖励的事情吗？		
5. 你是否健谈？		
6. 欠债会使你不安吗？		
7. 你曾无缘无故觉得"真是难受"吗？		
8. 你曾经贪图过分外之物吗？		
9. 你是否在晚上小心翼翼地关好门窗？		
10. 你是否比较活跃？		
11. 你在见到一小孩或一动物受折磨时是否会感到非常难过？		
12. 你是否常常为自己不该做而做了的事，不该说而说的话而紧张吗？		
13. 你喜欢跳降落伞吗？		
14. 通常你能在热闹联欢会中尽情地玩吗？		
15. 你容易激动吗？		
16. 你曾经将自己的过错推给别人吗？		
17. 你喜欢会见陌生人吗？		
18. 你是否相信保险制度是一种好办法？		
19. 你是一个容易伤感情的人吗？		
20. 你所有的习惯都是好的吗？		

续表

	是	否
21. 在社交场合你是否总不愿露头角？		
22. 你会服用有奇异或危险作用的药物吗？		
23. 你常有"厌倦"之感吗？		
24. 你曾拿过别人的东西（哪怕是一针一线）吗？		
25. 你是否常爱外出？		
26. 你是否从伤害你所宠爱的人而感到乐趣？		
27. 你常为有罪恶之感所苦恼吗？		
28. 你在谈论中是否有时不懂装懂？		
29. 你是否宁愿去看些书而不愿去多见人？		
30. 你有要伤害你的仇人吗？		
31. 你觉得自己是一个神经过敏的人吗？		
32. 对人有所失礼时你是否经常要表示歉意？		
33. 你有许多朋友吗？		
34. 你是否喜爱讲些有时确能伤害人的笑话？		
35. 你是一个多忧多虑的人吗？		
36. 你在童年是否按照吩咐要做什么便做什么，毫无怨言？		
37. 你认为你是一个乐天派吗？		
38. 你很讲究礼貌和整洁吗？		
39. 你是否总在担心会发生可怕的事情？		
40. 你曾损坏或遗失过别人的东西吗？		
41. 交新朋友时一般是你采取主动吗？		
42. 当别人向你诉苦时，你是否容易理解他们的苦衷？		
43. 你认为自己很紧张，如同"拉紧的弦"一样吗？		
44. 在没有废纸篓时，你是否将废纸扔在地板上？		
45. 当你与别人在一起时，你是否言语很少？		
46. 你是否认为结婚制度是过时了，应该废止？		
47. 你是否有时感到自己可怜？		
48. 你是否有时有点自夸？		
49. 你是否很容易将一个沉寂的集会搞得活跃起来？		
50. 你是否讨厌那种小心翼翼地开车的人？		
51. 你为你的健康担忧吗？		
52. 你曾讲过什么人的坏话吗？		
53. 你是否喜欢对朋友讲笑话和有趣的故事？		
54. 你小时曾对父母粗暴无礼吗？		

续表

	是	否
55. 你是否喜欢与人混在一起?		
56. 你如果知道自己工作有错误,这会使你感到难过吗?		
57. 你患失眠吗?		
58. 你吃饭前必定洗手吗?		
59. 你常无缘无故感到无精打采和倦怠吗?		
60. 和别人玩游戏时,您有过欺骗行为吗?		
61. 你是否喜欢从事一些动作迅速的工作?		
62. 你的母亲是一位善良的妇人吗?		
63. 你是否常常觉得人生非常无味?		
64. 你曾利用过某人为自己取得好处吗?		
65. 你是否常常参加许多活动,超过你的时间所允许?		
66. 是否有几个人总在躲避你?		
67. 你是否为你的容貌而非常烦恼?		
68. 你是否觉得人们为了未来有保障而办理储蓄和保险所花的时间太多?		
69. 你曾有过不如死了为好的愿望吗?		
70. 如果有把握永远不会被人发现,你会逃税吗?		
71. 你能使一个集会顺利进行吗?		
72. 你能克制自己不对人无礼吗?		
73. 遇到一次难堪的经历以后,你是否在一段长时间内还感到难受?		
74. 你患有"神经过敏"吗?		
75. 你曾经故意说些什么来伤害别人的感情吗?		
76. 你与别人的友谊是否容易破裂,虽然不是你的过错?		
77. 你常感到孤单吗?		
78. 当人家寻你的差错,找你工作中的缺点时,你是否容易在精神上受挫伤?		
79. 你赴约会或上班曾迟到过吗?		
80. 你喜欢忙忙碌碌和热热闹闹地过日子吗?		
81. 你愿意别人怕你吗?		
82. 你觉得有时浑身是劲,而有时又是懒洋洋的吗?		
83. 你有时把今天应该做的事拖到明天去做吗?		
84. 别人认为你是生气勃勃的吗?		
85. 别人是否对你说了许多谎话?		
86. 你是否对某些事物容易冒火?		
87. 当你犯了错误时,你是否常常愿意承认它?		
88. 你会为一动物落入圈套被捉拿而感到很难过吗?		

附表2 90项症状自评量表（SCL-90）

下面有90条测验项目，列出了有些人可能会有的问题，请仔细地阅读每一条，然后根据最近一星期以内，您的实际感觉，选择适合的答案，请注意不要漏题。

	没有	轻度	中度	偏重	严重
1. 头痛。	1	2	3	4	5
2. 神经过敏，心中不踏实。	1	2	3	4	5
3. 头脑中有不必要的想法或字句盘旋。	1	2	3	4	5
4. 头昏或昏倒。	1	2	3	4	5
5. 对异性的兴趣减退。	1	2	3	4	5
6. 对旁人责备求全。	1	2	3	4	5
7. 感到别人能控制您的思想。	1	2	3	4	5
8. 责怪别人制造麻烦。	1	2	3	4	5
9. 忘记性大。	1	2	3	4	5
10. 担心自己的衣饰整齐及仪态的端正。	1	2	3	4	5
11. 容易烦恼和激动。	1	2	3	4	5
12. 胸痛。	1	2	3	4	5
13. 害怕空旷的场所或街道。	1	2	3	4	5
14. 感到自己的精力下降，活动减慢。	1	2	3	4	5
15. 想结束自己的生命。	1	2	3	4	5
16. 听到旁人听不到的声音。	1	2	3	4	5
17. 发抖。	1	2	3	4	5
18. 感到大多数人都不可信任。	1	2	3	4	5
19. 胃口不好。	1	2	3	4	5
20. 容易哭泣。	1	2	3	4	5
21. 同异性相处时感到害羞不自在。	1	2	3	4	5
22. 感到受骗，中了圈套或有人想抓住您。	1	2	3	4	5
23. 无缘无故地忽然感到害怕。	1	2	3	4	5
24. 自己不能控制地大发脾气。	1	2	3	4	5
25. 怕单独出门。	1	2	3	4	5
26. 经常责怪自己。	1	2	3	4	5
27. 腰痛。	1	2	3	4	5
28. 感到难以完成任务。	1	2	3	4	5
29. 感到孤独。	1	2	3	4	5
30. 感到苦闷。	1	2	3	4	5

续表

	没有	轻度	中度	偏重	严重
31. 过分担忧。	1	2	3	4	5
32. 对事物不感兴趣。	1	2	3	4	5
33. 感到害怕。	1	2	3	4	5
34. 您的感情容易受到伤害。	1	2	3	4	5
35. 旁人能知道您的私下想法。	1	2	3	4	5
36. 感到别人不理解您、不同情您。	1	2	3	4	5
37. 感到人们对您不友好、不喜欢您。	1	2	3	4	5
38. 做事必须做得很慢以保证做的正确。	1	2	3	4	5
39. 心跳得很厉害。	1	2	3	4	5
40. 恶心或胃部不舒服。	1	2	3	4	5
41. 感到比不上他人。	1	2	3	4	5
42. 肌肉酸痛。	1	2	3	4	5
43. 感到有人在监视您、谈论您。	1	2	3	4	5
44. 难以入睡。	1	2	3	4	5
45. 做事必须反复检查。	1	2	3	4	5
46. 难以作出决定。	1	2	3	4	5
47. 怕乘电车、公共汽车、地铁或火车。	1	2	3	4	5
48. 呼吸有困难。	1	2	3	4	5
49. 一阵阵发冷或发热。	1	2	3	4	5
50. 因为感到害怕而避开某些东西、场合或活动。	1	2	3	4	5
51. 脑子变空了。	1	2	3	4	5
52. 身体发麻或刺痛。	1	2	3	4	5
53. 喉咙有梗塞感。	1	2	3	4	5
54. 感到前途没有希望。	1	2	3	4	5
55. 不能集中注意。	1	2	3	4	5
56. 感到身体的某一部分软弱无力。	1	2	3	4	5
57. 感到紧张或容易紧张。	1	2	3	4	5
58. 感到手或脚发重。	1	2	3	4	5
59. 想到死亡的事。	1	2	3	4	5
60. 吃得太多。	1	2	3	4	5
61. 当别人看着您或谈论您时感到不自在。	1	2	3	4	5
62. 有一些不属于您自己的想法。	1	2	3	4	5
63. 有想打人或伤害他人的冲动。	1	2	3	4	5
64. 醒得太早。	1	2	3	4	5
65. 必须反复洗手、点数目或触摸某些东西。	1	2	3	4	5
66. 睡得不稳不深。	1	2	3	4	5
67. 有想摔坏或破坏东西的冲动。	1	2	3	4	5
68. 有一些别人没有的想法或念头。	1	2	3	4	5

续表

	没有	轻度	中度	偏重	严重
69. 感到对别人神经过敏。	1	2	3	4	5
70. 在商店或电影院等人多的地方感到不自在。	1	2	3	4	5
71. 感到任何事情都很困难。	1	2	3	4	5
72. 一阵阵恐惧或惊恐。	1	2	3	4	5
73. 感到公共场合吃东西很不舒服。	1	2	3	4	5
74. 经常与人争论。	1	2	3	4	5
75. 单独一人时神经很紧张。	1	2	3	4	5
76. 别人对您的成绩没有做出恰当的评价。	1	2	3	4	5
77. 即使和别人在一起也感到孤单。	1	2	3	4	5
78. 感到坐立不安心神不定。	1	2	3	4	5
79. 感到自己没有什么价值。	1	2	3	4	5
80. 感到熟悉的东西变成陌生或不像是真的。	1	2	3	4	5
81. 大叫或摔东西。	1	2	3	4	5
82. 害怕会在公共场合昏倒。	1	2	3	4	5
83. 感到别人想占您的便宜。	1	2	3	4	5
84. 为一些有关性的想法而很苦恼。	1	2	3	4	5
85. 您认为应该因为自己的过错而受到惩罚。	1	2	3	4	5
86. 感到要很快把事情做完。	1	2	3	4	5
87. 感到自己的身体有严重问题。	1	2	3	4	5
88. 从未感到和其他人很亲近。	1	2	3	4	5
89. 感到自己有罪。	1	2	3	4	5
90. 感到自己的脑子有毛病。	1	2	3	4	5

附表 3　抑郁自评量表（SDS）

指导语：下面有 20 条文字，请仔细阅读每一条，然后根据您最近一星期的实际情况在每一条文字后的四个答案中打一个钩。

项目	没有或很少时间	小部分时间	相当多时间	绝大部分或全部时间
1. 我觉得闷闷不乐，情绪低沉	1	2	3	4
*2. 我觉得一天中早晨最好	1	2	3	4
3. 一阵阵哭出来或觉得想哭	1	2	3	4
4. 我晚上睡眠不好	1	2	3	4
*5. 我吃得跟平常一样多	1	2	3	4
*6. 我与异性密切接触时和以往一样感到愉快	1	2	3	4
7. 我发觉我的体重在下降	1	2	3	4
8. 我有便秘的苦恼	1	2	3	4

续表

项目	没有或很少时间	小部分时间	相当多时间	绝大部分或全部时间
9. 心跳比平时快	1	2	3	4
10. 我无缘无故地感到疲乏	1	2	3	4
*11. 我的头脑跟平常一样清楚	1	2	3	4
*12. 我觉得经常做的事情并没有困难	1	2	3	4
13. 我觉得不安而平静不下来	1	2	3	4
*14. 我对未来抱有希望	1	2	3	4
15 我比平常容易生气激动	1	2	3	4
*16. 我觉得作出决定是容易的	1	2	3	4
*17. 我觉得自己是个有用的人，有人需要我	1	2	3	4
*18. 我的生活过得很有意思	1	2	3	4
19. 我认为如果我死了，别人会生活得更好	1	2	3	4
*20. 平常感兴趣的事我仍然感兴趣	1	2	3	4

* 为反向计分题。

附表4　焦虑自评量表（SAS）

指导语：下面有20条文字，请仔细阅读每一条，然后根据您最近一星期的实际情况在每一条文字后四个答案中的一个打钩。

项目	没有或很少时间	小部分时间	相当多时间	绝大部分或全部时间
1. 我感到比平常容易紧张和着急	1	2	3	4
2. 我无缘无故地感到害怕	1	2	3	4
3. 我容易心里烦乱或觉得惊恐	1	2	3	4
4. 我觉得我可能将要发疯	1	2	3	4
*5. 我觉得一切都很好，也不会发生什么不幸	1	2	3	4
6. 我手脚发抖打战	1	2	3	4
7. 我因头痛、头颈痛和背痛而烦恼	1	2	3	4
8. 我感到容易衰弱和疲乏	1	2	3	4
*9. 我觉得心平气和，并且容易安静坐着	1	2	3	4
10. 我觉得心跳得很快	1	2	3	4
11. 我因为一阵阵头晕而苦恼	1	2	3	4
12. 我有晕倒发作或觉得要晕倒似的	1	2	3	4
*13. 我呼气、吸气都感到很容易	1	2	3	4
14. 我的手脚麻木和刺痛	1	2	3	4

续表

项目	没有或 很少时间	小部分时间	相当 多时间	绝大部分或 全部时间
15. 我因胃痛和消化不良而苦恼	1	2	3	4
16. 我常常要小便	1	2	3	4
*17. 我的手脚常常是干燥温暖的	1	2	3	4
18. 我脸红发热	1	2	3	4
*19. 我容易入睡，并且一夜睡得很好	1	2	3	4
20. 我做噩梦	1	2	3	4

*为反向计分题

附表 5　简易精神状态检查量表（MMSE）

项　目		积　分	
定向力 （10分）	今天是星期几？	0	1
	今天是几号？	0	1
	现在是几月份？	0	1
	现在是什么季节？	0	1
	现在是哪一年？	0	1
	这里是哪个省，市？	0	1
	这里是什么区（县）？	0	1
	这里是什么街道？	0	1
	我们现在是第几楼？	0	1
	这儿是什么地方？	0	1
记忆力 （3分）	皮球	0	1
	国旗	0	1
	树木	0	1
注意力和 计算力 （5分）	100-7	0	1
	-7	0	1
	-7	0	1
	-7	0	1
	-7	0	1
回忆能力 （3分）	皮球	0	1
	国旗	0	1
	树木	0	1

续表

项　目				积　分	
语言能力 （9分）	命名能力	手表		0	1
		铅笔		0	1
	复述能力	四十四只石狮子		0	1
	3步命令	用右手拿纸		0	1
		双手把纸对折		0	1
		放在大腿上		0	1
	阅读能力	请闭上您的眼睛		0	1
	言语表达	请说一句完整的、有意义的句子		0	1
	结构能力	 请你按上面图案画下来		0	1
总　分					

附表6　护士用住院患者观察量表（NOSIE）

护士用住院患者观察量表，由 Honigteld G 等编制于 1965 年，该表为 30 项目版本。

项目	无	有时有	较常有	经常有	总是如此
1. 肮脏	0	1	2	3	4
2. 不耐烦	0	1	2	3	4
3. 哭泣	0	1	2	3	4
4. 对周围活动感兴趣	0	1	2	3	4
5. 不督促就一直坐着	0	1	2	3	4
6. 容易生气	0	1	2	3	4
7. 听到不存在的声音	0	1	2	3	4
8. 衣着保持整洁	0	1	2	3	4
9. 对人友好	0	1	2	3	4
10. 不如意便心烦	0	1	2	3	4
11. 拒绝做日常事务	0	1	2	3	4
12. 易激动发牢骚	0	1	2	3	4
13. 忘记事情	0	1	2	3	4
14. 问而不答	0	1	2	3	4
15. 对好笑的事发笑	0	1	2	3	4
16. 进食狼藉	0	1	2	3	4
17. 与人攀谈	0	1	2	3	4
18. 自觉抑郁沮丧	0	1	2	3	4

续表

项目	无	有时有	较常有	经常有	总是如此
19. 谈论个人爱好	0	1	2	3	4
20. 看到不存在的东西	0	1	2	3	4
21. 提醒后才做事	0	1	2	3	4
22. 不督促便一直睡着	0	1	2	3	4
23. 自觉一无是处	0	1	2	3	4
24. 不太遵守医院规则	0	1	2	3	4
25. 难以完成简单任务	0	1	2	3	4
26. 自言自语	0	1	2	3	4
27. 行动缓慢	0	1	2	3	4
28. 无故发笑	0	1	2	3	4
29. 容易冒火	0	1	2	3	4
30. 保持自身整洁	0	1	2	3	4

附表 7　匹兹堡睡眠质量指数

指导语:下面一些问题是关于您最近 1 个月的睡眠状况,请填写或选择出最符合您实际情况的答案。

1. 近 1 个月,晚上上床睡觉时间通常是（　　　）点钟。				
2. 近 1 个月,从上床到入睡通常需要（　　　）分钟。				
3. 近 1 个月,通常早上（　　　）点起床。				
4. 近 1 个月,每夜通常实际睡眠时间（　　　）小时。				
对下列问题请选择一个最适合您的答案。				
5. 近 1 个月,您有没有因下列情况影响睡眠而烦恼				
a. 入睡困难（30 分钟内不能睡着）	①无	②<1 次/周	③1~2 次/周	④≥3 次/周
b. 夜间易醒或早醒	①无	②<1 次/周	③1~2 次/周	④≥3 次/周
c. 夜间去厕所	①无	②<1 次/周	③1~2 次/周	④≥3 次/周
d. 呼吸不畅	①无	②<1 次/周	③1~2 次/周	④≥3 次/周
e. 咳嗽或鼾声高	①无	②<1 次/周	③1~2 次/周	④≥3 次/周
f. 感觉冷	①无	②<1 次/周	③1~2 次/周	④≥3 次/周
g. 感觉热	①无	②<1 次/周	③1~2 次/周	④≥3 次/周
h. 做噩梦	①无	②<1 次/周	③1~2 次/周	④≥3 次/周
i. 疼痛不适	①无	②<1 次/周	③1~2 次/周	④≥3 次/周
j. 其他影响睡眠的事情（请写明）:	①无	②<1 次/周	③1~2 次/周	④≥3 次/周
6. 近 1 个月,您认为自己的睡眠质量	①很好	②较好	③较差	④很差
7. 近 1 个月,您用催眠药物的情况	①无	②<1 次/周	③1~2 次/周	④≥3 次/周
8. 近 1 个月,您感到困倦吗?	①无	②<1 次/周	③1~2 次/周	④≥3 次/周
9. 近 1 个月,您感到做事的精力不足吗?	①很好	②较好	③较差	④很差
10. 与人同睡一床或有室友?	①无	②分房睡	③分床睡	④同床睡

附表8　父母教养方式评价量表（EMBU）

在回答问卷之前,请您认真阅读下列的指导语:

父母的教养方式对子女的发展和成长是至关重要的。让您确切回忆小时候父母对您说教的每一细节是很困难的。但我们每个人都对我们成长过程中父母对待我们的方式有深刻印象。回答这一问卷,请您努力回想小时候留下的这些印象。

问卷有很多题目组,每个题目答案均有1、2、3、4四个等级。请您分别在最适合您父亲和您母亲的等级数字上面打"○"。每个题目只准选一个答案。您父亲和母亲对您的教养方式可能是相同的,也可能是不同的。请您实事求是地分别回答。

如果您有小的时候父母不全,可以只回答父亲或母亲一栏。如果是独生子女,没有兄弟姐妹,相关的题目可以不答。问卷不记名(姓名一项无需填写),请您如实回答。

编号:_____　　性别:_____　　年龄:_____

您与父母一起生活到_____岁。

父亲是否健在　　是　　否　　(或在您　　岁时去世)

母亲是否健在　　是　　否　　(或在您　　岁时去世)

父母是否离异　　是　　否　　(或在您　　岁时离异)

父亲文化程度:大学(包括大学以上、大专)、中专(包括高中)、初中、小学

父亲职业:　　工人　　农民　　知识分子　　干部

母亲文化程度:大学(包括大学以上、大专)、中专(包括高中)、初中、小学

母亲职业:　　工人　　农民　　知识分子　　干部

项目	从不	偶尔	经常	总是
1. 我觉得我父母干涉我做的任何一件事。	1	2	3	4
2. 我能通过父母的言谈、表情感受他(她)很喜欢我。	1	2	3	4
3. 与我的兄弟姐妹相比,父母更宠爱我。	1	2	3	4
4. 我能感受到父母对我的喜爱。	1	2	3	4
5. 即使是很小的过错,父母也惩罚我。	1	2	3	4
6. 父母总试图潜移默化地影响我,使我成为出类拔萃的人。	1	2	3	4
7. 我觉得父母允许我在某些方面有独到之处。	1	2	3	4
8. 父母能让我得到其他兄弟姐妹得不到的东西。	1	2	3	4
9. 父母对我的惩罚是公平的。	1	2	3	4
10. 我觉得父母对我很严厉。	1	2	3	4
11. 父母总是左右我该穿什么衣服或该打扮成什么样子。	1	2	3	4
12. 父母不允许我做一些其他孩子可以做的事情,因为他们害怕我会出事。	1	2	3	4
13. 在我小时候,父母曾经当着别人的面打我或训我。	1	2	3	4
14. 父母总是很关心我晚上干什么。	1	2	3	4
15. 当遇到不顺心的事时,我能感到父母在尽量鼓励我,使我得到一些发展。	1	2	3	4
16. 父母总是过分担心我的健康。	1	2	3	4
17. 父母对我惩罚往往超过我应受的程度。	1	2	3	4
18. 如果我在家里不听吩咐,父母就会恼火。	1	2	3	4

续表

项目	从不	偶尔	经常	总是
19. 如果我做错了什么事，父母总是以一种伤心的样子使我有一种犯罪感或负疚感。	1	2	3	4
20. 我觉得父母难以接近。	1	2	3	4
21. 父母曾在别人面前唠叨一些我说过的话或做过的事，这时我感到很难堪。	1	2	3	4
22. 我觉得父母更喜欢我，而不是我的兄弟姐妹。	1	2	3	4
23. 在满足我需要的东西，父母是很小气的。	1	2	3	4
24. 父母常常很在乎我取得分数。	1	2	3	4
25. 如果我面临一项困难的任务，我能感到来自父母的支持。	1	2	3	4
26. 我在家里往往被当作"替罪羊"或"害群之马"。	1	2	3	4
27. 父母总是挑剔我所喜欢的朋友。	1	2	3	4
28. 父母总是以为他们的不快是由我引起的。	1	2	3	4
29. 父母总试图鼓励我，使我成为佼佼者。	1	2	3	4
30. 父母总向我表示他们是爱我的。	1	2	3	4
31. 父母对我很信任且允许我独自完成某些事。	1	2	3	4
32. 我觉得父母很尊重我的观点。	1	2	3	4
33. 我觉得父母很愿意跟我在一起。	1	2	3	4
34. 我觉得父母对我很小气、很吝啬。	1	2	3	4
35. 父母总是向我说类似这样的话"如果你这样做我会很伤心"。	1	2	3	4
36. 父母要求我回到家里必须得向他们说明我在做的事情。	1	2	3	4
37. 我觉得父母在尽量使我的青春更有意义和丰富多彩。（如给我买很多的书，安排我去夏令营或参加俱乐部）	1	2	3	4
38. 父母经常向我表述类似这样的话"这就是我们为你整日操劳而得到的报答吗？"	1	2	3	4
39. 父母常以不能娇惯我为借口不满足我的要求。	1	2	3	4
40. 如果不按父母所期望的去做，就会使我良心上感到不安。	1	2	3	4
41. 我觉得父母对我的学习成绩，体育活动或类似的事情有较高的要求。	1	2	3	4
42. 当我感到伤心的时候可以从父母那儿得到安慰。	1	2	3	4
43. 父母曾无缘无故的惩罚我。	1	2	3	4
44. 父母允许我做一些我的朋友们做的事情。	1	2	3	4
45. 父母经常对我说他们不喜欢我在家的表现。	1	2	3	4
46. 每当我吃饭时，父母就劝我或强迫我再多吃一些。	1	2	3	4
47. 父母经常当着别人的面批评我既懒惰，又无用。	1	2	3	4
48. 父母常常关注我交什么样的朋友。	1	2	3	4
49. 如果发生什么事情，我常常是兄弟姐妹中唯一受责备的一个。	1	2	3	4
50. 父母能让我顺其自然的发展。	1	2	3	4
51. 父母经常对我粗俗无礼。	1	2	3	4
52. 有时甚至为一点儿鸡毛蒜皮的小事，父母也会严厉地惩罚我。	1	2	3	4
53. 父母曾无缘无故地打我。	1	2	3	4

续表

项目	从不	偶尔	经常	总是
54. 父母通常会参与我的业余爱好活动。	1	2	3	4
55. 我经常挨父母的打。	1	2	3	4
56. 父母常常允许我到我喜欢去的地方，而他们又不会过分担心。	1	2	3	4
57. 父母对我该做什么、不该做什么都有严格的限制而决不让步。	1	2	3	4
58. 父母以一种使我难堪的方式对待我。	1	2	3	4
59. 我觉得父母对我可能出事的担心是夸大的、过分的。	1	2	3	4
60. 我觉得与父母之间存在一种温暖、体贴和亲热的感觉。	1	2	3	4
61. 父母能容忍我与他们有不同的见解。	1	2	3	4
62. 父母常常在我不知道原因的情况下对我大发脾气。	1	2	3	4
63. 当我做的事情取得成功时，我觉得父母为我很自豪。	1	2	3	4
64. 与我的兄弟姐妹相比，父母常常偏爱我。	1	2	3	4
65. 有时即使错误在我，父母也把责任归咎于兄弟姐妹。	1	2	3	4
66. 父母经常拥抱我。	1	2	3	4

主要参考文献

[1] 姚树桥,杨艳杰.医学心理学[M].7版.北京:人民卫生出版社,2018.

[2] 杨艳杰,曹枫林.护理心理学[M].4版.北京:人民卫生出版社,2017.

[3] 孙宏伟,杨小丽.医学心理学[M].2版.北京:科学出版社,2010.

[4] 雷秀雅.心理咨询与治疗[M].2版.北京:清华大学出版社,2017.

[5] 季建林.医学心理学[M].上海:复旦大学出版社,2020.

[6] 李丽萍.护理心理学[M].2版.北京:人民卫生出版社,2016.

[7] 孔军辉.医学心理学[M].2版.北京:人民卫生出版社,2016.

[8] 郝玉芳.护理心理学[M].3版.北京:中国中医药出版社,2016.

[9] 刘晓虹.护理心理学[M].3版.上海:上海科学技术出版社,2015.

[10] 马辛,赵旭东.医学心理学[M].3版.北京:人民卫生出版社,2015.

[11] 姜乾金.护理心理学[M].2版.浙江:浙江大学出版社,2012.

[12] 孙学礼.医学心理学[M].北京:高等教育出版社,2013.

[13] 姚树桥,杨彦春.医学心理学[M].6版.北京:人民卫生出版社,2013.

[14] 李丽萍.护理心理学[M].北京:人民卫生出版社,2012.

[15] 杨艳杰.护理心理学[M].3版.北京:人民卫生出版社,2012.

[16] 胡永年,郝玉芳.护理心理学[M].9版.北京:中国中医药出版社,2012.

[17] 姜乾金.医学心理学[M].2版.北京:人民卫生出版社,2010.

[18] 周郁秋.护理心理学[M].2版.北京:人民卫生出版社,2006.

[19] 江笑笑,李惠萍,张婷,等.癌症患者心理韧性干预随机对照试验的系统评价[J].中国心理卫生杂志,2018,32(4):289-293.

[20] 董成名,李娟,李慧,等.心理弹性对乳腺癌化疗患者疲劳状况、依从性和生活质量的影响[J].国际护理学杂志,2018,37(22):3119-3123.

[21] POPA-VELEA O,DIACONESCU L,JIDVEIAN POPESCU M,et al Resilience and active coping style:effects on the self-reported quality of life in cancer patients[J].lnt J Psychiatry Med,2017,52(2):124-136.

[22] ZOU G,LI Y,XU R,et al. Resilience and positive affect contribute to lower cancer-related fatigue among Chinese patients with gastric cancer[J/OL].Clin Nurs,2017,27(7-8):e1412-e1418[2020-10-18].DOI:10.1111/jocn.14245.

[23] 吴裕玲,齐玲,聂蓉.癌症患者心理弹性干预效果的meta分析[J].护理实践与研究,2020,17(8):8-12.

[24] 孙占彬.老年乳腺癌患者化疗后认知状况的变化[J].中国综合临床,2016,32(6):545-548.

[25] 王黎霞,成诗明.结核病患者心理支持手册[M].北京:北京大学医学出版社,2012.

[26] JANG Y,AHN S H,LEE K,et al. Psychometric evaluation of the Korean version of the Hepatitis B Quality of Life Questionnaire[J].PLoS ONE,2019,14(2):1-10.

[27] VALIZADEH L,ZAMANZADEH V,NEGARANDEH R,et al. Psychological reactions among patients with chronic hepatitis B:a qualitative study[J].J Caring,2016,5(1):57-66.

[28] 陆海英,徐小元.《慢性乙型肝炎防治指南》(2019年版)解读[J].临床内科杂志,2020,37(8):540-542.

[29] 胡德英,刘晓虹,刘义兰.新型冠状病毒肺炎住院患者心理护理专家共识[J].护理学杂志,2020,35(15):1-6.

[30] 刘兴华,徐慰,范青,等.新冠肺炎疫情相关的正念干预指导建议[J].心理学通讯,2020,3(2):80-85.

[31] 韩琦,冯艺.术后急、慢性疼痛危险因素研究进展[J].中国疼痛医学杂志,2020,26(11):849-853.

［32］ JOHNSON R B, ONWUEGBUZIE A J. Mixed methods research:a research paradigm whose time has come［J］. Educational Researcher, 2004, (33):14-26.

［33］ 刘娟,刘彦君,黎爱云.临床护士心理护理技能培训现状及应用进展[J].临床医学实践与研究,2020,5(4):186-188.

［34］ 张铁军,王于方,刘丹,等.天然药物化学史话:青蒿素——中药研究的丰碑[J].中草药,2016,47(19):3351-3361.

［35］ 庞娇,吴宇.多元智力理论对我国高等教育改革的启示[J].西部素质教育,2018,4(1):32-33.

［36］ HAYES S C, PISTORELLO J, LEVIN M E. Acceptance and commitment therapy as a unified model of behavior change ［J］. The Counseling Psychologist, 2012, 40(7):976-1002.

［37］ 王凤娇,崔林.积极心理学视角下大学生英语学习习得性无助感的对策分析[J].英语广场,2021,(3):91-93.

［38］ 项祖闯.心身疾病发病学机制—"循环叠加机制"及中医治疗对策[J].中华中医药学刊,2013,31(8):1730-1731.

［39］ 李如雪,林平,高雪琴,等.A 型行为模式和 D 型人格概述及与冠心病的关系研究进展[J].护理学报,2018,25(22):23-26.

［40］ World Health Organization. The WHO special initiative for mental health (2019-2023):universal health coverage for mental health ［EB/OL］.［2020-12-30］. https://apps. who. int/iris/handle/10665/310981.

［41］ 罗伯特·J·斯腾博格.教育心理学[M].张厚粲,译.北京:中国轻工业出版社,2003:78-79.

［42］ 王世明.房树人投射测验的分析与解释[J].闽南师范大学学报(哲学社会科学版),2016,30(2):120-124.

［43］ URSANO R J, SONNENBERG S M, LAZAR S G. 心理动力学心理治疗简明指南 ［M］. 3 版.曹晓鸥,译.北京:中国轻工业出版社,2018:115-126.

［44］ 陈海德,疏雯,高峻峰,等.吸烟警示信息框架效应研究现状与展望[J].中国临床心理学杂志,2021,29(1):24-27.

［45］ 马烈光,蒋力生.中医养生学[M].3 版.北京:中国中医药出版社,2016.

［46］ 孙丽媛,梁小荣.我国护士职业获益感影响因素的 Meta 分析[J].现代预防医学,2021,48(1):27-32.

［47］ 成文武,王丽英.预立医疗照护计划在我国实施的可行性探讨[J].医学与哲学,2020,41(22):15-20.

［48］ 赵心阳,李小寒.沈阳市三甲医院护士逆境商现状及其影响因素[J].中国医科大学学报,2020,49(1):48-51.

复习思考题
答案要点

模拟试卷